TRINITY

Karl Dawson
Sasha Allenby

Das innere Kind erlösen

Mit Matrix Reimprinting Traumata heilen

Aus dem Englischen von
Claudia Fritzsche

TRINITY

Wichtige Hinweise
Die Informationen und Ratschläge in diesem Buch wurden mit größter Sorgfalt von Autoren und Verlag erarbeitet und geprüft. Eine Garantie kann jedoch nicht übernommen werden. Eine Haftung der Autoren bzw. des Verlags und seiner Beauftragten für Personen-, Sach- oder Vermögensschäden ist ausgeschlossen.

Die hier dargestellte EFT-(Emotional Freedom Technique)-Klopftechnik orientiert sich weder am »Official EFT« noch »Optimal EFT« von Gary Craig, noch gibt sie seine Inhalte wieder. Sie basiert auf den Erfahrungen und dem Verständnis von Karl Dawson, einem von 29 ausgebildeten Meisterschülern, den Gary Craig 2006 zertifiziert hat.

MIX
Papier aus verantwortungsvollen Quellen
FSC® C014889
www.fsc.org

1. Auflage der Neuausgabe, überarbeitet von Eva Gerigk

Die Originalausgabe erschien 2010 unter dem Titel »Matrix Reimprinting«
bei Hay House UK Ltd.
Umschlaggestaltung: Guter Punkt, München,
unter Verwendung eines Motivs von Thinkstock
Layout & Satz: Danai Afrati & Robert Gigler, München
Druck und Bindung: Pustet, Regensburg
ISBN 978-3-95550-264-5

www.trinity-verlag.de

Dieses Buch ist all jenen gewidmet, die als Klienten, Behandler und Anwender wie auch in Trainingsseminaren wertvolle Beiträge zur Etablierung und Weiterentwicklung von Matrix Reimprinting geleistet haben.

INHALTSVERZEICHNIS

VORWORT ZUR NEUAUSGABE

Als ich 2010 den Engländer Karl Dawson zum ersten Mal bei seiner Arbeit mit Matrix Reimprinting beobachtete, spürte ich sofort, dass sich hier eine neue Dimension innerhalb der Klopftherapien auftat. Wir lösten nicht nur schnell alte Traumata und Blockierungen auf, sondern wir betraten einen neuen Raum – genannt die Matrix –, in dem wir selbst unsere Vergangenheit transformieren und unsere Zukunft erschaffen konnten.

In den letzten Jahren hat sich Matrix Reimprinting immer mehr zu einer leicht anzuwendenden Technik mit hoher Erfolgsrate entwickelt. Ich bin immer wieder davon begeistert, mitzuerleben, wie Menschen nach nur wenigen Matrix-Reimprinting-Sitzungen ihr Leben massiv verändern!

Meist arbeiten wir mit unseren »inneren Kindern«, die verletzt wurden oder belastenden Situationen beziehungsweise Menschen ausgeliefert waren. Sie sind wie eingefroren und halten uns in alten Mustern gefangen. Wenn wir diese inneren Kinder erlösen, befreien wir uns als Erwachsene aus unserem früheren Verhalten sowie von alten, negativen Gefühlen und Überzeugungen, die immer noch unser Tun und gegenwärtiges Leben beeinflussen.

In diesem Buch wird für das innere Kind meistens der Begriff ECHO (englische Abkürzung für Energetic Consciousness HOlogram), »Energetisches Bewusstseinshologramm«, benutzt. Zum einen, um es nicht mit der modellhaften Betrachtungsweise innerer Erlebniswelten, wie sie durch John Bradshaw und Erika Chopich/

Margaret Paul bekannt wurden, zu verwechseln. Zum anderen, weil sich, aus Sicht von Matrix Reimprinting, die abgespaltenen Teile außerhalb von uns befinden und vielleicht schon dem Kindesalter entwachsen sind.

In der Umgangssprache hat sich in den letzten Jahren der Begriff des inneren Kindes etabliert. Deshalb trägt auch das Buch diesen Titel, wobei sich den sogenannten ECHOs bei Matrix Reimprinting größere Räume und andere Zeitdimensionen öffnen.

Als ich hörte, dass der Trinity Verlag eine Neuauflage des Buches *Matrix Reimprinting* plante, war ich begeistert und verhalten zugleich. Begeistert, weil so viele meiner Klienten und Seminarteilnehmer darauf warteten, endlich wieder ein deutsches Buch über Matrix Reimprinting lesen zu können, und gleichzeitig verhalten, da ich wusste, dass dieses Buch überarbeitet werden musste. Auch wenn die Grundzüge der Technik gleich geblieben sind, hat sich Matrix Reimprinting in den letzten acht Jahren weiterentwickelt. Als ich mit Karl Dawson, dem Entwickler von Matrix Reimprinting, darüber sprach, dass mir der Trinity Verlag angetragen hatte, das Buch für eine Neuauflage zu überarbeiten, gab er mir grünes Licht für die Veränderungen und Verbesserungen, die jetzt in dem Buch zu finden sind.

Es ist ein wunderbares Einsteigerbuch für eine Technik, die Ihrer Intuition bei der Erlösung Ihrer inneren Kinder schier unendlichen Raum lässt.

Ich freue mich, dass Sie es jetzt in den Händen halten, und wünsche Ihnen viel Freude mit Ihren inneren Kindern. Sie haben es verdient, erlöst zu werden!

Eva Gerigk
Januar 2018
www.matrixreimprinting.de

VORWORT

Das vorliegende Buch erschließt eine andere Wirklichkeit. Und dabei ist es viel mehr als ein praktisches Handbuch zu einer sehr wirksamen neuen Heilmethode, die auf EFT (Emotional Freedom Techniques) beruht, einem Verfahren zur Erlangung emotionaler Freiheit. Dieses Buch bietet auch einen vollkommen neuartigen Ansatz zum Verständnis von Gesundheit und Krankheit. Es beruht auf der Arbeit führender Wissenschaftler in den Disziplinen Quantenphysik, »Neue Biologie«, Epigenetik, Traumatheorie und Alternativmedizin. Matrix Reimprinting eröffnet eine Dimension im Bereich der Energetischen Psychologie, die weit über die klassische EFT-Methode hinausreicht. Gary Craig, der Vater von EFT, vertrat die Ansicht, EFT sei gewissermaßen nur das Erdgeschoss eines Wolkenkratzers aus neuen Heilweisen. Matrix Reimprinting bringt uns in diesem Wolkenkratzer einige Stockwerke nach oben, und bereits von dort aus genießen wir einen Blick hinauf zu den Sternen.

Ich erinnere mich noch gut daran, wie unglaublich fasziniert ich war, als ich im Jahr 2001 auf DVDs über EFT eine Asthma-Heilung miterleben konnte, die von einer Minute auf die andere eintrat. Daraufhin absolvierte ich umgehend eine EFT-Ausbildung und verbrachte ein halbes Jahr damit, alles, was ich bisher über Emotionen, Bewusstsein und über Körper-Geist-Heilung »wusste«, von Grund auf zu überdenken. Wie bekannt ist, gelingen diese spektakulären Minutenheilungen mit EFT nur gelegentlich; häufiger dauert es eine Zeit, all die Probleme und ursächlichen Ereignisse auseinanderzudividieren, die seelischen oder körperlichen Störungen und Erkrankungen zugrunde liegen. Dennoch wirken EFT und Energetische Psychologie geradezu in Lichtgeschwindigkeit, verglichen mit den »Gesprächstherapien«, die ich in meiner Eigenschaft als klinische Psychologin vor 30 Jahren erlernte – ja, sogar verglichen mit den schamanistischen Heilweisen, die ich mir etwa ein Jahrzehnt später aneignete.

Seit meiner Ausbildung in der EFT-Methode habe ich mich auch mit einer Fülle weiterer energetischer Verfahren vertraut gemacht, von TAT, EmoTrance und PSYCH-K® bis hin zu Matrix Energetics, Reconnective Healing und dem LifeLine-Verfahren. All diese Heilmethoden bergen ein großartiges Potenzial. Als ich jedoch auf Matrix Reimprinting stieß, verspürte ich eine große Faszination und Begeisterung. Das Verfahren bot einen Ansatz, der zahlreiche Aspekte der psychoenergetischen Natur unserer Wirklichkeit, der Traumatheorie über Krankheiten sowie der jüngsten Forschungen bezüglich des Körper-Geist-Systems zusammenführt. Darüber hinaus stellt das Verfahren eine Heilmethode bereit, die einerseits zwar einfach ist, aber dennoch zu den Ursachen vorstößt und sich obendrein noch angenehm und kreativ praktizieren lässt. Man kann sie leicht bei sich selbst anwenden, und ein Behandler kann seinen Klienten zusätzlich Übungen für zu Hause empfehlen. Matrix Reimprinting lässt viel Raum für eigene Ideen und macht Spaß – doch das Entscheidende daran ist: Es funktioniert!

Fantasiereisen und die Arbeit mit der Subpersönlichkeit mochte ich schon immer, und sowohl in meinen Workshops als auch bei meinen Klienten arbeitete ich unter anderem mit Verfahren wie Gestalttherapie, Traumdeutung und schamanischen Reisen. Anhand meines Wissens über Traumata, Persönlichkeitsabspaltungen und psychische Störungen – vor allem aus den Arbeiten von Peter Levine, Robert Scaer, Bruce Lipton, Stephanie Mines und anderer – erkannte ich, dass es sich bei diesen Subpersönlichkeiten vielfach um erstarrte – »gefrorene« – und abgespaltene Teile des Selbst handelte. In ihnen waren traumatische Erinnerungen, ungelöste Konflikte und negative Glaubenssätze gespeichert, demnach benötigten sie Heilung und Zuwendung. In schamanischen Begriffen ausgedrückt: Es war eine Rückholung der Seele – eine Seelenrettung – erforderlich. Meine Erfahrung mit Matrix Reimprinting hat mich mittlerweile davon überzeugt, dass vieles, was ich in der Vergangenheit angewandt habe, nichts anderes war als eine »Gesprächstherapie« mit diesen erstarrten Persönlichkeitsanteilen. Allerdings lassen sich mit diesem Therapieansatz nur sehr langsam Fortschritte erzielen, und die Methode ist nicht besonders wirksam! Mit Matrix Reimprinting hingegen können wir jene Teile des Bewusstseins (oder »ECHOs«), statt lediglich mit ihnen zu sprechen, in die zeitlose Ewigkeit unseres Unterbewussten – das heißt, in unser Energiefeld – integrieren, sodass sie sich »aufwärmen«, entspannen und wachsen können. Indem wir sie von ihrer Isolation und Ohnmacht befreien, bringen wir sie dazu, einen positiven Beitrag zu unserem morphischen Feld zu leisten.

Karl und Sasha zeigen in diesem Buch, dass der wahre »Klient« beim Matrix Reimprinting das ECHO ist. Wir heilen jenen erstarrten und traumatisierten Teil des Selbst, der plötzlich für sich entschieden hat, unsere Welt sei gefährlich, er selbst sei ungeliebt, es stimme etwas nicht mit ihm oder er müsse perfekt oder etwas Besonderes sein, um geliebt zu werden. Möglicherweise hat dieser Teil des Selbst eine Überlebensstrategie entwickelt und beibehalten, die vielleicht im Alter von drei oder fünf Jahren sinnvoll und passend gewesen sein mochte, sich aber im Alter von 30 oder 45 Jahren als selbstzerstörerisch oder einschränkend erweist. Betrachtet man das ECHO als den eigentlichen Klienten, hat das einen großen Vorteil: Dann ist nicht länger der Mensch, der einem als Klient gegenübersitzt, der Hilfsbedürftige. Der Mensch kann, in dem Bewusstsein, Zeuge zu sein, eine günstigere Perspektive einnehmen, statt sich mit dem problembehafteten oder erstarrten Anteil seiner Persönlichkeit zu identifizieren. Das mindert das Risiko einer Fehlreaktion oder Retraumatisierung und ermöglicht den Klienten, zu weiseren und liebevolleren Aspekten ihres Selbst Zugang zu finden.

Da das ECHO offensichtlich über seine eigene Weisheit verfügt, ist auch die Rolle des Therapeuten relativ einfach, denn er braucht die Klienten nur anzuleiten, auf ihr ECHO zu hören und seiner Führung zu folgen.

Durch die Heilung jener in der Vergangenheit – meist vor dem siebten Lebensjahr – »erstarrten« Teile des Selbst sind wir imstande, uns selbst und unsere Klienten aus festgefahrenen und einschränkenden Mustern zu befreien. Muster, die unser eigenes und ihr Wohlergehen, Beziehungen, Erfolg und Glück beeinträchtigen und Angst, Depression, Phobien, Süchte und andere emotionale Probleme auslösen können. Wie die Neue Biologie zeigt, steuert der Geist alle physischen Prozesse – ja, sogar unsere Gene –, deshalb kann eine Heilung unseres ECHOs auch körperliche Krankheiten verhindern oder gar heilen.

Meinem Verständnis nach rührt die überwiegende Mehrheit aller Krankheiten von einem Widerstand oder einer inkohärenten Energie her – das heißt, die Krankheiten resultieren daraus, dass wir Gedanken hegen, die nicht mit unserem höheren Selbst in Einklang stehen. (Einzige Ausnahmen sind die relativ wenigen Menschen, die mit genetischen Störungen geboren wurden – und selbst ihnen lässt sich mit energetischen Heilverfahren möglicherweise helfen.) Körperliche Symptome erweisen sich als hilfreich, als Spiegel dessen, was in unserer Psyche »in der Vergangenheit erstarrt« ist und in die Helligkeit und Wärme unseres Bewusstseins gebracht werden muss. Auch eine unzureichende Ernährung und Umweltgifte können unsere Gesundheit beeinträchtigen. Und Viren oder Bakterien rufen Krankheitssymptome hervor, jedoch nur, wenn der Körper bereits durch emotionalen Stress geschwächt ist. Wie der Molekularbiologe und ehemalige Biologiedozent an der Stanford University, Bruce Lipton, darlegt, werden 95 Prozent aller Krankheiten durch Stress ausgelöst – und Stress rührt zu 100 Prozent von falschen Glaubenssätzen her. Wie Matrix Reimprinting nahelegt, lassen sich all diese »falschen Glaubenssätze« zurückführen auf erstarrte ECHOs, die dringend der Heilung bedürfen.

Als ich eines von Karls Seminaren zu Matrix Reimprinting besuchte, entspann sich eine Diskussion darüber, ob unsere ECHOs reintegriert werden sollten. In seiner unkonventionellen Art meinte Karl, diesbezüglich existierten keine Regeln – man ginge einfach so vor, wie es sich für den Klienten und sein ECHO richtig anfühle. Meiner Auffassung nach ähnelt unser inneres Selbst einer Familie: Ist sie gesund, können Liebe und Kommunikation frei fließen – dennoch bestehen klare Grenzen, und es gibt separate Identitäten. Jeder trägt zum Allgemeinwohl bei, jeder fühlt sich frei, jeder kann wachsen und sich entfalten. In einer nicht intakten Familie hingegen führen Traumata zu einem Zusammenbruch der Kommunikation – der Fluss von Liebe und Emotionen wird blockiert. Auf ähnliche Weise kann auch unser inneres Selbst unterdrückt, kontrolliert, kritisiert, ausgeschlossen, ignoriert oder zum Sündenbock gemacht werden. Solche schädlichen Muster verhärten sich dann, sie frieren ein und werden oft über mehrere Generationen weitergegeben – bis jemand sie infrage stellt und die »Schmerzkette« unterbricht. Matrix Reimprinting stellt den gesunden Energiefluss wieder her, wodurch das dissoziierte Ich wieder zu Hause in der Familie willkommen geheißen werden kann. Wie bei Hellingers Familienaufstellungen kann die Liebe dann frei fließen. Gemäß dieser Prinzipien müssen wir uns einfach wieder mit unseren ECHOs rückverbinden (eher das, als sie zu re-integrieren), um sie in unser Bewusstsein und unsere Liebe zurückzuholen und ihnen zu helfen, sich aus ihrem Erstarrungszustand zu lösen. Auf diese Weise lassen sich die ECHOs unserer Vergangenheit in positive Errungenschaften »verwandeln«, anstatt zu Belastungen zu werden.

Wenn man sich mit seinen ECHOs konfrontiert und sieht, wohin sie einen weisen, kann alles geschehen! So auch bei mir: In einer meiner ersten Matrix-Reimprinting-Sitzungen drängte mich mein vierjähriges ECHO, mit meinem Vater zu sprechen, der mich dann zu einer bewegenden Szene aus seiner eigenen Kindheit mitnahm. Dadurch gewann ich Zugang zu dem achtjährigen ECHO meines Vaters, und mir gelang ein Stück Heilung zwischen den

Generationen. In einer anderen Sitzung leitete mich mein ECHO zu meiner eigenen Geburt zurück und dann zu (m)einem Tod auf einem Schlachtfeld in einem vergangenen Leben – dieser Tod spiegelte dasselbe Lebensthema wider. Ein weiteres ECHO brachte mich dazu, die gelbe Backsteinstraße im Land Oz entlangzutanzen, Hand in Hand mit der guten Hexe Glenda.

Seit ich Matrix Reimprinting praktiziere, habe ich viele traumatische Erinnerungen aus meiner Vergangenheit, die ich bereits mit EFT »behandelt« hatte, noch einmal neu betrachtet. Dadurch verlagerte sich ein persönliches Problem, mit dem ich mich schon fast 30 Jahre lang beschäftigt hatte, innerhalb weniger Wochen grundlegend. Nachdem ich begonnen hatte, mit meinen ECHOs zu arbeiten, gelang es mir, eine potenziell traumatische Situation mit Leichtigkeit, Würde, Akzeptanz und Gelassenheit zu bewältigen. Und auf eine subtile und auch tiefgründige Weise fühle ich mich in höherem Maße ganz, gegenwärtig und lebendig.

EFT kann die emotionale Ladung von schmerzlichen Erinnerungen abziehen, doch es hinterlässt an ihrer Stelle oftmals eine Leere. Im Gegensatz dazu heilt Matrix Reimprinting die vergangene Erinnerung und setzt eine neue Erinnerung an ihre Stelle, wodurch das Heraufbeschwören der alten Erinnerung nun einen freudvollen energetischen Eindruck bewirkt. Gemäß des Gesetzes der Anziehung bekommen wir das zurück, was wir in das Feld aussenden, daher fühlt sich das Beibehalten dieser positiven neuen Bilder nicht nur gut an, es bedeutet zugleich, dass wir uns eine vollkommen neue Zukunft erschaffen. Da wir letztendlich alle eins sind, sendet eine solche Heilung auch positive Schwingungen in den Kosmos hinaus. Indem wir unsere Klienten heilen, heilen wir uns selbst. Indem wir uns selbst heilen, heilen wir auch unsere Zukunft – auf der persönlichen wie auch auf der kollektiven Ebene.

Dadurch, dass Sie Kenntnis von ECHOs und Matrix Reimprinting erhalten, stehen Sie an der Schwelle zu einem neuen Abenteuer: Sie werden emotionales oder körperliches Un-Wohlsein *(dis-ease)* heilen und unser gemeinsames menschliches Potenzial freisetzen.

Genießen Sie dieses Buch – und vor allem wenden Sie dieses wundervolle neue Heilungswerkzeug an: bei und für sich selbst, bei und für Ihre Klienten und für unsere Welt.

Gill Edwards,
September 2009

EINFÜHRUNG

Wie Karl die Methode von Matrix Reimprinting entwickelte

Ich entwickelte Matrix Reimprinting im Jahr 2006, aber die Geschichte, wie ich auf dieses Heilverfahren stieß, reicht viel weiter zurück – bis ins Jahr 1987.

Als 21-Jähriger hatte ich ein Erlebnis, das sich nur als eine spontane, aber tief greifende spirituelle Erfahrung beschreiben lässt. Während der zwei Jahre, die mich zu dieser Erfahrung hinführten, hatte ich ständig das Bedürfnis, mit mir allein zu sein. Das war etwas ganz Neues für mich, denn als kontaktfreudiger Mensch hatte ich die Gesellschaft anderer Menschen bis dahin immer genossen. Zum damaligen Zeitpunkt hatte ich viele Lebensprobleme, die mir kaum Zeit zum Alleinsein ließen, doch im Sommer 1987 schaffte ich es schließlich, einen Urlaub einzuplanen, und so fand ich mich allein an einem Strand in Spanien wieder.

Am achten oder neunten Tag meines zwölftägigen Urlaubs trat meine spirituelle Erfahrung ein. Ich kann sie nur sehr schwer in Worte fassen: Mir war, als spürte ich plötzlich eine tiefe und umfassende Verbindung mit dem Universum. Mir schien, als könnte ich tief in den Geist der Menschen, die mir begegneten, hineinsehen und universelle Wahrheiten mit ihnen teilen, die mir bisher fremd und verborgen geblieben waren.

Ich kann nicht genau beschreiben, wie sich mein Verhalten in jener Zeit veränderte, aber mir wurde augenblicklich klar, dass andere Menschen mich anders wahrnahmen als bisher: Selbst völlig

Fremde kamen auf mich zu und schilderten mir offen ihre Probleme und Sorgen.

Nach meiner Rückkehr aus diesem Urlaub setzte sich das Phänomen zu Hause fort. Menschen, die zuvor nicht meine Freunde gewesen waren, kamen zu mir, um mich sprechen zu hören und an meinen Einsichten teilzuhaben. Obgleich das nicht in meiner Absicht lag, scharte ich eine Gruppe von »Schülern« um mich.

Mehrere Monate später verließ mich dieser Zustand dann ebenso rasch, wie er über mich gekommen war. Eines Tages sah mich einer meiner »Schüler« an und sagte: »Es ist verschwunden, nicht wahr?« – und er hatte recht. Diese Tatsache trat für andere ebenso deutlich zutage wie für mich selbst.

Die nächsten sechs Jahre lang bereiste ich die ganze Welt und arbeitete überall. Mein Wunsch zu reisen wurzelte darin, dass ich an einen Strand, an einen Ort zurückkehren wollte, von dem ich glaubte, dort die Talente und die Einsichten wieder zurückgewinnen zu können, die ich verloren hatte.

Als ich 1993 in London ein Lokal führte, lernte ich meine Frau Adele kennen. Wir gingen gemeinsam in die Vereinigten Staaten, und nach der Geburt unseres ersten Kindes zog es uns nach Hongkong. Das zweite Kind kam dort auf die Welt. Da ich mich während dieser Zeit immer noch um die Wiederkehr meiner spirituellen Erfahrung bemühte, war ich in unserer Ehe nie gänzlich anwesend, was sich schließlich negativ auf unsere Beziehung auswirkte.

Adele hatte einen Beruf, in dem sie hart arbeiten musste und sehr erfolgreich war. Als wir 1996 nach England zurückkehrten, erschien es uns daher vernünftig, dass ich zu Hause blieb und unsere Kinder betreute. Das war zwar eine sehr praktische Lösung, doch ich fühlte mich in meiner Rolle vollkommen unausgefüllt. Mein einziger Trost bestand in einem Roman, den ich schrieb, jedoch niemals veröffentlichte. Wobei dieses Buch für mich eine Verbindung zu jener spirituellen Erfahrung am Strand herstellte.

Als es mit meiner Ehe immer weiter bergab ging, trank und rauchte ich exzessiv, und meine innere Einsamkeit nahm zu.

Dadurch erreichten mein Selbstwertgefühl und -vertrauen einen bisher nie gekannten Tiefpunkt. Zwangsläufig ging es zugleich auch mit meiner Gesundheit stetig bergab. Mein Rücken sowie Nacken und Schultern schmerzten ständig. Zum ersten Mal in meinem Leben brauchte ich eine Brille. Ich hatte gravierende Verdauungsstörungen, außerdem so heftige Allergien und Unverträglichkeiten, dass man mich auf Darmkrebs hin untersuchte. Obendrein entwickelte ich eine Insulinresistenz und stand kurz davor, Diabetiker zu werden. Ich besaß überhaupt keine Energie mehr und kämpfte gegen eine chronische Erschöpfung. Oftmals brachte ich die Kinder in die Schule, ging anschließend wieder ins Bett und schlief den ganzen Tag über. Jede Aufgabe erschien mir wie eine übermäßige Anstrengung, und ich fürchtete mich schon vor so einfachen Alltagspflichten wie einer Fahrt zum Supermarkt. Mit der Zeit versank ich in einer tiefen Depression.

Als ich mich Anfang 2002 schließlich von meiner Frau trennte (mittlerweile sind wir wieder verheiratet), befand ich mich psychisch und physisch in einem verheerenden Zustand. Mehrere »Synchronizitäten«, gleichzeitig eintretende glückliche Zufälle, bewogen mich damals zur Teilnahme an einem Fasten-Retreat in Thailand. Zur selben Zeit lernte ich auch EFT (Emotional Freedom Techniques) kennen.

In den folgenden Monaten wendete sich das Blatt: Mein Rücken wurde besser, und ich brauchte auch keine Brille mehr. Ich besaß Energie, empfand wieder Lebensfreude, und mein Selbstvertrauen wurde stärker. All das geschah zwar nicht über Nacht, doch wurden die guten Phasen zunehmend länger und die schlechten kürzer. In den nächsten Jahren gewann ich ganz allmählich meine Lebensfreude zurück.

Aufgrund meiner sehr positiven Veränderungen durch EFT ließ ich mich in diesem Heilverfahren ausbilden und arbeitete mehrere Jahre lang mit Klienten, bevor ich selbst EFT-Ausbilder wurde. Dann, Anfang 2006, absolvierte ich die strenge theoretische und praktische Prüfung zum EFT-Meister, als einer von nur 29 weltweit.

Da ich von Haus aus viele Klienten und Schüler anzog, die an Autoimmunerkrankungen und anderen ernsthaften Krankheiten litten, schuf ich die Ausbildung »EFT für schwere Erkrankungen«. Das kam sowohl bei Menschen aus Gesundheitsberufen wie auch bei Laien sehr gut an. Einige Jahre lang galten meine Leidenschaft und mein Hauptinteresse diesen Seminaren. Daneben bildete ich weltweit EFT-Behandler aus.

Ebenfalls 2006, ich hielt gerade ein Seminar für EFT-Behandler in Australien ab, wurde meine Art zu arbeiten durch einen glücklichen Zufall dramatisch verändert. Während einer EFT-Sitzung sagte eine der Kursteilnehmerinnen, die gerade mit einer hochtraumatischen Erinnerung beschäftigt war: »Ich sehe das Bild meines jüngeren Selbst so klar vor mir, dass ich es beklopfen könnte.« (Sollte Ihnen EFT neu sein, wird Ihnen diese Äußerung später klarer werden.) Ich ermunterte sie dazu, es tatsächlich zu tun – der Erfolg war verblüffend. Und so wurde Matrix Reimprinting geboren.

Seither hat sich aus dieser Methode eine ganze Zahl weiterer Heilverfahren entwickelt. Anders als die traditionellen EFT bietet es eine Reihe von Anwendungsmöglichkeiten für unterschiedliche Umstände, und die Ergebnisse, die ich dabei beobachten konnte, sind phänomenal. Auch denjenigen, die ich in diesen Methoden ausgebildet habe, gelangen damit bemerkenswerte Heilungen bei ihren Klienten oder sich selbst.

Eines meiner vielen erstaunlichen Erlebnisse war, dass Sasha Allenby, die Co-Autorin dieses Buches, ihre bipolare psychische Störung auflösen konnte, während ich im Rahmen einer Ausbildungseinheit 20 Minuten mit ihr arbeitete. Daher stellte es für mich keine Überraschung dar, als sie mir 2008 vorschlug, dieses Buch mit mir gemeinsam zu schreiben. Ich freue mich, diese lebensverändernde und wirksame Heilmethode mit Ihnen zu teilen, und wünsche Ihnen Frieden und Glück auf Ihrem Erfahrungsweg mit Matrix Reimprinting.

Wie Sasha Matrix Reimprinting für sich entdeckte

Im Jahr 2005 war ich schwer von *Myalgischer Enzephalomyelitis* (ME) betroffen, einer Multisystem-Erkrankung, die u. a. mit chronischer Gliedmaßenschwäche, Schmerzen und neurologischen Störungen einhergeht und für die derzeit noch kein Heilverfahren bekannt ist. Zuvor hatte ich sehr aktiv als Dozentin für angewandte Kunst und als Persönlichkeitstrainerin gearbeitet, daher ließ mich meine Krankheit zu Anfang vollkommen verzweifeln. Später jedoch erwies sich das, was mir zunächst als Rückschlag in meinem Leben erschienen war, ganz unerwartet als besonderer Segen. Ich trat eine spirituelle Reise an und gelangte zu einer persönlichen Entfaltung, so tief und weitreichend, dass ich mittlerweile meiner Krankheit und allem, was sie mich gelehrt hat, von Herzen dankbar bin.

Wie viele große Reisen begann auch meine mit einem Wendepunkt. Ich war so krank, dass ich nicht einmal mehr in der Lage war, mich alleine zu duschen, zu baden oder anzuziehen. 20 Stunden des Tages verbrachte ich im Bett und sagte mir im Geist immer wieder negative Botschaften vor, wie schrecklich mein Leben geworden und wie hoffnungslos meine Lage doch sei. Doch eines Tages hatte ich eine Art Geistesblitz und erkannte: Meine Schmerzen waren angesichts meines körperlichen Zustands zwar unvermeidbar, das Leiden daran aber definitiv meine persönliche Entscheidung. Wenn ich mir selbst immer wieder vorsagte, mein Zustand sei schrecklich und mein Leben vorbei, wirkte ich meinem eigenen Heilungsprozess entgegen – eine Einsicht, die ich viele Jahre zuvor aus der Lektüre von Louise Hays Büchern gewonnen hatte, aber erst in diesem Moment als persönliche Wahrheit für mich selbst akzeptieren konnte. Genau in dem Augenblick traf ich die Entscheidung, meine Krankheit nicht länger zu bekämpfen. Ich gelobte mir selbst, meinen Zustand zu akzeptieren und daraus zu lernen. Ab diesem Zeitpunkt etikettierte ich mich selbst als jemanden, der gerade von *ME* »genas«, und nicht als jemanden, der darunter »litt«.

Meine darauf folgende spirituelle Reise hatte ebenso tief gehende Konsequenzen für mein Leben wie der gerade beschriebene Wendepunkt. Alles, was ich lernen musste, um wieder gesund zu werden, begegnete mir auf meinem Weg. Es schien, als sei ich gesegnet. Ich frage mich oft: »Wären mir diese Dinge auch ohne eine Veränderung meines Denkens zuteilgeworden?« Das bezweifle ich, denn ich bin fest davon überzeugt, dass erst meine Bewusstseinsänderung die richtigen Begleitumstände für meine Heilung angezogen hat.

Die körperlichen Aspekte meiner Erkrankung behandelte ich mit verschiedenen Heilverfahren, durchaus mit einigem Erfolg. Seelisch hatte ich jedoch weiterhin eine ganze Reihe von Problemen. Die meisten rührten von tief sitzenden Erinnerungen, die mich seit Jahren belasteten. Ich hatte es mit verschiedenen Gesprächstherapien und anderen Heilmethoden probiert, darunter Hypnotherapie, Psychotherapie, Coaching, Meditation und Akupunktur, zusätzlich hatte ich Yoga-, Shiatsu-, Reiki- und Life-Coaching-Seminare besucht. Darüber hinaus besaß ich umfassende Erfahrungen mit wechselndem selbstzerstörerischem Verhalten, da ich auch als Lehrerin verhaltensauffälliger Teenager arbeitete. Doch trotz all meines Suchens fand ich keinen Ausweg aus meinem emotionalen Schmerz. Das änderte sich erst durch meine Begegnung mit EFT.

Gleich meine erste Erfahrung mit dieser Methode war phänomenal. Ich hatte Schmerzen in den Waden, die mir das Gehen unmöglich machten, und ein Gefühl, als ströme Batteriesäure durch mein Nervensystem. Aufgrund dieser Schmerzen, die mich seit etwa 15 Monaten beherrschten, bezog ich eine Invalidenrente. Das war, bevor ich mit EFT in Berührung kam. Mithilfe eines Buches brachte ich mir die EFT-Klopfsequenzen bei und wandte sie auf meine Schmerzen an. Nach ein paar Minuten hatte ich das Gefühl, als zersplittere Eis auf der Rückseite meiner Beine. Dann schoss mir ein Schmerz durch die Knochen, der von meinen Beinen die Wirbelsäule hinauflief und – wie es mir schien – durch meinen Scheitel wieder austrat. Gleichzeitig brach ich in Tränen aus, lachte und weinte zugleich. Das ging mehrere Minuten lang so, dann hörte dieser Zustand mit einem Mal auf. Die Schmerzen, die mich so lange lahmgelegt und gequält hatten, waren vollständig verschwunden.

Aufgrund dieser erstaunlichen Erfahrung suchte ich nach einer Möglichkeit, die Ausbildung zum EFT-Behandler zu machen. Dabei stieß ich auf Karl Dawson, der mich besonders faszinierte, obwohl es andere Trainer gegeben hätte, die näher an meinem Wohnort unterrichteten – in meinem damaligen Zustand war Mobilität ein großes Problem für mich. Ich wusste damals nicht, ob Karl über Erfahrungen in Bezug auf *Myalgische Enzephalomyelitis* verfügte. Mir war auch nicht klar, dass er seine eigenen, im Zusammenhang mit der chronischen Erschöpfung stehenden Gesundheitsprobleme durch EFT überwunden hatte. Es war, als lenkte mich das Universum zu ihm hin.

Am Beginn des ersten dreitägigen Seminars für EFT-Behandler war ich meiner Einschätzung nach zu 40 Prozent von meiner ME genesen. Nach den drei Tagen war ich zu etwa 70 Prozent geheilt. Was hatte zu dieser wundersamen Verbesserung beigetragen? Sie war ja nicht nur eingetreten, weil ich in dem Seminar meine körperlichen Symptome mit EFT behandelt hatte. Tatsächlich lernte ich bei dieser Ausbildung, dass meine körperlichen Symptome nur die Spitze des Eisbergs bildeten. Nein, ich hatte mich einfach drei Tage lang mit meinem Kindheitstrauma und meinen Lebenserfahrungen beschäftigt, die zu meinen falschen Überzeugungen und zu dem verzerrten Denken über mich und die Welt beigetragen hatten. Denn meine körperliche Erkrankung, mein Leiden, wurzelte genau darin.

Ich möchte aber unbedingt betonen, dass *Myalgische Enzephalomyelitis* nicht nur »im Kopf stattfindet« – ganz im Gegenteil. Wie ich selbst erfahren habe – und was wir in diesem Buch noch erläutern werden –, liegt allen gesundheitlichen Problemen gleichzeitig eine psychisch-geistige und eine körperliche Ursache zugrunde. Was sich auf die seelische Verfassung auswirkt, verändert auch das körperliche Befinden. Diese Feststellung ist mir wichtig, da noch immer viele Vorurteile über ME bestehen; sie rühren aus jenen

Tagen her, als man annahm, diese Krankheit habe ausschließlich psychische Hintergründe. Hier unterscheide ich zwischen dem alten Paradigma, wonach die ME ausschließlich im *mind*, im Geist, angesiedelt wurde, und dem neuen Paradigma: Das durch die Erforschung der Zusammenhänge zwischen Körper und Geist zeigt, wie Stress und Traumata Erkrankungen hervorrufen. Doch zuerst möchte ich noch mehr von meinem persönlichen Heilungsweg berichten.

Mein ganzes Erwachsenenleben lang hatte ich – neben meiner ME – an einer bipolaren Störung gelitten, allgemein bekannt unter der Bezeichnung manisch-depressive Erkrankung. Etwa alle sechs Wochen rutschte ich in eine tiefe Depression. Ich empfand diese Phase immer, als ob ich von allem abgeschnitten wäre. In Abständen erfuhr ich jedoch einen inneren Impuls von solcher Intensität, dass ich mich einer einzelnen Aufgabe mit ausschließlicher Hingabe widmete, wodurch mein Leben völlig aus dem Gleichgewicht geriet. Als ich die korrekte Diagnose gestellt bekam, kämpfte ich schon rund 20 Jahre lang mit dieser bipolaren Störung, sie hatte zu diesem Zeitpunkt meine berufliche Karriere, meine Beziehungen und meine Lebensfreude bereits stark beeinträchtigt.

An der EFT-Ausbildung nahm ich einzig und allein teil, um meine ME zu überwinden. Ich hatte keine Ahnung, dass es damit sogar möglich sein würde, meine bipolare Störung aufzulösen, ganz zu schweigen davon, dass etwas Derartiges bereits nach einem dreitägigen EFT-Training eintreten könnte. Wie auch immer, ich geriet bei der Arbeit mit einem anderen Seminarteilnehmer in große Schwierigkeiten. Wir wandten gerade EFT an, um eine Missbrauchserinnerung von mir aufzulösen, als ich von einer Sekunde auf die andere in eine Depression abrutschte. Das fühlte sich für mich so an, als würde ich mit Lichtgeschwindigkeit in meinen alten Zustand zurückkatapultiert: Von einem Augenblick zum anderen jagte es mir Angst ein, in einem Raum voller fremder Menschen zu sein. Karl bekam mit, dass es mir schlecht ging, und behandelte mich mit Matrix Reimprinting (die Methode steckte damals allerdings noch in den Kinderschuhen und trug noch nicht einmal einen Namen). Dadurch gelang es mir rasch, mein Trauma zu erlösen, und ich schlüpfte auf diese Weise auch geradewegs aus meiner Depression heraus – ein höchst ungewöhnlicher Vorgang. Zuvor hatte es nämlich immer Wochen gedauert, bis ich mich nach einer solchen Phase wieder mit dem Leben und der Welt vollends verbunden fühlte. In dieser Situation erlebte ich zum letzten Mal eine depressive Phase meiner bipolaren Störung. Die Erinnerung, an der ich gearbeitet hatte, war offensichtlich der Hauptauslöser für meinen Zustand gewesen.

Nach meiner Ausbildung zur EFT-Behandlerin arbeitete ich bei mir selbst intensiv mit EFT und Matrix Reimprinting weiter. Einige Monate später war ich zu 90 Prozent von meiner ME befreit. Und auf der Basis eines mehrschichtigen Heilungsansatzes, basierend auf einer weiteren Methode der Energetischen Psychologie PSYCH-K®, auf Ernährungsumstellungen, auf Nahrungsergänzungsmitteln und osteopathischer Behandlung mit dem Perrin-Verfahren, wurde ich bald wieder zu 100 Prozent gesund.

In den 18 Monaten nach meiner Ausbildung arbeitete ich ausgiebig mit Klienten, wobei ich im Allgemeinen EFT, im Speziellen aber Matrix Reimprinting einsetzte. Das stand noch ganz am Beginn der Entwicklung – im Grunde existierte noch nicht einmal eine Bezeichnung dafür, als ich die Methode erstmals bei Klienten anwandte. Ich griff einfach Elemente aus meiner eigenen Behandlung durch Karl auf und später Teile aus den praktischen Beispielen, die er uns bei den Trainingseinheiten vorgeführt hatte. Ich arbeitete damals Vollzeit als Therapeutin und hatte etwa 40 Klienten, vorwiegend Menschen mit ernsthaften Erkrankungen und Erwachsene mit Kindheitstraumata. Wie sich bald zeigte, kam ich in keiner meiner Sitzungen mehr ohne die Anwendung von Matrix Reimprinting aus – und die Fortschritte, die ich im Leben meiner Klienten beobachten konnte, waren verblüffend. Klienten, die jahrelange Psycho- und andere Gesprächstherapien hinter sich hatten, veränderten in fünf bis zehn Sitzungen ihr Leben (wobei Klienten mit ernsthaften Erkrankungen Matrix Reimprinting in der Regel längerfristig anwenden mussten, um ihre Probleme zu lösen).

Nach dem Erscheinen meines ersten Buches *Joyful Recovery from Chronic Fatigue Syndrome/ME: Accelerated Healing with Emotional Freedom Techniques* fühlte ich mich dazu aufgerufen, dieses Buch zu schreiben, um unsere Informationen und Kenntnisse einem größeren Publikum zugänglich zu machen. Trotz meiner zahlreichen Qualifikationen in einer ganzen Reihe von Heilmethoden kann ich eines mit Sicherheit behaupten: Matrix Reimprinting ist zu meinem »Mittel der Wahl«, zu meinem bevorzugten Heilverfahren bei der Behandlung von Klienten mit körperlichen und seelischen Problemen geworden. Und ich freue mich darauf, meine Begeisterung mit Ihnen zu teilen!

EFT

Der Ursprung von Matrix Reimprinting liegt in EFT. Falls Sie damit nicht vertraut sein sollten: EFT ist ein Selbsthilfeprogramm und wird zur Bewältigung bzw. Besserung körperlicher oder emotionaler Probleme eingesetzt, vor allem bei (selbst)zerstörerischen Gedanken- oder Verhaltensmustern. Die Methode wurde von Gary Craig begründet, er leitete sie aus der Thought Field Therapy (TFT), deutsch auch Gedankenfeldtherapie, ab. EFT stellt eine vereinfachte Version dieser Vorgängermethode dar. Sie behandelt die Meridianpunkte, bei denen auch die Akupunktur ansetzt, mithilfe einer bestimmten Klopftechnik. Indem man auf bestimmte Punkte klopft, befördert man körperliche Symptome oder negative Erinnerungen ins Bewusstsein. Das hilft dabei, das energetische System des Körpers von Alltagsstress und physischen Problemen zu befreien und ermöglicht ihm die Rückkehr zu seelischer und körperlicher Gesundheit.

EFT bezieht Geist und Körper in gleichem Maße mit ein, weil Sie Ihren Körper beklopfen und währenddessen an Ihre Probleme denken. EFT hat beim chronischen Erschöpfungssyndrom/ME, bei rheumatischer Arthritis, MS, Reizdarmsyndrom, Diabetes, Asthma, Krebs, Morbus Crohn, Colitis ulcerosa, Pigmentstörungen der Haut (Vitiligo), krankhaftem Haarausfall (Alopezie), Schilddrüsenunterfunktion, Angststörungen/Beklemmungen, Panikattacken, Stress, Depression, posttraumatischen Belastungsstörungen und einer ganzen Reihe weiterer körperlicher wie auch seelischer Erkrankungen eindrucksvolle Erfolge zu verzeichnen.

EFT folgt der Auffassung, dass wir bei der Überwindung jeglicher Krankheit Geist und Körper gleichzeitig heilen müssen. Darüber hinaus gilt die These, dass die Erkrankungen, die unser Gesellschaftssystem so überaus zahlreich mit sich bringt, ihren Ursprung in Alltagsstress und Traumata haben. Diese Traumata können mithilfe von EFT leicht erlöst werden, und die daraus resultierenden Entlastungen entfalten ihre positive Wirkung auch auf den physischen Körper.

Matrix Reimprinting verwendet dieselben Akupunkturpunkte wie EFT, und sie werden in derselben Weise mit Klopfmassage behandelt, doch die Protokolle unterscheiden sich sehr stark. Prinzipiell ist der Ansatz mit konventionellem EFT bei der Anwendung des Matrix-Reimprinting-Verfahrens durchaus von Nutzen. Falls Sie noch keine Erfahrung mit EFT besitzen, können Sie Matrix Reimprinting auch direkt aus diesem Buch erlernen, da wir Ihnen die Grundlagen von EFT vermitteln, bevor wir die Matrix-Reimprinting-Techniken im Einzelnen vorstellen.

EINFÜHRUNG IN MATRIX REIMPRINTING

Matrix Reimprinting basiert auf einer Reihe wissenschaftlicher Grundprinzipien. Eines davon ist die Theorie der Quantenphysik, wonach wir alle durch ein Energiefeld miteinander verbunden sind, das als *Matrix* oder *Feld* bezeichnet wird. Die tiefer gehenden Erfahrungen, die wir im Laufe unseres Lebens machen, werden als Bilder in der Matrix gespeichert – in Form von Energetischen Bewusstseinshologrammen. Nach dem englischen Fachbegriff *Energetic*

Consciousness Holograms heißen sie kurz ECHOs. Mithilfe von Matrix Reimprinting können wir mit diesen ECHOs interagieren, um die Bilder aus der Vergangenheit zu transformieren und unterstützende Bilder an ihre Stelle zu setzen. Das verändert unsere Gesundheit, Lebensfreude und unser Wohlbefinden in der Gegenwart.

Unsere ECHOs binden uns auch an die negativen Glaubenssätze, die für unsere Gesundheit so verhängnisvoll sind. Wir können Matrix Reimprinting dazu nutzen, um diese negativen Grundüberzeugungen aufzulösen und (wieder) gesund zu werden. Erfahrungsgemäß bilden wir die meisten unserer negativen Glaubenssätze schon in den ersten sechs Lebensjahren (vgl. Seite 62). Wenn wir unsere inneren Kinder von ihren negativen Gefühlen und den dazugehörigen Glaubenssätzen befreien, können wir auch das Hier und Jetzt völlig neu erleben und gestalten.

Ebenso wie die Matrix-Reimprinting-Protokolle werden in diesem Buch auch eine Reihe von Matrix-Reimprinting-Sitzungen mit Karl und Sasha dokumentiert. Darüber hinaus bringen wir Fallstudien etlicher weiterer Behandler, die diese Methode mit unglaublichem Erfolg eingesetzt haben.

Ganz gleich also, ob Sie auf dem Gebiet von EFT und Matrix Reimprinting ein kompletter Neuling oder aber ein versierter Anwender sind – dieses Buch enthält eine Fülle von Material, das Sie heranziehen können, um Ihr eigenes Leben, das Leben Ihrer Klienten, Ihrer Familienmitglieder, Ihrer Freunde und unser aller gemeinsames Energiefeld zu verändern. Willkommen am Start der ultimativen Reise zu einer persönlichen und globalen Veränderung!

TEIL I
DIE MATRIX, DER KÖRPER UND DER GEIST

KAPITEL 1

DIE MATRIX

Matrix Reimprinting basiert auf der Erkenntnis, dass wir alle energetische Einheiten und durch ein gemeinsames Energiefeld verbunden sind – allgemein als »Feld« oder »Matrix« bezeichnet. Max Planck, der Vater der Quantentheorie, hat diese Entdeckung in den 1940er-Jahren erstmals präsentiert. Im 21. Jahrhundert geriet sie durch Filme wie *The Secret* oder *What the Bleep Do We Know?!*, später durch *The Living Matrix* und Bücher wie *Im Einklang mit der Göttlichen Matrix* von Gregg Braden sowie *Das Nullpunkt-Feld* von Lynne McTaggart in den Fokus der Aufmerksamkeit einer breiten Öffentlichkeit.

Für die Anwendung des Matrix-Reimprinting-Verfahrens ist ein grundlegendes Verständnis dessen erforderlich, was es mit dieser Matrix auf sich hat. Allerdings müssen Sie dazu kein Quantenphysiker sein und dürfen sich, auch wenn Sie wissenschaftlich nicht weiter vorgebildet sind, beruhigt zurücklehnen. Im Prinzip können Sie Matrix Reimprinting allein schon auf der Basis jenes Wissens anwenden, mit dem wir alle durch das gemeinsame Energiefeld verbunden sind. Sogar einige der besten Matrix-Reimprinting-Behandler, die aus unseren Seminaren hervorgegangen sind, kennen nur ein oder zwei der oben erwähnten Filme und Bücher. Dafür sind sie im Tiefsten überzeugt und erfüllt von der Einsicht, dass wir alle durch die Matrix miteinander verbunden sind. Doch mit der Erläuterung der wissenschaftlichen Basiszusammenhänge der Matrix wären sie überfordert.

Folglich besteht unser Ziel erst einmal darin, Ihnen in einem sehr kurzen und einfachen Abriss diejenigen wissenschaftlichen Theorien vorzustellen, die dem Matrix Reimprinting zugrunde liegen. Wenn Sie Genaueres darüber erfahren möchten, empfehlen wir Ihnen die oben genannten Bücher und DVDs. Für die Anwendung des Matrix Reimprinting brauchen Sie allerdings nur die folgenden Prinzipien zu kennen:

1. Wir alle bestehen ganz und gar aus Energie, die so schnell schwingt, dass wir als feste Materie erscheinen.
2. Wir alle sind durch ein Netz – genannt die Matrix oder das Feld – miteinander verbunden.
3. Wir alle senden unsere Gedanken in die Matrix hinaus, und diese Gedanken kommen in Form von Lebenserfahrungen durch Anziehung wieder zu uns zurück.
4. Wir können die Art und Weise verändern, wie wir unser Leben erfahren, indem wir die Bilder in der Matrix verändern.

Sehen wir uns diese Prinzipien einmal genauer an:

1. Wir bestehen ganz und gar aus Energie

Vor der Entdeckung der Quantenphysik betrachtete man die Materie als Festkörper, d.h. als Körper mit festem Aggregatzustand. Zwar war man sich bewusst, dass manche Arten von Materie fester waren als andere – Metalle waren fester als Menschen, Steine fester als Tiere –, aber im Allgemeinen galt die Materie als eine unveränderliche Masse. Die Quantenphysik hat uns jedoch gelehrt, dass die Welt – um es auf den Punkt zu bringen – kein Festkörper ist. Sie besteht aus elektromagnetischer Energie und diese wiederum aus verschiedenen Atomteilchen und anderen, noch kleineren Partikeln. Unsere Festkörper-Welt ist faktisch eine Illusion – dahinter steht eine »vibrierende« Wirklichkeit.

Tatsächlich schwingen die Partikel, aus denen wir bestehen, so schnell, dass wir den Eindruck fester Materie hervorrufen. Als Analogie dazu ziehen wir gerne einen Ventilator heran: Hören die Rotorblätter auf, sich zu drehen, sieht man die Leerräume dazwischen, aber solange sie sich drehen, wirken sie auf uns wie *eine* feste Scheibe. Wir Menschen erwecken in ähnlicher Weise den Anschein individueller Einheiten, da die Atome, die unseren Körper ausmachen, schwingen, doch in Wirklichkeit sind wir Gebilde aus Energie, die in Bewegung ist.

2. Wir sind alle durch ein Netz miteinander verbunden

Zu dem eben vorgestellten wissenschaftlichen Paradigma gehörte die Annahme, unser Kosmos bestehe bis zu 90 Prozent aus leerem Raum. In seinem Buch *Im Einklang mit der Göttlichen Matrix* weist Gregg Braden auf den logischen Fehler dieser Sichtweise hin: »Wenn er [der Raum] wirklich leer ist, dann stellt sich eine große Frage: Wie können die Energiewellen, die alles übertragen – von unseren Handyanrufen bis hin zu dem reflektierten hellen Licht, das die Wörter auf dieser Seite für Ihre Augen sichtbar macht –, von einem Ort zu einem anderen gelangen? So wie Wasserwellen von dem Ort ausgehen, an dem man einen Stein in einen Teich wirft, so muss etwas existieren, das die Schwingungen des Lebens von einem Punkt zu einem anderen überträgt.«[1] Wie die Quantenphysik uns gelehrt hat, barg das, was wir einst für leeren Raum hielten, jenes große Netz, das alles in unserem Universum miteinander verbindet: die Matrix.

3. Wir senden unsere Gedanken aus ... und durch Anziehung kommen sie wieder zu uns zurück

Unser Verständnis dieses gemeinsamen Energiefeldes führte auch zu der Erkenntnis, dass wir Schöpfer unserer eigenen Wirklichkeiten sind: Denn das, worauf wir unseren Fokus richten, sendet Wellen in die Matrix hinaus, und diese kehren als Erfahrungen wieder zu uns zurück. Der Film und das Buch *The Secret – Das Geheimnis* von Rhonda Byrne wie auch die Werke von Esther und Jerry Hicks, beispielsweise *Ask and It Is Given* (Wünschen und bekommen: Wie Sie Ihre Sehnsüchte erfüllen), haben in zahllosen Menschen das Bewusstsein wachgerufen, dass wir im Leben bekommen können, worauf wir unsere gebündelte Aufmerksamkeit lenken. Viele von uns haben mittlerweile begriffen, dass das Universum auf Bewusstsein reagiert und unsere Gedanken zu unserer Realität werden. Unsere Überzeugungen, Ängste, Hoffnungen und Träume werden von der Matrix in die uns umgebende Welt zurückgespiegelt.

Dieses »Gesetz der Anziehung« beruht auf Schwingungsenergie. Wir ziehen Erfahrungen einer Schwingungsfrequenz an, die unserer eigenen ähnelt. Was immer wir aussenden, es kehrt als Lebenserfahrung zurück, die unserem eigenen Signal ähnlich ist.

Die Vorstellung, dass wir auf diese Weise »unsere eigene Wirklichkeit erschaffen«, erregt bei manchen Menschen Anstoß. Weil diese Aussage so interpretiert werden kann, als wolle man jenen Menschen einen Vorwurf machen, die sich eine ganz und gar nicht wünschenswerte Wirklichkeit erschaffen haben. Doch es steht vieles, was wir anziehen, in Beziehung zu unseren früheren Lebenserfahrungen – das werden wir später noch ausführlicher darlegen. Allerdings können wir unseren Anziehungspunkt verändern, indem wir mithilfe von Matrix Reimprinting direkt mit diesen Erfahrungen arbeiten. Aus der Wirklichkeit, wie wir sie erschaffen haben, kann man uns keinen Vorwurf machen, doch müssen wir fähig werden, mit diesem Wissen und dieser Einsicht etwas an unserer Wirklichkeit zu verändern.

4. Wir können die Art und Weise unserer Lebenserfahrung verändern, indem wir die Bilder in der Matrix verändern

Zu dieser Aussage möchten wir unsere ganz persönliche Ansicht äußern, weshalb das Gesetz der Anziehung bei manchen Menschen scheinbar nicht funktioniert. Unsere bisherigen Lebenserfahrungen haben sämtliche Bilder in unserer Matrix erzeugt. Sind diese Bilder positiv und unterstützend, dann helfen sie uns dabei, mehr von dem anzuziehen, was wir wollen. Sind sie jedoch negativ und zerstörerisch, dann ziehen wir auch davon mehr an. Wenn wir uns einfach nur andere Erfahrungen wünschen, dabei aber diese zerstörerischen Bilder immer noch in unserem Feld haben, wird das unseren Anziehungspunkt nicht verändern. Durch die Arbeit mit Matrix Reimprinting verändern wir die Bilder in unseren Feldern, dadurch ziehen wir andere Erfahrungen an und verändern auf diese Weise unsere Lebensrichtung.

Als Karl zum ersten Mal vom Gesetz der Anziehung hörte, stellte er sich eine große Hand vor, die aus dem Himmel herab in die Welt ein- und Menschen herausgreift, damit sie bessere Lebenserfahrungen machen können! Dank seines Wissens um die Bilder im Feld weiß er nun, wie ungenau seine erste Vorstellung war. Es verhält sich vielmehr so: Wir ziehen Erfahrungen an, die unseren Bildern ähneln, und ebenso Menschen mit Bildern, die zu unseren eigenen Bildern passen. Solange wir also unsere eigenen Bilder nicht verändern, ziehen wir immer dieselbe Sorte an.

Bevor wir erklären, wie wir mithilfe von Matrix Reimprinting die Bilder in unseren Feldern verändern können, werfen wir einen Blick auf die anderen Felder, die einen Teil unserer Wirklichkeit ausmachen – und die unser Verhalten und unseren Anziehungspunkt ebenfalls beeinflussen.

Lokale Felder

Ebenso wie das kollektive Energiefeld, das alle Lebewesen verbindet, existieren um unseren eigenen Körper herum auch lokale Felder. Sie bestimmen nicht nur unsere äußere Gestalt, sondern auch unser Verhalten, unsere Eigenarten und Gewohnheiten. Diese Felder unterscheiden sich von der Matrix, denn sie sind nur lokal begrenzt um uns herum vorhanden. Doch zugleich sind sie Subfelder und damit wiederum Teil der Matrix. Betrachten wir einmal näher, wie sie unsere Alltagswirklichkeit beeinflussen.

Felder – Muster aus der Vergangenheit

Mit Anfang zwanzig nahm Sasha regelmäßig Amphetamine und Halluzinogene, um die mit ihrer Kindheit verbundenen Emotionen und ihre Lebenstraumata zu unterdrücken. Diese Gewohnheit währte acht Jahre, sie begann, als Sasha 19 war, und endete mit 27. Eine Zeit lang war ihr Lebensmuster vom Konsum der damals bekannten Droge Speed bestimmt. Sie nahm es jeden Freitagabend, blieb anschließend fast die ganze Nacht lang wach und kam dann am Samstagmorgen abrupt aus ihrem Rausch wieder zu sich. Ihr damaliger Partner blieb im Bett liegen und verschlief den ganzen Samstag, während sie neben ihm lag und nicht imstande war, sich zu irgendetwas aufzuraffen. Besessen war sie von den Gedanken an Dinge, die sie gesagt oder getan hatte. Sie quälte sich selbst seelisch stundenlang damit. Dieses Muster setzte sie ein paar Jahre lang fort. Und obgleich sie ab 27 kein Speed mehr nahm, wachte sie trotzdem immer noch jeden Samstag früh auf. Das alte Muster, das sie über ihr Tun nachgrübeln ließ, setzte ihr weiterhin zu. Die Samstage blieben für Sasha stets schmerzvoll und verstörend, von Angstgefühlen und Selbstzweifeln begleitet. Dieses Muster prägte ihr Leben bis weit in ihre Dreißiger. Aufbrechen konnte sie es schließlich mithilfe von Matrix Reimprinting und EFT.

Einige Jahre lang arbeitete Sasha auch mit schwer verhaltensgestörten Teenagern. Sie machte Psychodrama-Sitzungen mit ihnen, um sie zu ermutigen, ihr Handeln zu reflektieren, sich mit ihrem destruktiven Verhalten und auch mit ihren kriminellen Taten auseinanderzusetzen. Die Form des Psychodramas ermöglichte den Jugendlichen, sowohl die Rolle des Angreifers als auch die des Opfers einzunehmen und alle damit verbundenen Probleme am eigenen Leib zu erfahren. Die Jugendlichen erzielten in den Therapiestunden immense Fortschritte – zu Sashas großer Freude. Sie hatte das Gefühl, die Welt zu verändern! Die meisten dieser Erfolge waren jedoch kurzlebig.

Im Lauf seiner zehnjährigen Ehe verschlimmerten sich Karls Kreuzbeschwerden. Er hatte einen Bandscheibenvorfall und einen eingeklemmten Nerv. Je mehr sich seine Ehekrise zuspitzte, desto mehr nahmen auch seine Symptome zu. Aufgrund seiner ständigen Schmerzen teilte er seinem Sohn Daniel sogar mit, er könne keinen Sport mehr mit ihm treiben. Als Karls Ehe zerbrach und er an vielen seiner Probleme zu arbeiten begann, klangen die Rückenbeschwerden ab. An jedem Weihnachtsfest jedoch, wenn er den ganzen Tag mit seiner Ex-Frau und den Kindern verbrachte und allmählich wieder in die alten Muster zurückfiel, kehrten auch die Schmerzen zurück. Anschließend dauerte es immer ein paar Tage, bis Karl sich wieder »normal« fühlte. Jahre später machte er eine Therapie bei einem ganzheitlichen Heiler. Dieser ließ Karl wissen, sein Problem hänge mit seiner Selbstabwertung zusammen. Karl reagierte zunächst verärgert auf die Äußerung, doch dann leuchtete sie ihm vollkommen ein. Er *hatte* sich in seiner familiären Situation tatsächlich abgewertet gefühlt, denn er war »nur« Hausmann gewesen, und seine Frau besaß eine sehr starke und dominante Persönlichkeit. Durch seine Rückkehr an jedem Weihnachtsfest war in Karl dieses Gefühl der Abwertung, das er in seiner Ehe empfunden hatte, wieder ausgelöst worden.

Was ist all diesen Verhaltensweisen gemeinsam? Antwort: die »Felder«. Jede unserer Verhaltensweisen, sei sie selbstunterstützend oder selbstzerstörerisch, hat jeweils ein eigenes Feld, das uns dazu bringt, auf eine vorgegebene Weise zu reagieren.

Das Feldkonzept ist nicht neu und eine Reihe der Felder bereits bekannt, darunter beispielsweise das Gravitations- und das Magnetfeld der Erde. Außerdem legen die Ergebnisse der Arbeiten von Rupert Sheldrake nahe, dass alle lebenden Zellen, Gewebe, Organe und Organismen ihre eigenen, von ihm so genannten »morphischen Felder« haben. Diese Felder bestimmen die Gestalt jeder einzelnen Gattung. Wir haben Sheldrake sehr viel zu verdanken, denn seine Forschungen haben etliche Methoden im Umfeld von Matrix Reimprinting inspiriert.

Morphische Felder sind habituell, je öfter sie wiederholt werden, desto stärker werden sie. Durch einen als »morphische Resonanz«

bezeichneten Prozess werden sie von dem, was ihnen voranging, beeinflusst. Jede einzelne Zelle, jedes Organ und jede Gattung nimmt aufgrund der morphischen Resonanz eine ähnliche Gestalt an wie vergangene Zellen, Organe oder Gattungen.

Verhaltensfelder

Ebenso wie die äußere Gestalt bestimmen Felder auch gesellschaftliche Muster, Sitten und Gebräuche, Verhaltensweisen und Denkgewohnheiten. Sie prägen dem Nervensystem rhythmische Muster ein, die auf die sensorischen und motorischen Regionen im Gehirn einwirken und folglich auch auf das Verhalten.[2]

Jeder Gattung, so auch dem Menschen, ist eine Art inhärentes instinktives Verhalten eigen. Wir lernen dieses Verhalten durch morphische Resonanz mit jenen Mitgliedern unserer Gattung, die uns vorangegangen sind. Erlerntes Verhalten hingegen unterscheidet sich hiervon, es wird durch Resonanz mit uns selbst etabliert. Unsere morphischen Felder werden zu festen Gewohnheiten, wenn wir bestimmte Muster und Verhaltensweisen ständig wiederholen.

Erlerntes Verhalten wie auch die dazugehörigen Felder stellen einen wichtigen Teil unseres Sozialisationsprozesses dar. Ohne diese Felder gäbe es in unserem Leben keine Struktur. Jede Verhaltensweise, vom einfachen Zähneputzen bis hin zu komplexeren Formen – etwa der Umgang mit Mitgliedern des anderen Geschlechts – hat ihr eigenes Feld, das durch unsere Lebenserfahrungen geschaffen wurde und durch Selbstresonanz verstärkt wird.

Viele dieser Verhaltensfelder können unterstützend und förderlich sein. Ist Ihr Leben beispielsweise strukturiert und wohlgeordnet, dann haben Sie vermutlich rund um Ihr persönliches »Funktionieren« positive Verhaltensfelder ausgebildet. Fehlt es Ihrem Leben hingegen an Struktur, dann sind Ihre Verhaltensfelder vielleicht etwas chaotischer. Und bei einer obsessiv starren Einstellung zum Thema Ordnung, aber auch bei einer Neigung zu extremer, zwanghafter Unordnung sind Ihre Verhaltensmuster im Bereich »Organisation« übermächtig.

Verhaltensfelder verändern

Wie also verändern wir unser Verhalten? Uns allen ist eine alte Redensart geläufig: »Was Hänschen nicht lernt, lernt Hans nimmermehr.« Für unser Verständnis von Verhaltensfeldern heißt das im Grunde nur: Es stellt eine große Herausforderung dar, ein Verhaltensfeld zu verändern.

Betrachten wir ein gängiges Szenario: Sie möchten etwas an sich verändern und sind überzeugt davon, es dieses Mal wirklich zu schaffen. Vielleicht erzählen Sie ja allen in Ihrer Umgebung davon und setzen sich einen Termin. Bei den meisten Menschen ist das ein Montag oder der Monatserste. Am beliebtesten ist bekanntlich der erste Januar, denn ab da wollen sich alle anderen ebenfalls ändern, folglich muss das der bestgeeignete Zeitpunkt sein, oder?

Am Anfang stecken Sie all Ihre Kraft und Energie in die Veränderung. Sie haben einen guten ersten Tag. Sie fühlen sich zuversichtlich und sprechen vielleicht sogar über Ihren Erfolg. Das geht dann ein paar Tage oder gar Wochen so weiter. Im Lauf der Zeit fühlen Sie sich Ihrer selbst allmählich immer sicherer. Vielleicht glauben Sie ja sogar, Ihre »schlechte Gewohnheit« schon überwunden zu haben. Wenn es beispielsweise ums Schokoladeessen geht, dann denken Sie jetzt vielleicht, na ja, ein Stückchen ab und zu kann doch nicht schaden … Wenn es sich bei Ihnen um das regelmäßige Sporttreiben dreht, so weichen Sie von da an vielleicht ein wenig von Ihrem Trainingsplan ab. Es ist doch schließlich vollkommen in Ordnung, das Training ein oder zwei Mal ausfallen zu lassen, oder? Möglicherweise haben Sie sich auch gerade über jemanden geärgert, und das liefert Ihnen eine prima Entschuldigung dafür, dass Sie wieder ins alte Fahrwasser geraten – nur für kurze Zeit –, um darüber hinwegzukommen. Sicher nichts weiter als ein temporärer Ausrutscher. Morgen machen Sie dann wieder auf dem guten Weg weiter. Nun besteht allerdings die Gefahr, dass Sie nicht wieder auf Ihren guten Weg zurückfinden und stattdessen – pardauz – direkt in Ihr altes Muster zurückrutschen und wieder auf Feld eins landen. Kommt Ihnen das bekannt vor?

Betrachten wir dieses universelle Muster doch einmal genauer. Was läuft hier wirklich ab?

Je öfter Sie etwas wiederholen, desto stärker wird das Feld. Wenn Sie also ein eingefahrenes Verhalten haben, dann besitzt es eine kräftige Resonanz und übt somit großen Einfluss auf Sie aus. Wollen Sie ganz bewusst eine Veränderung herbeiführen, dann sollten Sie in diesen Entschluss viel Energie investieren und die Veränderung aktiv betreiben. Nur dann beginnen Sie, sich auf ein neues Feld einzuschwingen – auch auf ein dem alten entgegengesetztes, wenn Sie möchten. Betrachten Sie diesen Prozess einmal aus der Perspektive von Sheldrakes Äußerung: »Ein Feld bringt materielle Wirkungen mit sich, während das System daran angepasst wird. Wird jedoch die Anpassung verändert, dann kommen andere Felder ins Spiel: Das ursprüngliche Feld verschwindet.«[3] Durch die Einstimmung auf dieses neue Feld fühlen Sie sich vollkommen verändert. Das neue Feld hat seine eigene Resonanz, und vielleicht fühlen Sie sich aufgrund dieser Resonanz zuversichtlich, sicher und tatkräftig.

Wenn Sie jedoch zu früh glauben, es sei »geschafft« und dieses neue Feld vollkommen stabil, dann rutschen Sie mit all der Zuversicht, die Sie aus der Resonanz des neuen Feldes gewonnen haben, in Ihre alten Gewohnheiten zurück – in jenes alte Feld, das so stark mit Ihnen schwingt. Laut Sheldrake ist »die spezifischste morphische Resonanz, die auf einen bestimmten Organismus wirkt, diejenige seiner eigenen vergangenen Zustände, denn er hat mehr Ähnlichkeit mit jenem Organismus, der er in der unmittelbaren Vergangenheit war, als mit jedem anderen«.[4] Daher sind Sie im Nu wieder mit dem alten Feld vertraut. Es ist wie ein alter Freund, aber einer von jener Sorte, zu dem man immer wieder zurückkehrt, obwohl man weiß, wie schädlich diese Beziehung für einen ist.

Sollten Sie eine Reihe von Jahren in diesem Teufelskreis gefangen gewesen sein und sich Fragen gestellt haben wie »Weshalb bin ich nicht stark genug?« oder »Was stimmt nicht mit mir?«, dann nehmen Sie sich einen Moment Zeit, lehnen Sie sich zurück und verzeihen Sie sich selbst. *Es ist sehr schwierig, ein Verhalten allein durch Willenskraft zu verändern,* denn Willenskraft entspringt dem bewussten Geist, und der ist nicht imstande, den unterbewussten Geist oder die Felder zu überwinden. Im Gegenteil, unserer Meinung nach könnten der unbewusste Geist und die Felder sogar ein und dasselbe sein (dieses Thema werden wir im nächsten Kapitel weiter erörtern). Und sollten Sie andere Maßnahmen angewandt haben, sogar solche aus dem Bereich der Energetischen Psychologie, die scheinbar bei allen anderen funktionierten und nur bei Ihnen erfolglos blieben, dann haben Sie nun vielleicht eine Erklärung dafür. Durch die Auflösung des alten Traumas haben Sie sich möglicherweise davor bewahrt, wieder mit dem alten Feld zu schwingen – aber vielleicht konnten Sie sich noch nicht auf ein neues Feld einstimmen? Und aus diesem Grund hat sich das neue Verhalten noch nicht stabilisiert.

Worin liegt also die Lösung? Mit Matrix Reimprinting werden wir Sie in eine einzigartige Field-Clearing-Technik einführen, die Ihnen dabei hilft, sich in neue Felder einzuschwingen und sie zu stabilisieren. Aber das ist nur ein Teil des Prozesses. Wir zeigen Ihnen auch, wie Sie zu dem Anlass zurückgehen können, der das destruktive oder gewohnheitsmäßige Verhalten bei Ihnen überhaupt erst hat entstehen lassen, und wie Sie sich von jedweder Energie aus der Vergangenheit befreien können, die Sie in diesem alten Muster festhält. Darüber hinaus erklären wir Ihnen, wie Sie in Ihrem Feld neue Bilder kreieren und wie Sie sich allmählich auf die neue Gewohnheit oder das neue Verhalten ausrichten können. In der Hauptsache werden wir Ihnen erklären, wie Sie ein neues Bild von sich selbst erschaffen und dieses dann mithilfe eines neuen und unterstützenden Feldes stabilisieren können.

Eine gelungene Veränderung

Sobald Sie erst einmal über neue Bilder in Ihrem Feld verfügen, können Sie ganz allmählich auch neue Erfahrungen in Ihr Leben hineinziehen. Wir denken in diesem Zusammenhang oft an den immer wiederkehrenden Satz aus dem Kevin-Costner-Film *Field of Dreams – Feld der Träume*, der da lautet: »Wenn du es [das Stadion] baust, dann wird er kommen [der Star der Chicago Black Sox]!« Der Satz sagt: Wenn Sie an das Unmögliche glauben, dann kann es wahr werden. Wenn Sie neue Felder erschaffen, dann werden die richtigen Menschen in Ihr Leben treten, und dadurch wird sich Ihr Leben allmählich verändern. Aber es ist auch wichtig, diese Möglichkeiten und Chancen wahrzunehmen! Folgende Geschichte erfreut sich in Seminaren zum Thema »Persönlichkeitsentwicklung« großer Beliebtheit:

Ein Fischerboot kentert mitten auf dem Ozean, und es gelingt dem Fischer, sich daran festzuklammern. Er sagt sich: »Gott wird mich retten.«

Ein weiteres Fischerboot kommt vorbei und versucht, den Schiffbrüchigen aus dem Wasser zu ziehen. Er lehnt ab und sagt: »Gott wird mich retten.«

Ein Delfin schwimmt herbei und bietet dem Mann an, ihn an Land zu bringen. Doch dieser erwidert: »Danke, nein. Gott wird mich retten.«

Als Nächstes kommt ein Wal angeschwommen, der ihn ebenfalls mitnehmen will. Aber der Mann antwortet wieder: »Gott wird mich retten.«

Schließlich ertrinkt er.

Im Himmel angekommen, will der Mann von Gott wissen, weshalb er ihn nicht gerettet habe. Gott erwidert: »Ich habe dir ein Fischerboot geschickt, einen Delfin und einen Wal. Warum hast du dich nicht selbst gerettet?«

Mit der Veränderung Ihrer Bilder in Ihrem Feld verändert sich allmählich auch Ihr Anziehungspunkt, doch um eine wahrhafte Veränderung zu erreichen, werden Sie auch dann Ihr Leben immer noch selbst in die Hand nehmen müssen.

In Teil III dieses Buches werden wir uns eingehender damit beschäftigen, wie Sie Ihre Lebenserfahrungen verändern können.

Doch zunächst einmal betrachten wir die Beziehung zwischen unserem Gedächtnis und den lokalen Feldern – und welche Rolle die Methode von Matrix Reimprinting dabei spielen kann.

Das Gedächtnis

Es deutet viel darauf hin, dass unser Gedächtnis nicht, wie bisher angenommen, im Gehirn angesiedelt ist, sondern in lokalen Feldern. Auf dieser Erkenntnis basiert unsere Beschäftigung mit Matrix Reimprinting, und daher geben wir Ihnen zunächst ein paar hilfreiche Erläuterungen zum Verständnis seiner Funktionsweise.

In der Schulmedizin galt über längere Zeit die Auffassung, das Gedächtnis und die Gewohnheiten seien als »materielle Spuren« im Gehirn gespeichert. Um das zu beweisen, wurden unzählige Experimente durchgeführt, aber keines davon erbrachte ein entsprechend hieb- und stichfestes Ergebnis.[5] Nach Auffassung des Neurowissenschaftlers Francis Crick steht dieser Theorie auch ein praktisches Problem entgegen: Das menschliche Gedächtnis bewältigt oft einen Zeitraum, der sich über Jahrzehnte erstreckt, während man davon ausgeht, dass nahezu alle Moleküle (mit Ausnahme der DNA) in unserem Körper innerhalb von Tagen, Wochen oder zumindest von Monaten neu gebildet werden. Daher kann das Gedächtnis nicht im Gehirn angesiedelt sein, denn auch das Gehirn ist der molekularen Umwälzung unterworfen.[6]

So wie es aussieht, erben Menschen und Tiere ein kollektives Gedächtnis von allen Vorfahren ihrer Gattung und tragen ihrerseits wiederum zu diesem Gedächtnis bei.[7] Darüber hinaus besitzen wir alle unsere eigenen, persönlichen Erinnerungen, die ebenfalls in den morphischen Feldern festgehalten sind. Wir schwingen uns mittels Selbstresonanz in diese Erinnerungen ein, wenn die Aktivitätsmuster in unserem Nervensystem den Aktivitätsmustern der Vergangenheit ähneln.[8]

Karls umfangreiche Tätigkeit als EFT-Meister, die insbesondere darauf abzielte, bei seinen Klienten energetische Blockaden im Bereich vergangener Erinnerungen aufzulösen, ließ in ihm die

Vermutung aufkommen, das Gedächtnis sei im Feld angesiedelt. Später stieß er auf die Arbeit des Zellbiologen Bruce Lipton, der auf seiner DVD-Dokumentation *As Above, So Below: An Introduction to Fractal Evolution* (Wie oben, so unten: Eine Einführung in die fraktale Evolution) erläutert, dass auf jeder unserer Zellen Selbstrezeptoren angesiedelt sind, die in der Matrix mit dem Selbst im Gleichklang schwingen.

Lernen

Allem Anschein nach wird auch das Lernen durch morphische Resonanz übertragen. Obgleich wir Tierexperimente missbilligen, verdient die umfassendste Studie zum Thema Lernen und morphische Resonanz hier Erwähnung. Die Untersuchung wurde mit Ratten in einem Wasserlabyrinth durchgeführt. Die erste Ratten-Generation beging im Durchschnitt 165 Fehler, bevor die Tiere imstande waren, aus dem Labyrinth herauszufinden. Bei den nachfolgenden Generationen sank die Fehlerzahl immer weiter, in der 13. Generation waren es im Durchschnitt bloß noch 20. Und das Bemerkenswerte an diesem Experiment: Bei seiner Wiederholung an einem anderen Ort wies die erste Rattengeneration nur eine durchschnittliche Fehlerquote von 25 auf, wobei manche Tiere bereits beim ersten Mal alles richtig machten. Es schien, als knüpften die neuen Ratten dort an, wo die alten Ratten aufgehört hatten, und als hätten sie durch das kollektive Unbewusste mittels morphischer Resonanz jene Information empfangen, die erforderlich war, um das Labyrinth zu überwinden.[9]

Auch in der freien Natur lassen sich unzählige Beispiele morphischer Resonanz finden: Ein interessantes Beispiel für derartiges Lernen stellen die Interaktionen zwischen Pfeilschwanzkrebsen und Seevögeln dar. In Delaware Bay an der Ostküste Amerikas legen Pfeilschwanzkrebse seit 250 Mio. Jahren jeden Mai ihre Eier in Sandmulden am Strand ab – das heißt, außerhalb der Reichweite von Raubfischen. An ihrer Stelle fliegen jedoch etwa eine Million Seevögel herbei, um diese Eier zu fressen, manche davon bringen auf ihrem Weg mehr als 10 000 Kilometer hinter sich. Die Krebse, die schon gemeinsam mit den Dinosauriern die Erde bevölkerten, d.h. zu einer Zeit, als es noch gar keine Vögel gab, haben ihre Programmierung trotz der Vögel nicht verändert. Die Vögel hingegen haben durch morphische Resonanz gelernt, jedes Jahr zur selben Zeit an diesen Strand zurückzukehren, um sich ihre Mägen mit den Krebseiern vollzuschlagen.[10]

Emotionale Felder

Während unserer mehrjährigen Arbeit an der seelischen Heilung von Menschen zeigte sich immer deutlicher, dass auch jeder emotionale Zustand sein eigenes Feld hat. Eine Reihe führender Experten aus dem Bereich »Persönlichkeitsentwicklung und spirituelles Wachstum« vertritt diese These ebenfalls, wenngleich aus einem etwas anderen Blickwinkel. Vor allem Esther und Jerry Hicks haben in ihrer außergewöhnlichen Arbeit – durch das Zusammenwirken mit dem kollektiven Bewusstsein, das unter dem Namen Abraham bekannt ist – die Schwingung verschiedener emotionaler Zustände erläutert. Ein Teil ihrer Lehren befasst sich damit, den eigenen Schwingungszustand zu verändern, um besser mit der Quellenenergie mitzuschwingen. Sie listen die Emotionen auf einer Skala auf:

1. Freude, Wissen, Stärkung, Freiheit, Liebe, Wertschätzung
2. Leidenschaft
3. Begeisterung, Eifer, Glück
4. Positive Erwartung, Glauben
5. Optimismus
6. Hoffnungsfreude
7. Zufriedenheit
8. Langeweile
9. Pessimismus
10. Frustration, Reizbarkeit, Ungeduld
11. Überwältigtsein

12. Enttäuschung
13. Zweifel
14. Sorge
15. Tadel, Vorwurf
16. Entmutigung
17. Zorn
18. Rache
19. Hass, Wut
20. Eifersucht
21. Unsicherheit, Schuld, Unwürdigkeit
22. Furcht, Kummer, Depression, Verzweiflung, Machtlosigkeit[11]

Befindet man sich – laut Esther und Jerry Hicks und Abraham – in einem der niedrigeren Schwingungszustände, so sollte man nach einem Zustand streben, der etwas höher ist als derjenige, den man gerade erlebt, und auf diese Weise die »Gefühlsleiter« weiter hinaufsteigen. Allem Anschein nach bringt das, was sie beschreiben, eine Veränderung in den emotionalen Feldern mit sich.

Wenn Sie Emotionen immer wieder erfahren, erkennen Sie vielleicht Ihre eigenen emotionalen Felder. Vergessen Sie nicht, dass morphische Resonanz habituell ist: Je öfter Sie also eine Emotion wiederholen, desto höher wird demnach ihre Resonanz. Deshalb fällt man leicht in destruktive emotionale Muster zurück. Verfahren wie Matrix Reimprinting, EFT und TFT beeinflussen und transformieren emotionale Felder jedoch direkt. An späterer Stelle in diesem Buch werden Sie erfahren, wie Sie Ihre eigenen destruktiven emotionalen Felder in positive und unterstützende verwandeln können.

Krankheitsfelder

Nachdem sich Karl mit Rupert Sheldrakes Forschungen über morphische Felder und morphische Resonanz vertraut gemacht hatte, wandte er diese Theorien natürlich auf seine Deutung von Krankheit an. Ihm fiel auf, dass jede Krankheit ihre ganz eigene morphische Resonanz hat. Das spezifische Feld wird zuerst dadurch geschaffen, dass das kollektive Unbewusste jener heruntergeladen wird, die sie in der Vergangenheit durchgemacht haben. Dann fügt der Einzelne seine eigenen Interpretationen und Erwartungen bezüglich dieser Krankheit hinzu und wiederholt die damit verbundenen Verhaltensmuster. Die Chance besteht darin, dass es Menschen, die unheilbare Krankheiten überwinden, durch eine Vielfalt an Interventionen fertigbringen, die mit der Krankheit verknüpfte morphische Resonanz zu verändern und dadurch zu gesunden.

Als Sasha ihr chronisches Erschöpfungssyndrom bzw. ihre *Myalgische Enzephalomyelitis* (ME) überwand, eine Krankheit, für die gegenwärtig keine Heilmethode bekannt ist, glaubte sie, die Vielfalt der von ihr angewandten Selbsthilfe- und therapeutischen Verfahren habe ihr dabei geholfen, die morphische Resonanz ihrer Erkrankung zu transformieren. Zu Beginn ihrer Krankheit stand sie stark unter dem Einfluss des kollektiven Unbewussten jener anderen Menschen, die ebenfalls an dieser Krankheit litten. Dieser Zustand war von einer ganzen »Negativ-Wolke« umgeben: Missverständnisse hatten zu Fehldiagnosen und unterschiedlichen Behandlungsmethoden bei einer großen Zahl Kranker geführt, die ihr vorangegangen waren. Einige Vorurteile hatte sie am eigenen Leib erfahren: So hatte es sie beispielsweise fast ein Jahr gekostet, die richtige Diagnose zu erhalten, und ihre Symptome waren von Fachärzten einfach abgetan worden. Deshalb fiel es Sasha leicht, sich auf das kollektive Feld der ME einzuschwingen und die üblichen Vorstellungen von dieser Krankheit zu übernehmen, den Glauben, dass eine Heilung Jahre, wenn nicht Jahrzehnte dauern könne und dennoch nur sehr wenige ME-Kranke überhaupt wieder ganz gesund würden. Sashas Bewusstseinsverlagerung trat durch die Anwendung einer ganzen Zahl verschiedener Techniken ein. Dazu kamen eine Reihe unterstützender Maßnahmen und die Umstellung ihrer Ernährung. Sasha ist überzeugt, dass ihr das half, die morphische Resonanz der Krankheit zu verändern.

Das Körperfeld des Menschen scannen

Als Karl und Sasha anfingen, mit dem Feld-Konzept zu arbeiten, taten sie das zunächst ohne jeden greifbaren Beweis für die Existenz dieser Felder. Doch haben sie inzwischen ein »Instrument« kennengelernt, das die Felder des menschlichen Körpers abtastet wie ein Scanner und die Ergebnisse auf einem Computerbildschirm darstellt. Das Programm, anhand dessen sich das Körperfeld des Menschen mit verblüffender Genauigkeit entschlüsseln lässt, wurde von Peter Fraser entwickelt und von Harry Massey technisch umgesetzt. In seinem Buch *Decoding the Human Body-Field* erweitert Fraser unser Wissen über die Körperfelder. Er geht davon aus, dass sie in den Körper integriert sind und nicht etwa getrennt davon oder außerhalb bestehen. Fraser identifiziert auch morphische Felder, die dem Körper und den Organen ihre Gestalt verleihen. Für die Bindegewebe im Körper existieren unterschiedliche Felder, die auch die Meridiane bergen und Träger der Emotionen sind. Diese Felder werden durch das Herzfeld miteinander harmonisiert, um Gesundheit und Wohlbefinden aufrechtzuerhalten.

Sind diese Felder blockiert, können Krankheiten auftreten. Das von Fraser und Massey geschaffene System, bekannt als Nutri Energetic Systems® oder NES, kann emotionale Blockaden, unausgewogene Ernährung, Belastungen mit Toxinen, Störungen im Informationsfluss innerhalb und im Umfeld einzelner Organe aufspüren sowie viele andere Probleme, die im Körperfeld auftreten.

Obgleich NES über eigene Systeme zur Behandlung dieser Blockaden verfügt, lässt sich das Verfahren auch in Verbindung mit anderen Heilmethoden einsetzen, um potenzielle Ursachen für Krankheiten und gesundheitliche Störungen auszumachen. Es bringt uns den Durchbruch im Verständnis der Felder des menschlichen Körpers, denn es ermöglicht uns, die Störung im Körperfeld eines Patienten sichtbar zu machen und deren Auflösung daher exakt zu bemessen.

Obgleich es für eine wirkungsvolle Ausübung von Matrix Reimprinting nicht erforderlich ist, das menschliche Körperfeld scannen zu können, hat uns dieses Verfahren selbst im experimentellen Frühstadium gezeigt, dass ein Zusammenhang zwischen einer Blockade, die bei der NES-Analyse des Körperfeldes sichtbar wird, und den damit verbundenen Lebenstraumata besteht. Später werden wir aufzeigen, wie Sie mit Matrix Reimprinting Lebenstraumata behandeln und Blockaden in Ihrem Körperfeld auflösen können.

KAPITEL 2

KÖRPER-GEIST: GEDANKEN, ÜBERZEUGUNGEN UND DIE BIOLOGIE VERBINDEN

In den 1970er- und 1980er-Jahren kam die Erkenntnis auf, dass sich der geistige Zustand eines Menschen auf seinen Körper auswirkt. Damals entwickelte sich die Selbsthilfebewegung, und Vorkämpfer wie Louise Hay zeigten, welchen Einfluss positives Denken auf Gesundheit und Wohlbefinden haben kann. Allerdings existierten zu der Zeit kaum wissenschaftliche Erkenntnisse, um diese Verbindungen zwischen Geist und Körper entsprechend zu untermauern.

Die Vertreter der Körper-Geist-Verbindung stellten ein in der westlichen Welt allgemein verbreitetes wissenschaftliches Modell infrage: Man betrachtete den Körper zum einen als eine Art Maschine, die defekt werden konnte, zum anderen aber auch als diejenige Vorrichtung, auf der der Kopf herumgetragen wurde! Krankheiten rückte man daher einfach mit medikamentöser Behandlung zu Leibe, und man räumte der Vorstellungen, dass sich Gedanken und Überzeugungen auch auf die Gesundheit auswirken könnten, wenig Platz ein. Derlei wurde häufig einfach als New-Age-Theorie abgetan.

Sasha sah als Kind in den 1980er-Jahren einen Dokumentarfilm, worin dieser Denkansatz für sie zum ersten Mal infrage gestellt wurde. In dem Film wurde gezeigt, wie Krebspatienten ihre Heilungschancen allein durch ihren Glauben an eine Genesung beeinflussen konnten. Obwohl sie noch keine zehn Jahre alt war, erinnert Sasha sich noch heute deutlich daran, welcher Paradigmenwechsel damals bei ihr einsetzte. Sie, die allgemein als »kränkliches Kind« galt, war in dem Glauben erzogen worden, ihre Heilung liege ausschließlich in den Händen des Arztes – und hier waren nun Männer und Frauen zu sehen, die gegen eine todbringende Krankheit mit ihrem Denken angingen. Obwohl es noch Jahrzehnte dauern sollte, bis Sasha gelernt hatte, ihren eigenen Körper durch ihren Geist zu beeinflussen, ist ihr die Erinnerung an diesen Paradigmenwechsel allzeit präsent geblieben.

Wann hat sich die Anschauung, Körper und Geist hängen nicht zusammen, geändert, und worin bestand der Wendepunkt? Nun, ironischerweise spielte die Pharmaindustrie eine wichtige Rolle beim wissenschaftlichen Nachweis, dass der Geist den Körper beeinflusst – ausgerechnet jene Industrie, die ein völlig eigennütziges Interesse an der vollständigen Abhängigkeit der Menschen von pharmazeutischen Mitteln hat. Ohne es zu wollen, halfen die Pharmazeuten durch ihre ständige Bestätigung des Placeboeffekts immer wieder, die Verbindung zwischen Körper und Geist zu beweisen.

Der Placeboeffekt

In der Pharmaindustrie gelten Placebos als lästiges Übel – sie »stehen der Forschung im Weg«. Bei Studien und Testreihen müssen Pharmahersteller Tabletten ohne Arzneiwirkstoff – sogenannte Placebos – einsetzen, um die tatsächliche Wirkung eines Medikaments zu überprüfen. Es kommt immer wieder vor, dass die Behandlung mit den Placebos beinahe genauso gut anschlägt wie die mit den echten Medikamenten. Die *Wahrnehmung* der Wirksamkeit eines Medikaments kann sich also positiv auf die Heilungschancen des betreffenden Menschen auswirken.

Fasziniert vom Placeboeffekt, verließ der angesehene Pharmazeut David Hamilton seinen gut dotierten Posten in der Industrie und widmete sich nun der Untersuchung und Beschreibung der Körper-Geist-Verbindung. Zu seinen Werken über dieses Thema zählen *It's The Thought That Counts: Why Mind Over Matter Really Works*, dessen deutscher Titel lautet *Achte auf deine Gedanken: Warum der Geist die Materie beherrscht*, sowie *How Your Mind Can Heal Your Body*, ins Deutsche übertragen in dem Buch *Achte auf Deine Gefühle: Wie der Geist den Körper heilt*. Beide Bücher schildern viele Experimente, die das Wesen des Placeboeffekts näher beleuchten.

Beispielsweise wurde bei einer solchen Studie schwangeren Frauen ein Medikament verabreicht, von dem es hieß, es würde gegen Morgenübelkeit helfen. Dann wurden die Frauen gebeten, eine Sonde zu schlucken, welche die mit der Übelkeit verbundenen Magenkontraktionen messen sollte. Das Medikament hatte tatsächlich geholfen, und das, obwohl es das Brechmittel Ipecac enthielt, das die Übelkeit normalerweise verstärkt hätte. So sehr konnte der Glaube der Frauen an die Wirkung des Medikaments ihren Geist beeinflussen, dass nicht nur ihre Übelkeit aufhörte, sondern darüber hinaus noch das gegenläufige Medikament wirkungslos blieb.[1]

Diese und zahllose weitere Studien belegen, auf welche Weise unsere Gedanken, Gefühle und Überzeugungen, die Wirksamkeit eines Medikaments betreffend, Teil des Heilungsprozesses sind. Wenn es uns möglich ist, uns kraft unseres Glaubens an ein Placebo selbst zu heilen, dann können wir uns auch mit der Kraft unserer Gedanken selbst heilen. Auf dieselbe Weise, in der wir unseren Körper positiv beeinflussen können, können sich unsere Gedanken aber auch äußerst negativ auswirken. Mit dem Placeboeffekt gelingt es uns vielleicht zu gesunden, doch können wir durch den Nocebo*effekt* eine Heilung auch verhindern.

Der Noceboeffekt

Der Noceboeffekt stellt die schädliche Kraft dar, die negative Gedanken auf unsere Gesundheit ausüben können. In der Medizin ist das Wissen darum weit verbreitet, und es hat sich mehrmals gezeigt, dass Patienten an den Folgen einer diagnostizierten Krankheit sterben können, obwohl die Diagnose falsch war.

Allein der Glaube an die Wirkung eines Medikaments kann bei Menschen sogar zum Tod führen. Einige Beispiele dafür werden in Dr. Larry Dosseys Buch *Healing Breakthroughs: How your Attitudes and Beliefs Can Affect your Health* zitiert. In einem Fall wurde einem gegen Penicillin allergischen Patienten ein Placebo verabreicht, wobei man ihm sagte, er habe gerade Penicillin geschluckt. Der Mann erlitt sofort einen anaphylaktischen Schock und starb auf der

Stelle.[2] Dieses Beispiel macht deutlich, welch zerstörerische Wirkung der Noceboeffekt entfalten kann.

Dr. Dossey berichtet auch über den Fall einer Frau mittleren Alters, deren Trikuspidalklappe verengt war. Zuvor schon hatte sie unter chronischer Stauungsinsuffizienz gelitten, doch da hatte ein operativer Eingriff Abhilfe geschaffen. Während einer Nachuntersuchung führte ein bekannter Herzspezialist im Rahmen seiner Visite gerade eine Gruppe von Jungärzten durch das Krankenhaus. Er betrat das Krankenzimmer und ließ nur die Bemerkung fallen: »Diese Patientin leidet an TS«, bevor er, ohne ein Wort an die Frau selbst zu richten, das Krankenzimmer wieder verließ.

Einige Minuten darauf begann sie zu hyperventilieren, ihr Puls stieg auf 150, sie brach in Schweiß aus, und ihre Lungen füllten sich mit Flüssigkeit. Die betreuenden Ärzte waren völlig verwirrt und fragten die Frau, was denn mit ihr los sei, worauf sie antwortete, der Spezialist habe sie als TS-Patientin bezeichnet. Darunter verstand sie »terminal situation«, also das Endstadium. Einer der Ärzte erklärte ihr, TS sei die medizinische Abkürzung für eine Trikuspidalstenose, was den Zustand ihrer Herzklappe ja korrekt beschrieb. Die Frau ließ sich jedoch nicht beruhigen, ihre Lungen füllten sich weiter mit Flüssigkeit, und sie verlor das Bewusstsein. Noch am selben Tag verstarb sie an Herzversagen.[3]

Von Kind an wurden wir zum Glauben an die Autorität der Mediziner erzogen, was unser Denken beeinflusst und eine Reihe chemischer Reaktionen auslösen kann, die zu Krankheit und schlimmstenfalls zum plötzlichen Tod führen. Es sieht aus, als ob wir auf Krankheit konditioniert werden können, und dies gelingt nicht nur den Medizinern – auch wir selbst können den Noceboeffekt hervorrufen.

Im selben Buch beschreibt Dr. Dossey das Phänomen, das er als Black-Monday-Syndrom bezeichnet. Überraschenderweise treten Herzinfarkte montags um 9 Uhr früh öfter auf als an allen anderen Tagen der Woche. Laut Dr. Dossey ist der beste »Prophet« für einen ersten Herzinfarkt nicht einer der großen Risikofaktoren (hoher

Blutdruck, hoher Cholesterinspiegel, Rauchen, Diabetes mellitus), sondern die Unzufriedenheit mit der Arbeit.[4] Offensichtlich können unsere Gedanken und Gefühle wie Widerwillen oder Furcht oder das Gefühl, der Aufgabe nicht gewachsen zu sein, einen Herzinfarkt verursachen. Doch wie wird er ausgelöst? Nach den Erkenntnissen der Psychopharmakologin Candace Pert können Gedanken und Gefühle eine entsprechende chemische Kettenreaktion in unserem Körper in Gang setzen.

Die Wechselwirkung zwischen Körper und Geist

Zwischen der Zellstruktur unseres Körpers und unseren emotionalen Erfahrungen bestehen chemische Verbindungen. Candace Pert hat die Untersuchung dieser Verbindungen zu ihrem Lebenswerk gemacht und dabei herausgefunden, dass *jede Körperzelle* mit Rezeptoren für Gefühle ausgestattet ist, nicht nur die Hirnzellen, wie man vorher immer angenommen hatte.

Vor Dr. Perts Ergebnissen war man davon ausgegangen, dass z. B. Erröten oder Glücksgefühle im Körper durch Hirnsignale ausgelöst werden. Dr. Perts Untersuchungen ergaben aber, dass diese Empfindungen nicht nur im Gehirn, sondern im ganzen Körper bewirkt werden.

Der Schlüssel zu unserer emotionalen Reaktion sind winzige Botenstoffe, die unter dem Begriff Neuropeptide bekannt sind. Jede Körperzelle besitzt an ihrer Oberfläche Tausende kleiner Rezeptormoleküle, die den Sinnesorganen ähneln. Ihre Aufgabe ist es, Signale aus ihrer Umgebung aufzufangen und in die Zelle zu transportieren. Diese Signale veranlassen die Zelle, sich zu teilen, zu wachsen, Energie zu verbrauchen oder zu speichern, sich zu reparieren, Infektionen abzuwehren und anderes mehr.

Die Signale kommunizieren von Zelle zu Zelle über Hormone, Neurotransmitter und Peptide, die unter dem Sammelbegriff Liganden zusammengefasst werden. Liganden stellen eine »Infrastruktur für die Kommunikation zwischen der Gesamtheit von Körper und Geist«[5] bereit und sind verantwortlich für 98 Prozent der Informationen, die zwischen Gehirn und Körper ausgetauscht werden. Aufgrund ihrer Recherchen bezeichnet Dr. Pert die Peptide und Rezeptoren als »Gefühlsmoleküle«. Ihrer Aussage nach »stellen Gefühle die Verbindung zwischen dem physischen Körper und nichtphysischen Bewusstseinszuständen her, wobei dies jeweils an den Rezeptoren auf jeder Zelle geschieht«.[6]

Wie sie darüber hinaus betont, rufen Peptide und Rezeptoren die Emotionen nicht auf der Basis von Ursache und Wirkung hervor, vielmehr *sind* diese Moleküle laut Dr. Perts Forschungsergebnissen die Emotionen. Die Gefühle, die wir verspüren, sind tatsächlich »der vibrierende Tanz der Peptide, die an ihren Rezeptoren andocken«.[7] Unterhalb unserer Gefühle findet ein phänomenaler Austausch an emotionaler Information im Unterbewusstsein statt. Dr. Pert folgert daraus: »Ihr Körper ist Ihr Unterbewusstsein.«[8]

Im Hinblick auf Matrix Reimprinting sind wir der Überzeugung, dass sich das Unterbewusstsein zusätzlich noch in unsere lokalen Felder und in die Matrix hinein erstreckt. Unserer Ansicht nach stellen sich die Körperzellen auf die lokalen Energiefelder ein und unsere physiologischen Reaktionen verändern sich dementsprechend.

Um noch einmal auf das Unterbewusstsein und seine Auswirkungen auf den Körper zurückzukommen: Es gibt etliche Wege, wie wir unseren Körper nachgewiesenermaßen mit unserem Geist beeinflussen können, dazu zählen auch Visualisierung und Affirmation.

Visualisierung

Die Macht des Unterbewusstseins wird am deutlichsten durch die Tatsache bewiesen, dass sich Menschen in den Zustand körperlicher Gesundheit zurückvisualisieren können. Hier zeigt sich die Verbindung zwischen Geist und Körper ganz eindeutig.

In seinem Buch *Achte auf Deine Gefühle* hat David Hamilton eine Vielzahl von Forschungsergebnissen zusammengetragen, aus denen ersichtlich wird, wie Visualisierung zur Heilung führen kann. Das

Buch enthält Berichte über viele Einzelschicksale von Menschen, die sich (wohlgemerkt als Laien) durch die Kraft der Visualisierung von allen möglichen Krankheiten geheilt haben – angefangen bei Krebs über Autoimmunerkrankungen bis hin zu Fibromyalgie. Auch Sashas eigene Geschichte wird in diesem Buch nacherzählt, da sie unter anderem die Visualisierung zu ihrer Heilung heranzog.

Affirmation

Affirmation, ursprünglich durch Louise Hay bekannt geworden, ist ein weiteres Beispiel für die Wirkung des Geistes auf den Körper. Das ständige Wiederholen einer bejahenden Aussage kann von heilender Wirkung sein. In dem bekannten Film *The Secret – Das Geheimnis* erfahren wir von einer Frau, die sich allein durch das unablässige Wiederholen der Worte: »Ich danke dir für meine Heilung« vom Brustkrebs befreite und ihren Tumor zum vollständigen Verschwinden brachte.

Worte und Gedanken verstärken die synaptischen Verbindungen im Gehirn und verändern die neuronalen Verschaltungen. Dadurch verändert sich die Gesamtheit von Körper und Geist, Ihr Anziehungspunkt und somit Ihre Wirklichkeit.

Neuronale Plastizität

Warum können Visualisierung und Affirmation funktionieren? Heute weiß man, dass hier die sogenannte »neuronale Plastizität« zum Tragen kommt. In seinem hervorragenden Buch *Achte auf Deine Gefühle* erklärt David Hamilton, wie jeder Gedanke mikroskopische Veränderungen in der Gehirnstruktur verursacht: »Gedanken hinterlassen feste Spuren im Gehirn, beinahe in genau derselben Weise wie Fußstapfen im Sand.«[9]

Beim Denken richten sich die Hirnzellen, auch Neuronen genannt, auf Empfang aus und verbinden sich mit anderen: neuronale Verbindungen entstehen. Sowohl körperliche Erfahrungen als auch die Gedanken schaffen neue Verschaltungen, und je öfter man einen Gedanken oder eine Erfahrung wiederholt, desto stabiler wird die Verbindung. David Hamilton betont, dass durch die Visualisierung »die mikroskopische Struktur des Gehirns tatsächlich verändert wird«.[10] Affirmationen wirken auf dieselbe Weise.[11] Bei Affirmation und Visualisierung handelt es sich wortwörtlich um Geist, der Materie erschafft. Unsere Gedanken verändern die physische Struktur unseres Gehirns.

Welche Rolle spielt das Herz?

Früher ging man in der Wissenschaft allgemein davon aus, dass allein das Gehirn emotionale Reaktionen generiert. Wie wir heute wissen, ist dies durchaus nicht der Fall. Untersuchungen des Institute of HeartMath legen die Annahme nahe, dass Gefühle auch Herz und Körper einbeziehen – genau wie das Gehirn.[12] Wie man in dem Institut herausgefunden hat, besitzt das Herz sogar ein eigenes, unabhängiges Nervensystem. Hierbei handelt es sich um ein komplexes System, das man gemeinhin auch mit dem Begriff »Gehirn im Herzen« oder »Herzgehirn« besetzt. Es »empfängt Impulse vom Gehirn im Kopf und vermittelt auch solche dorthin, sodass zwischen Herz und Gehirn eine bilaterale Kommunikation stattfindet«.[13] »Überraschenderweise sendet das Herz mehr Signale an das Gehirn als umgekehrt!«[14]

Tatsächlich generiert das Herz im Körper das stärkste elektromagnetische Feld – 60-mal stärker als das des Gehirns –, es durchdringt jede Zelle im Körper. Seine magnetische Eigenschaft ist etwa 5000-mal stärker als das Magnetfeld des Gehirns und kann mit empfindlichen Magnetometern aus mehr als einem Meter Entfernung gemessen werden.[15]

Hirn und Herz kommunizieren also miteinander, ebenso wie mit dem ganzen Körper und der Welt um uns herum. Die ausgesendeten Signale wirken sich auf unser Verhalten und unser Befinden aus. »Heftiges, unregelmäßiges Herzklopfen sendet eine Nachricht an das Gehirn, dass der betreffende Mensch aufgeregt ist. Ein gleichmäßiger, harmonischer Herzrhythmus dagegen signalisiert, dass alles in Ordnung und im Einklang ist.«[16]

Der Herzrhythmus wird von unseren Gefühlen beeinflusst. Ärger, Hass, Frust, Angst, Sorge und Aufregung erzeugen einen unregelmäßigen Herzrhythmus. Liebe, Mitgefühl, Zuversicht, Anerkennung und Sicherheit sorgen dagegen für einen regelmäßigen Herzrhythmus.[17] Wenn wir das erst einmal verstanden haben, wird uns auch klar, wie wichtig es ist, dass wir unsere emotionalen Trigger, das sind Mechanismen, die uns ins Negative abkippen lassen, mit Techniken wie dem Matrix Reimprinting auflösen.

Der Herzrhythmus wirkt sich stark auf alle Prozesse im Körper aus. Wie Wissenschaftler am Institute of HeartMath bewiesen haben, passt sich der Rhythmus des Gehirns automatisch dem Herzrhythmus an, Blutdruck und Atmungssystem schließen sich an das Herzsystem an, wenn die Person längere Zeit Gefühle wie Liebe und Wertschätzung aufrechterhält.[18] Sie sagen außerdem, das Feld des Herzens verhalte sich wie eine Art Trägerwelle für Informationen und gebe somit ein allgemeines Synchronisierungssignal für den ganzen Körper ab.[19]

Faszinierende Beweise für die Komplexität des Herzens bekommt man auch im Zusammenhang mit Geschichten von Menschen, denen ein neues Herz transplantiert wurde. Obwohl sie die Spender nicht kennen, nehmen sie oft deren Eigenschaften an. In *Heilung aus dem Herzen* erzählt Paul Pearsall, wie eine Achtjährige das Herz eines zehnjährigen ermordeten Mädchens erhielt. Sie empfing derart starke Bilder von diesem Mord – einschließlich Tatort, Zeitpunkt, Mordwaffe und Kleidung des Täters –, dass es der Polizei auf der Grundlage dieser Informationen gelang, den Mörder des Kindes zu fassen und hinter Gitter zu bringen.[20]

Das Herz sendet auch Informationen in die Matrix hinaus, da sein Magnetfeld drei Meter vom Körper entfernt noch gemessen werden kann. Diese neuen und aufregenden Forschungsergebnisse über die Macht des Herzens bestätigen nun eindeutig, dass Herz, Hirn und Körper miteinander verbunden sind.

Epigenetik

Unter vielen anderen Forschungsgebieten, die sich mit den Auswirkungen der Körper-Geist-Verbindung befassen, möchten wir insbesondere die Epigenetik hervorheben, die sich mit den Zelleigenschaften, die nicht auf der DNA festliegen, befasst.

Gene

Schulwissenschaft und -medizin haben lange Zeit die Meinung vertreten, unsere Gene seien für unsere Gesundheit verantwortlich. Entsprechend diesem Denkmodell ist Gesundheit Glückssache und einigen wenigen mit »guten Genen« vorbehalten. Wird man krank, hat man eben durch »schlechte Gene« den Kürzeren gezogen. Diese Auffassung konnte sich zwar lange Zeit halten, mittlerweile hat die revolutionäre sogenannte Neue Biologie jedoch gezeigt, dass sich unsere Gedanken und Überzeugungen auf unsere Körperzellen auswirken, was wiederum Gesundheit und Wohlbefinden auf jeder Ebene beeinflusst.

Dank dieser Evolution der Wissenschaft verwandeln wir uns von Opfern zu Meistern unserer Gesundheit. Das Wissen ist aber noch nicht bis in unser Gesundheitswesen oder unser allgemeines Bewusstsein vorgedrungen, sodass dort weiterhin die Auffassung vom genetischen Determinismus vorherrscht. In seinem Werk *Intelligente Zellen: Wie Erfahrungen unsere Gene steuern* schreibt Bruce Lipton, die Welt sei voller Menschen, die Angst davor haben, ihre Gene könnten sich jeden Moment gegen sie wenden.[21] Im Weiteren werden wir sehen, dass allein diese Angst sich selbst bewahrheitet, da unsere eigene Meinung über unsere Gesundheit sich letztlich darauf auswirkt, wie gesund wir sind.

In seinem Buch *Die neue Medizin des Bewusstseins: Wie Sie mit Gedanken und Gefühlen Ihre Gene positiv beeinflussen können* führt Dawson Church ein weiteres Problem an. Wenn den Genen ein so großer Einfluss beigemessen wird, dann wird »die oberste Instanz über Gesundheit und Wohlbefinden in der unerreichbaren Sphäre der Molekularstruktur angesiedelt anstatt in unserem eigenen

Bewusstsein«.[22] In dem Moment, in dem wir glauben, unsere Gene seien allein verantwortlich, geben wir die Kontrolle und Selbstbestimmung über unsere Gesundheit auf und werden Opfer des Zufalls. Auch diese Entmachtung des Selbst trägt dazu bei, einen guten Gesundheitszustand zu zerstören.

Die Neue Biologie verleugnet die Rolle der Gene keineswegs. Es gibt zweifellos Krankheiten, die sich auf Einzelgendefekte zurückführen lassen. Doch geht man heutzutage davon aus, dass nur ein winziger Teil der Krankheiten in diese Kategorie fällt. Nach Dr. Lipton sind weniger als zwei Prozent der Bevölkerung von Einzelgendefekten betroffen. Die allermeisten Menschen werden mit Genen geboren, mit denen sie ein glückliches, gesundes Leben führen könnten.[23]

Tatsächlich werden einige der in der westlichen Welt verbreiteten manchmal tödlich verlaufenden Krankheiten wie Diabetes, Krebs und Herzerkrankungen ohnehin nicht länger nur als Ergebnisse genetischer Funktionsstörungen betrachtet. Stattdessen geht man davon aus, dass sie Resultate komplexer Interaktionen zwischen unterschiedlichen Genen und Umweltfaktoren sind. Wie Dr. Lipton in *Intelligente Zellen: Wie Erfahrungen unsere Gene steuern* schreibt, verbinden Wissenschaftler zahlreiche Gene mit verschiedenen Charaktereigenschaften, doch sie haben kein Einzelgen gefunden, das eine Charaktereigenschaft oder eine Krankheit ausmacht.[24] Dieses neue Verständnis hat für eine vollständig andere Wahrnehmung unserer Gesundheit gesorgt.

Umweltsignale

Wie werden wir also krank, wenn es nicht durch unsere Gene vorbestimmt ist? Wie sich mittlerweile herausgestellt hat, werden Gene tatsächlich durch Umweltsignale kontrolliert, die durch unsere innere und äußere Umwelt aktiviert werden. Zu unserer inneren Umwelt gehören unsere Gefühle, unsere Biochemie, unsere mentalen Prozesse, unsere Einstellung zur Spiritualität und so weiter. Zur äußeren Umwelt zählen die Nahrung, die Toxine, denen wir ausgesetzt sind, unsere gesellschaftlichen Rituale, sexuelle Reize und vieles mehr.[25] Als Reaktion auf diese Umweltsignale werden unsere Gene an- und abgeschaltet. Sämtliche biochemischen, mentalen und physischen Prozesse und Zellaktivitäten werden von Signalen aus unserer inneren und äußeren Umwelt gesteuert. Das hält uns am Leben. Was passiert aber, wenn es zu Fehlleitungen kommt?

Nach Dr. Lipton gibt es drei Faktoren, die die Signalprozesse des Körpers beeinträchtigen: Traumata, wenn ein Unfall ein Hirnsignal unterbricht; Toxine, die mit der Chemie der Körpersignale in Konflikt geraten, und den Geist – wenn unser Geist inadäquate Signale aussendet, kommen die Systeme aus dem Gleichgewicht, und man wird krank.

Man könnte sich fragen, weshalb der Geist denn die falschen Signale an den Körper schickt. Das ist eine Frage der Wahrnehmung. Jede Körperzelle ist mit Tausenden kleinen Rezeptoren ausgestattet, mit denen sie die Umwelt wahrnimmt. Sie fungieren wie Schalter und reagieren auf eine große Anzahl von Umweltsignalen, auf die sich der Körper entsprechend einstellt. Sind diese Wahrnehmungen korrekt, wirkt sich das positiv auf das Überleben aus. Sind jedoch Wahrnehmungsfehler einprogrammiert und die Signale der Umwelt werden nicht richtig »gelesen«, dann werden auch inadäquate Reaktionen ausgelöst. Man kann seine Gene also durchaus in unpassender Weise aktivieren und dadurch Krankheit und Funktionsstörungen verursachen. Um mit Dr. Lipton zu sprechen: »Wahrnehmung ›steuert‹ die Biologie, aber … diese Wahrnehmung kann richtig oder falsch sein. Um genau zu sein, sollte man deshalb diese Kontrollwahrnehmungen Überzeugungen nennen. Überzeugungen steuern die Biologie.«[26]

Wie wir die Welt sehen, wie wir darüber denken, welche Gefühle wir ihr gegenüber haben, wirkt sich also auf unsere Gene aus. In seinem Buch *Die neue Medizin des Bewusstseins* erläutert Dawson Church, wie diese komplexe Interaktion zwischen Körper und Geist abläuft: »Wenn wir unsere Gedanken denken und unsere Gefühle fühlen, dann reagiert unser Körper mit einer komplexen Reihe von

Veränderungen. Jeder Gedanke und jedes Gefühl setzt eine spezifische Kaskade biochemischer Stoffe in unseren Organen frei. Eine jede Erfahrung löst genetische Veränderungen in den Zellen aus.«[27]

Es geht also nicht mehr um den Geist, der über die Materie herrscht, sondern vielmehr um den Geist, der Materie *erschafft*. Unsere Gedanken, Ansichten und geistigen Muster wirken sich auf jeder Ebene unserer Biologie aus. Heute ist wissenschaftlich untermauert, was Selbsthilfe-Lehrer wie Louise Hay die ganze Zeit über instinktiv wussten – negative und zersetzende Gedanken sind destruktiv, und zwar nicht nur für unsere Selbstachtung, sondern auch für unser körperliches Wohlbefinden.

Sasha war ganz erstaunt, als sie bei der psychotherapeutischen Behandlung im Zusammenhang mit ihrer *Myalgischen Enzephalomyelitis* gebeten wurde, ihren inneren Monolog zu Papier zu bringen. Jahrelang hatte sie Yoga gelernt und als Lebensberaterin gearbeitet, weshalb sie sich als positiv eingestellte, optimistische und lebhafte Person sah. Doch diese positive Ausstrahlung war in jenen Tagen eine Haltung von ihr, etwas, das sie nur nach außen projizierte und überhaupt nicht in ihrem Innern spürte. Wenn sie ihrem inneren Monolog ganz ehrlich lauschte, und dies den ganzen Tag über, dann merkte sie, dass sie sich alle zehn Sekunden lang selbst herabsetzte! Obwohl sie sich nicht verurteilte, so bewertete sie sich doch ständig: Die Yogastunde war okay gewesen, aber sie hätte sich noch mehr konzentrieren können. Die Mahlzeit war in Ordnung gewesen, aber eigentlich hätte sie das Essen weniger salzen sollen. Das Telefongespräch war ganz gut verlaufen, aber sie hätte etwas ehrlicher sein können. Sashas Tagebuch enthielt tatsächlich eine Seite mit der Überschrift »Etwas, das ich heute hätte besser machen können!« Obwohl sie jahrelang anderen Menschen dabei geholfen hatte, ihr Verhalten zu verändern und ihr Selbstbewusstsein zu stärken, war ihr selbst, wie sie plötzlich erkannte, das Wesentliche völlig entgangen. In ihrem Fall erwies es sich als wahr, dass wir oft das unterrichten, was wir selbst am dringendsten lernen sollten. Und genau deshalb war sie krank (abgesehen von einer endlosen Reihe Lebenstraumata, die sie in ihrem Energiesystem festhielt und auf die wir später zu sprechen kommen). Was sie also am meisten brauchte, war ein Umpolen ihrer Gedankenmuster weg von der Selbstkritik hin zu Selbstliebe und Selbstfürsorge. In diesem Buch werden wir Ihnen später zeigen, wie man dies mit Matrix Reimprinting bewerkstelligt.

Gedanken, Überzeugungen und das Unterbewusstsein

Warum erlauben so viele von uns ihren Gedanken und Überzeugungen, ihre Gesundheit in dieser Weise zu schädigen? Wenn wir doch erkennen können, was los ist, warum nicht einfach unsere Gedanken und Überzeugungen verändern und dadurch unsere Krankheiten heilen?

Die Antwort auf diese Fragen ist, ja, das können wir, aber es geht nicht einfach so, indem man sich vornimmt, anders zu denken. Jeder, der schon einmal versucht hat, seine Gedankenstrukturen allein mithilfe seiner Willenskraft zu verändern, kennt das.

Wir besitzen natürlich die Fähigkeit, etwas bewusst zu tun, und bis vor Kurzem wurde auf das Bewusstsein besonders viel Wert gelegt. Wissenschaftliche Forschungen haben aber ergeben, dass 95 bis 99 Prozent unseres Verhaltens durch das *Unterbewusstsein* bestimmt werden. Außerdem verarbeitet das Unterbewusstsein 20 Millionen Umweltstimuli pro Sekunde, während das Bewusstsein gerade einmal 40 interpretiert. Das Bewusstsein kann zwar einige Aufgaben gleichzeitig wahrnehmen, das Unterbewusstsein hingegen verarbeitet Tausende davon zur selben Zeit.

Sollte Ihnen das unglaublich vorkommen, dann überlegen Sie doch einmal, wie viele Aufgaben wir im Lauf des Tages automatisch ausführen, ohne darüber nachzudenken, angefangen vom Frühstücken, Zähneputzen und Zur-Arbeit-Gehen. Wir funktionieren lange Zeitspannen auf Autopilot, und dieser Autopilot ist das Unterbewusstsein. In seinem Buch *Intelligente Zellen: Wie Erfahrungen unsere Gene steuern* sagt Dr. Lipton: »Das Unterbewusstsein, das mächtigste Datenverarbeitungsgerät, das man sich vorstellen kann, beobachtet sowohl die Welt um uns herum als auch die innere

Wahrnehmung des Körpers, interpretiert die Umweltreize und wendet sofort zuvor erlerntes Verhalten an – ohne jede Hilfe, Überwachung oder auch nur Wahrnehmung durch das Bewusstsein.«[28]

Unsere Einstellungen zum Leben, zur Welt, zu unserem Platz darin, unsere Fähigkeiten, unsere Gesundheit und unsere Erwartungen werden auch im Unterbewusstsein gespeichert. Diese Einstellungen erwachsen aus unseren Erfahrungen und dem, was wir gelernt haben. Einige davon sind fürsorglich, selbstbestätigend und ermutigend, andere hingegen eher herabsetzend, missbilligend und selbstkritisch. Ob positiv oder negativ: Sie haben sämtlich Auswirkungen auf unsere Biologie.

Die ersten sechs Jahre

Einstellungen, die sich in den ersten sechs Lebensjahren ausgeformt haben, spielen eine besondere Rolle, und zwar aufgrund der Aktivität der Gehirnströme in diesen Jahren. Von Geburt an bis zum zweiten Lebensjahr befinden sich Kinder bezüglich ihrer Gehirnströme im *Delta*-Zustand, Kinder von zwei bis sechs Jahren hingegen überwiegend im *Theta*-Zustand. *Delta* und *Theta* sind jene Zustände der Gehirnströme, in die Hypnotiseure ihre Klienten versetzen (wollen), um sie leichter beeinflussen zu können. Das erklärt, weshalb Kinder die Überzeugungen, Einstellungen und Verhaltensweisen der Erwachsenen um sich herum buchstäblich aufsaugen wie Schwämme Wasser. Aus der Perspektive der Felder gesprochen: Die Kinder lernen von den Informationen, die auf einer Schwingungsebene durch die morphischen Felder um sie herum übermittelt werden.

Darin sind zweifellos auch positive Elemente enthalten, wie beispielsweise die Festlegung von Grenzen. Grenzen sind überlebenswichtig. Ohne sie kann ein Kind nicht zwischen Sicherheit und Gefahr unterscheiden. Doch wir halten uns auch als Erwachsene immer noch an diese Programmierung aus der Kindheit, und das kann sich sehr zu unserem Nachteil auswirken.[29]

Scham ist eines der gebräuchlichsten Mittel, um Grenzen zu

setzen. So lernen Kinder zum Beispiel schon früh, dass ein missbilligender Blick oder ein scharfes Wort der Eltern bedeutet, dass sie eine Grenze überschritten haben. Problematisch wird es, wenn Eltern das Verhalten ihres Kindes durch die eigene Wahrnehmung filtern und gar zu kritisch oder streng reagieren. Im Prinzip wissen wir und denken bei unserer Arbeit mit anderen Menschen immer daran, dass deren Eltern sicher ihr Bestes getan haben, um die Kinder nicht zu allzu selbstkritischen Menschen zu erziehen. Weil ein derartiges Verhalten zu einer negativen Einstellung sich selbst gegenüber führt, die, wenn sie bestehen bleibt, im weiteren Verlauf des Lebens krank machen kann.

Zum Glück sind in den letzten Jahrzehnten im Bereich der Energetischen Psychologie eine Vielzahl von Techniken entwickelt worden, mit deren Hilfe man Überzeugungen und innere Einstellungen verändern kann. TFT und EFT sind zwei davon, die wir später diskutieren wollen. Matrix Reimprinting hat diese Techniken weiterentwickelt und lässt sich daher wirksam einsetzen, Überzeugungen und innere Einstellungen, die in den ersten sechs Lebensjahren oder sogar schon im Mutterleib entstanden sind, aufzulösen.

KAPITEL 3

STRESS, TRAUMATA UND KRANKHEIT

Stress wird seit einigen Jahrzehnten als einer der häufigsten Auslöser für Krankheiten genannt – zumindest ist diese Sicht in der westlichen Welt weit verbreitet. Achten Sie einmal darauf, wie oft Sie selbst über Stress klagen oder solche Klagen von anderen zu hören bekommen. Und doch wird dieses Phänomen oft falsch verstanden und eingeschätzt. Im Wesentlichen lässt sich Stress reduzieren auf negative Wahrnehmungen und Gedanken hinsichtlich der eigenen Situation, die dann im Körper Krankheiten hervorrufen. In diesem Kapitel widmen wir uns den wissenschaftlichen Grundlagen dieser Vorgänge.

Psychoneuroimmunologie (PNI)

Ein wissenschaftliches Gebiet, das den Zusammenhang zwischen Stress und Krankheit herstellt, ist die Psychoneuroimmunologie oder PNI. Der Begriff wurde in den 1970er-Jahren von Robert Ader geprägt, der sich mit den Verbindungen zwischen Gehirn und Immunsystem befasste und mit der Art, wie sie über verschiedene chemische Botenstoffe miteinander kommunizieren. Wie sich herausstellte, können Stress und Beklemmung die Funktion des Immunsystems beeinflussen und somit Krankheit und Leiden auslösen.

Wachstum und Schutz

Eine genaue Betrachtung der Wechselbeziehung zwischen den beiden grundlegenden Überlebensstrategien Wachstum und Schutz lässt erkennen, weshalb Stress zu Krankheiten führen kann. Ist das Stadium des Erwachsenseins erst einmal erreicht, bedeutet das keineswegs das Ende der Wachstumsprozesse, da wir ja täglich Milliarden alter Zellen in unserem Körper erneuern. Zusätzlich ist der

Körper mit Schutzmechanismen ausgerüstet, die uns nicht nur gegen Angriffe pathogener Organismen schützen, sondern auch noch die Umwelt nach Zeichen möglicher Gefahren für unsere Sicherheit absuchen und uns entsprechend dagegen wappnen.

Nach Bruce Lipton können die Mechanismen in unserem Körper, die auf Wachstum ansprechen, nicht gleichzeitig optimal mit jenen zusammen funktionieren, die auf Schutz reagieren. Alles, was uns in Gefahr bringt oder unser Leben bedroht, besitzt eine höhere Priorität, als die Erneuerung von Zellen, Geweben und Organen. Unser biochemisches Programm stellt den Schutz an die erste Stelle und lässt die Erneuerung dahinter zurückstehen. Für das Überleben ist das absolut sinnvoll, aber was passiert, wenn wir infolge Tausender falscher Wahrnehmungen und Einstellungen unterbewusst Gefahrensignale in unserer Umgebung wahrnehmen, die gar nicht vorhanden sind? Was, wenn wir aufgrund belastender und/oder traumatischer Lebenserfahrungen unsere Überlebensmechanismen ständig und unsachgemäß einsetzen und der Körper deshalb nicht imstande ist, sich selbst ausreichend zu regenerieren? Wenn wir uns diese Vorstellung erst einmal zu eigen gemacht haben, erwächst daraus das Verständnis dafür, wie falsche Wahrnehmungen uns in einen Stresszustand versetzen, der Krankheiten den Weg bereitet.

Hinzu kommt, dass Zellen bei drohender Gefahr abschalten und Giftstoffe nicht länger abbauen, das bedeutet, sie sind nicht mehr imstande, Proteine richtig aufzunehmen. So können »Kampf- oder Flucht«-Reaktionen langfristig unsere Gesundheit auf Zellebene beeinträchtigen.

In der Zeit ihrer Rekonvaleszenz vom chronischen Erschöpfungssyndrom bzw. von ihrer *ME* war diese Erkenntnis die reine Offenbarung für Sasha. Plötzlich verstand sie, dass ihr Körper durch den ständigen Stress, den sie sich als Folge ihrer gestörten Wahrnehmung, ihrer negativen inneren Überzeugungen und der Traumata in ihrem Leben auferlegt hatte, immer unter Anspannung gestanden und sich geschützt hatte, anstatt sich zu erneuern und zu heilen. Kein Wunder, dass sie krank war und sich ihr Zustand nicht verbesserte. Nur durch eine veränderte Wahrnehmung, eine positive innere Einstellung und das Auflösen der energetischen Störungen um ihre Lebenstraumata herum würde sie in den Zustand von Wachstum und Heilung finden können.

Die Auswirkungen von Stress

Welche Auswirkungen hat Stress nun also? Ganz allgemein bekannt ist, dass Stress das Adrenalin ansteigen lässt, doch wie genau sich das auf die Gesundheit auswirkt, darüber weiß niemand so recht Bescheid, ebenso wenig wie über die Tatsache, dass Stress eine Frage der Wahrnehmung ist.

In seinem Buch *Die neue Medizin des Bewusstseins: Wie Sie mit Gedanken und Gefühlen Ihre Gene positiv beeinflussen können* zeigt Dawson Church die unterschiedlichen Perspektiven auf, die zu Stress führen können: »Ein Adrenalinstoß wird ausgelöst, wenn ein Straßenräuber mit gezücktem Messer auf Sie zuläuft oder wenn sich am Arbeitsplatz arbeitsintensive Veränderungen ergeben. Ihr System kann aber auch ohne konkreten Anlass mit Adrenalin überschwemmt werden, wenn Sie an die kommende Woche denken – eine Woche, die noch aussteht und die Sie vielleicht so nie erleben.«[1] Ihre Art und Weise, die Welt wahrzunehmen, Ihre Weltsicht löst im Endeffekt die Stressreaktionen in Ihrem Körper aus.

Denken Sie beispielsweise einmal an die unterschiedlichen Einstellungen zum Zuspätkommen: Manche Menschen müssen immer eine halbe Stunde vorher an Ort und Stelle sein, egal worum es geht, sonst bricht bei ihnen Panik aus. Zu diesen Menschen gehörte Sasha! Dann gibt es Menschen, die buchstäblich auf den letzten Drücker erscheinen. Wenn sie es gerade noch rechtzeitig schaffen, dann ist alles in Ordnung, wenn nicht, dann ärgern sie sich. Andere wiederum sind immer ganz pünktlich, auch wenn sie dafür die Zeit vorher im Auto oder draußen in der Kälte abwarten müssen. Die notorischen Zuspätkommer lassen sich in drei Kategorien einteilen: diejenigen, die deshalb ein großes Theater veranstalten und ihren

Stress und ihre Verlegenheit nach außen tragen; die Stillen, die mit rotem Gesicht hereinschleichen und ihre Scham für sich behalten; und die Vertreter einer ganz seltenen Spezies, die eben hereinspazieren, wann immer sie endlich da sind, ohne sich etwas dabei zu denken. Sie kommen zu spät? Na und? Sashas Partner gehört zu dieser Sorte. Interessanterweise war Sasha früher der Meinung, sie müsste ihn zu ihrer Einstellung »bekehren« – er sollte mehr darüber nachdenken, was die anderen fühlten, wenn er zu spät kam. Deshalb war auch sie die Kranke und er der Gesunde – doch das musste sie erst begreifen!

In unserem Beispiel vom Zuspätkommen basieren die Erfahrungen, die wir gemacht haben, unsere Furcht vor dem Urteil der anderen, unsere Ängste, nicht gut genug zu sein, und der dadurch ausgelöste Stress allein auf unserer Wahrnehmung. Wie also sehen die Stressreaktionen aus, die diese Wahrnehmung erzeugen kann? Lassen Sie uns dazu einen Blick auf die Vorgänge in unserem Körper werfen.

Die HHN-Achse

Physiologisch reagiert der Körper auf Stress über ein System, das als Hypothalamus-Hypophysen-Nebennierenrinden-Achse, im Englischen als HPA-Achse, bekannt ist. (Hypophyse heißt auf Englisch »Pituitary Gland« und Nebenniere »Adrenal Gland«, daher das »P« und das »A«). Wie auch das Immunsystem hilft es bei der Regulierung von Körpertemperatur, Verdauung, Stimmung, Sexualität und Energieeinsatz. Es ist an unseren Reaktionen auf Stress, Trauma und Verletzung beteiligt, und es bildet die Leitung, über die das Gehirn die Hormone steuert. Während uns das Immunsystem vor inneren Pathogenen schützt, schützt uns die HHN-Achse vor äußeren Gefahren. Sowie die HHN-Achse aktiviert ist, wird das Immunsystem unterdrückt, deshalb schadet das ständige Auslösen der Impulse der HHN-Achse unserem Immunsystem und somit auch unserer Gesundheit.

Werden keine Gefahren wahrgenommen, dann bleibt die HHN-

Achse inaktiv. Doch wenn der Hypothalamus im Gehirn eine Gefahr erkennt, dann beansprucht er die HHN-Achse und schickt ein Signal an die Hirnanhangsdrüse. Diese Drüse steuert 50 Billionen Zellen, um mit einer drohenden Gefahr fertigzuwerden. Sie sendet auch eine Botschaft an die Nebennieren und stimuliert so unsere »Kampf oder Flucht«-Reaktion.[2] Dann werden Stresshormone in den Blutkreislauf ausgeschüttet, die Blutgefäße des Verdauungstrakts verengen sich und pumpen Blut in Arme und Beine, um die Reaktionsbereitschaft des Körpers sicherzustellen. Das Blut aus dem Verdauungstrakt fehlt nun allerdings bei der Verdauung, und wir können weder etwas aufnehmen noch verdauen, noch ausscheiden. Das erklärt, weshalb Langzeitstress mit Verdauungsproblemen einhergeht.

Unser westlicher Lebensstil, genauer gesagt unsere Wahrnehmung der Stressfaktoren, bewirkt, dass über die HHN-Achse ständig Adrenalin in den Körper ausgeschüttet wird. Einige Menschen werden zu Adrenalin-Junkies, da so ein Adrenalinstoß sie vorübergehend in Hochstimmung versetzt. Doch auf diese Hochstimmung folgt immer ein Zusammenbruch, und da wir immer wieder in Hochstimmung kommen wollen – durch die Wiederholung konfliktreicher und dramatischer Situationen oder Stimulantien wie Kaffee –, zieht sich dieser Kreis bis zum Burn-out zusammen.

Cortisol

Neben dem Adrenalin produziert der Körper noch ein weiteres Stresshormon: das Cortisol. Sinkt der Adrenalinspiegel im Körper, dann steigt das Cortisol an. Je öfter die Adrenalinausschüttung aktiviert wird, desto stärker erhöht sich der Cortisolspiegel. Cortisol schadet dem Körper auf der ganzen Linie. Während der Körper Cortisol produziert, stellt er kein Dehydroepiandrosteron (DHEA) her, das für viele gesundheitsförderliche Mechanismen und Schutzfunktionen im Körper zuständig ist. Niedrige DHEA-Werte werden mit vielen Krankheiten in Verbindung gebracht, und hohe Cortisolwerte führen nachgewiesenermaßen zu einer erhöhten Fettproduktion, der Reduktion des Erinnerungsvermögens und zu Lernschwierigkeiten, ebenso zu Knochenabbau und Muskelschwund.[3]

Wut und das Immunsystem

Extreme Stressgefühle wie z. B. Wut wirken sich ebenfalls negativ auf das Immunsystem aus. Im Rahmen einer wissenschaftlichen Studie sollten sich die Probanden auf zwei unterschiedliche Gefühle – Wut und Fürsorge – konzentrieren, wobei bei ihnen gleichzeitig die IgA-Werte (die Werte des Antikörpers Immunglobulin A) gemessen wurden. IgA steht in vorderster Linie der Abwehrfunktionen des Immunsystems. Die Untersuchung ergab, dass allein die Erinnerung an ein Wut auslösendes Ereignis das Immunsystem sechs Stunden lang unterdrücken kann. Empfindungen wie Fürsorge oder Mitgefühl dagegen erhöhen den IgA-Spiegel.[4]

Zusammenfassung

Anhand unserer bisherigen Ausführungen lässt sich zusammenfassend feststellen, dass Stress den Körper auf sämtlichen Ebenen schädigt. Er versetzt uns in einen Zustand, in dem wir rein auf Schutz konzentriert sind, weshalb wir unsere Zellen nicht erneuern oder entgiften können. Stress aktiviert die »Kampf-oder-Flucht-Reaktion« und lässt den Adrenalin- und Cortisolspiegel im Körper ansteigen.

Als Nächstes wenden wir uns den Traumata zu, der extremsten Form von Stress, sowie ihrer schädlichen Auswirkungen auf unseren Körper.

TRAUMATA

Traumata sind zwar in der öffentlichen Diskussion weniger präsent als Stress, zählen aber zu den Erfahrungen, die wir wahrscheinlich alle früher oder später in unserem Leben machen. Zu den Auslösern schwerster Traumata gehören sexuelle Übergriffe, Vergewaltigungen, gewalttätige Überfälle, Geiselnahmen, militärische Kampfeinsätze, terroristische Attacken, Folter, Umweltkatastrophen, schwere Autounfälle und schwere Krankheiten – im Prinzip alles Lebensbedrohliche. Bei Kindern kommen auch gewaltfreie, aber noch nicht angemessene sexuelle Erfahrungen dazu.[5] Mit solchen Erlebnissen werden wir zu unserem Glück nicht jeden Tag konfrontiert, jedenfalls nicht in der westlichen Welt. Doch begegnet uns auch eine Vielzahl weniger spektakulärer Auslöser, insbesondere in jungen Jahren, die unser Sicherheitsgefühl zerstören. Wenn sie unerwartet auftauchen und wir deshalb nicht darauf gefasst sind, wenn wir sie nicht verhindern können, wenn sie wiederholt auftreten oder wenn wir absichtsvolle, gezielte Grausamkeit uns gegenüber erfahren, sind sie besonders traumatisch. Der plötzliche Tod eines nahestehenden Menschen, ein Autounfall, ein Sturz, eine Sportverletzung, medizinische Eingriffe (vor allem in jungen Jahren), das Auseinanderbrechen einer wichtigen Beziehung oder die Diagnose einer lebensbedrohlichen Krankheit – all dies kann »Alltags«-Traumata hervorrufen.

Wie schon gesagt: »Alltags«-Traumata richten besonders schwere Schäden an, wenn sie in den ersten sechs Lebensjahren erfahren werden, da wir uns in diesen Jahren in einem hypnagogen, nichtbewussten Zustand befinden. Eine instabile oder unsichere Umgebung, eine schwere Krankheit, medizinische Eingriffe, Trennung von den Eltern, physische, emotionale, verbale oder sexuelle Gewalt, häusliche Gewalt, Schikanen oder Vernachlässigung verursachen Traumata in diesen Lebensjahren.

Kinder im Schutz ihrer Grenzen

Einer der Hauptgründe, weshalb sich Traumata bei kleinen Kindern so besonders schädlich auswirken, hängt mit ihren Grenzen zusammen. Wie wir gezeigt haben, sind Grenzen für die Entwicklung von Kindern notwendig, doch sind Kinder gerade in dieser Zeit besonders anfällig für traumatischen Stress.[6] Traumatischer Stress tritt auf, wenn die Grenzen der Kinder durchbrochen werden oder dagegen verstoßen wird, sodass sie das Gefühl der Sicherheit und Geborgenheit in der Welt um sie herum verlieren. Das führt im Allgemeinen zu entsprechenden Problemen im Erwachsenenleben.[7]

In seinem Buch *The Body Bears the Burden* beschreibt der führende Psychotrauma-Spezialist Robert Scaer, dass Menschen traumatische Erlebnisse im späteren Leben als wesentlich einschneidender wahrnehmen, wenn ihre Sicherheitsgrenzen in frühen Jahren verletzt wurden. Jede angedeutete Bedrohung wird wahrscheinlich stärker traumatisch erfahren, als es ihr tatsächlich zukäme.[8] Dies ist Teil unseres Überlebensmechanismus: Das Unterbewusstsein schützt uns vor etwas, das es uns nicht noch einmal durchleben lassen will. Problematisch hierbei ist nur, dass es sich auf die Gesamtheit von Körper und Geist äußerst schädlich auswirkt, wenn wir unwichtige Situationen fortwährend als traumatisch überinterpretieren.

Die Reaktion auf eine (spätere) Bedrohung

In einer lebensbedrohlichen Situation wird die Reaktion des Körpers über bestimmte Informationsleitungen im Gehirn gesteuert. Im Folgenden haben wir das Wesentliche aus der detaillierten Beschreibung in Dr. Scaers Buch *The Body Bears the Burden*[9] zusammengefasst.

Wenn unsere Sinne eine potenzielle Bedrohung wahrnehmen, wird ein Signal an den Thalamus gesendet. Dieser »Kernecluster« sitzt im Zwischenhirn und fungiert als Schaltzentrale für die Vermittlung von Informationen zwischen Gehirn und Körper. Der Thalamus sendet diese Informationen dann an verschiedene Areale im Gehirn weiter, darunter auch an die Amygdala, eine Gruppe von Nervenzellen, die Erinnerung und Gefühlsreaktionen verarbeitet. Die Amygdala weist der Information eine Gefühlsbedeutung zu.

Von hier aus wird die Information weitergeleitet an den Hippocampus, das Verarbeitungszentrum für bewusste Erinnerungen. Der Hippocampus gibt der Information von der Bedrohung eine bewusste Struktur. Danach gelangt die Information an den orbitofrontalen Cortex, der die Schwere der Bedrohung auswertet und unser Überlebensverhalten entweder hoch- oder herunterfährt. Wird die Information vom orbitofrontalen Cortex als Bedrohung eingestuft, dann aktiviert er den Hypothalamus und dieser seinerseits die HHN-Achse. Wie oben bereits beschrieben, führt dies zur Ausschüttung von Adrenalin und Cortisol.

Die Schwierigkeit dabei: Wenn wir schon einmal traumatische Erlebnisse hatten, wird die neue Gefahr fälschlich als zu hoch eingeschätzt, und wir aktivieren auf diese Weise ständig die HHN-Achse. Darunter leidet unsere Gesundheit, denn der Cortisolspiegel steigt an, während der DHEA-Spiegel sinkt – wie bei Stress.

Die Angststarre

Die Angststarre ist eine weitere faszinierende Reaktion auf traumatische Erfahrungen und den meisten Menschen am wenigsten verständlich. Über die »Kampf-oder-Flucht-Reaktion« wird oft gesprochen, über die unerklärlich scheinende Angststarre hört man dagegen nur wenig. Leider wird sie oft fälschlich als Zeichen von Schwäche gedeutet. Bei unserer Arbeit mit EFT und Matrix Reimprinting erzählen uns Menschen immer wieder, wie sie bei einem traumatischen Erlebnis vor Angst erstarrt sind, was sie heute noch mit Scham erfüllt. »Ich habe mich gar nicht gewehrt.« »Ich hätte weglaufen sollen.« »Ich habe mich nicht gerührt und alles einfach über mich ergehen lassen.« Und doch ist die Angststarre ein biologischer Zustand, der eigentlich unserem Schutz dient.

Die Untersuchungen von Dr. Robert Scaer, dem wir zu großem Dank verpflichtet sind, haben uns bei unserer Arbeit mit Matrix Reimprinting und Traumaverarbeitung um einiges weitergebracht. Er beobachtete u.a. Tiere in freier Wildbahn und ihr Verhalten im Rahmen traumatischer Ereignisse. Wenn man in Fernsehsendungen Tiere beobachtet, die von einem Raubtier verfolgt werden, sieht man sie oft zusammenbrechen und wie leblos daliegen, noch bevor ihr Jäger sie erreicht und über sie herfällt. Normalerweise ist das die letzte Zuflucht eines Tieres, wenn Kampf oder Flucht fehlgeschlagen sind. Wenn es vor Angst erstarrt, schüttet der Körper des Tieres eine Flut von Endorphinen aus, sodass der Schmerz beim Angriff stark verringert wird. Erstaunlicherweise verliert das Raubtier in vielen Fällen sogar das Interesse an seinem Opfer, wenn es sich nicht mehr bewegt. Das könnte ebenfalls ein biologischer Grund für das Auslösen der Angststarre sein.[10]

Uns interessiert hier, was mit dem Tier geschieht, wenn es den Angriff überlebt hat. In fast allen Fällen beginnt es zu zittern. Es kann ein nur leichtes Zittern sein, aber auch ein regelrechter Krampf. Laut Dr. Scaer hat eine Analyse von Filmaufnahmen in Zeitlupe gezeigt, dass das Zittern den letzten Bewegungsabläufen des Tieres ähnelt, bevor es erstarrte, meist den Bewegungen der Flucht. Das Tier entlädt sich also von seiner Starre, indem es zittert, schwer atmet und schwitzt. Danach steht es auf, schüttelt sich und läuft scheinbar unbeeindruckt von seinem Erlebnis davon. Wie es scheint, hat es auf diese Weise alle unterbewussten Erinnerungen an den Angriff abgeschüttelt.[11]

Tiere wie die Gazelle, die viele Beutefeinde hat, reagieren mehrmals am Tag mit leichter Angststarre. Beim Anblick eines Raubtiers erstarren sie, und wenn klar wird, dass keine Gefahr besteht, löst sich die Erstarrung in einem leichten muskulären Zittern, bevor das Tier seine vorherige Aktivität wieder aufnimmt.[12]

Wir Menschen hingegen verhalten uns anders: Wir entladen unsere Starre nicht. Im Gegenteil, wenn wir nach einem traumatischen Erlebnis zu zittern beginnen, redet man uns gut zu, wir sollten uns doch beruhigen – so bleibt das Trauma in uns und wird gespeichert. (Es gibt aber Stammeskulturen, deren Mitglieder ihre Angststarre entladen.) Interessanterweise entladen Zoo- und Haustiere ihre Angststarre ebenfalls nicht, daher die traumatisierten Zootiere und die seltsamen Verhaltensweisen bei Haustieren, die bei wildlebenden Tieren derselben Spezies nicht zu beobachten ist.

Die EFT-Meisterin Carol Look entwickelte ein Konzept, bei dem man zu einem Erlebnis zurückkehrt, in dem die Angststarre nicht entladen wurde, und sie dann mithilfe von EFT loslässt. Wir werden an späterer Stelle erläutern, wie wir dieses Konzept mit Matrix Reimprinting weiterentwickelt haben. Doch wenden wir uns zunächst den weiteren Vorgängen in Verbindung mit schweren Traumata zu.

Energetic Consciousness Holograms (ECHOs)

In der traditionellen Psychotherapie geht man seit Langem davon aus, dass sich nach einem traumatischen Erlebnis ein Teil unseres Ichs von uns abspaltet, um uns vor dem Trauma zu schützen und die Erinnerung daran zu dämpfen oder zu blockieren. Gleichzeitig spielt sich das Erlebte unterhalb der Bewusstseinsschwelle immer wieder aufs Neue ab, so als wäre das Trauma für uns niemals richtig zu Ende. Man glaubte immer, jener Teil von uns, der das Trauma wieder und wieder erlebt, sei irgendwo im Gehirn angesiedelt. Doch genauso wenig, wie man jemals Spuren der Erinnerung im Gehirn nachweisen konnte, konnten diese angeblich dort gespeicherten Traumata jemals aufgespürt werden.

Karl hat sich über die Jahre hinweg umfassend mit dem Thema beschäftigt und dabei herausgefunden, dass die Traumata in unseren lokalen Feldern festgehalten werden. Nach seiner Theorie bildet der Teil von uns, der sich abgespalten hat, eine separate energetische Realität außerhalb unserer Körper-Geist-Einheit. Diese dissoziierten energetischen Teile nannte er Energetic Consciousness Holograms, kurz: ECHOs, auf Deutsch »Energetische Bewusstseinshologramme«. Sie halten die Energie des Traumas für uns fest – als Strategie zu unserem Schutz.

Das Konzept der Abspaltung ist nicht neu. In der traditionellen Lebensberatung und Psychotherapie wird häufig von einem Persönlichkeitsanteil gesprochen, der als »das innere Kind« bezeichnet wird. Laut einer schon lange bestehenden Auffassung werden wir von diesen abgespaltenen Teilen unseres Ichs beeinflusst, wobei sich die traumatischen und belastenden Lebenserfahrungen wiederholen – aufgrund unserer Beziehung zu diesen »entfremdeten«

Teilen. Man nahm jedoch immer an, dass wir diese Teile in uns speichern, daher die Bezeichnung »inneres Kind«. Deshalb ist Karls Ansatz, demzufolge sie in unseren Feldern gespeichert sind, radikal neu. Seiner Meinung nach stellen wir uns durch das Einschwingen auf die Energie der ursprünglichen Erinnerung im Grunde auf das ECHO im Feld ein – also einem »äußeren Kind«», das dann die ursprüngliche Energie der Erinnerung in unseren Körper zurückbringt. Für jemanden, der in einem Matrix-Reimprinting-Prozess mit einem jüngeren Persönlichkeitsanteil arbeitet, ist das insofern wichtig, als eine ganz klare emotionale und räumliche Trennung zu einem früheren Erlebnis und ebendiesem jüngeren Selbst hergestellt wird. In der Praxis ist es jedoch völlig in Ordnung, von einem jüngeren Anteil oder inneren Kind zu sprechen. Haben wir viele Traumata (ganz gleich, ob große oder kleine) erfahren, dann haben wir auch viele innere Kinder oder ECHOs – das bedeutet, in der betreffenden Zeit erstarrte Teile unseres Ichs. Die ECHOs besitzen ihre eigenen Persönlichkeiten, je nachdem, wie wir zu jener Zeit waren, als das traumatische Ereignis stattfand. Wenn wir uns auf ihre Energie im Feld einschwingen, nehmen wir ihre Persönlichkeit und Energie an. Vielleicht haben Sie es ja selbst schon erlebt, dass Sie sich in einem besonders stressgeladenen Augenblick in Ihr dreijähriges, fünfjähriges oder siebenjähriges Selbst zurückverwandelt haben. In manchen Fällen verändern sich dabei sogar Gesichtsausdruck und Körpersprache. Bei anderen Menschen hat man dann manchmal das Gefühl, einem stünde ein kleines Kind gegenüber.

Wie kommen wir dazu, uns auf die Energie des ECHOs einzuschwingen? Dieser Vorgang wird durch ein Ereignis ausgelöst, das uns an das frühere traumatische Erlebnis erinnert. Es kann der Ton einer Stimme sein, ein Blick, ein Wort, ein Geräusch, ein Geruch, ein Geschmack, eine Farbe und vieles mehr. Im Unterbewusstsein wird dadurch ein Alarm ausgelöst, der uns dazu bringt, uns auf das ursprüngliche ECHO einzustimmen. Plötzlich überschwemmt uns die Energie der Erinnerung – dabei sind wir uns dessen vielleicht noch nicht einmal bewusst, werden jedoch vollkommen davon überwältigt. In ganz schweren Fällen treten dissoziative Identitätsstörungen auf (vormals multiple Persönlichkeitsstörung genannt), bei der ein Mensch eine Anzahl verschiedener Persönlichkeiten ausbildet. Angenommen, dissoziative Identitätsstörungen entstehen durch das Erleben extremer Traumata, dann kommt dieser Zustand unserer Meinung nach zustande, wenn die ECHOs so stark sind, dass sie den betreffenden Menschen dazu zwingen, seine Identität zu wechseln. Bei dissoziativen Identitätsstörungen besitzt jede Persönlichkeit ihre eigenen körperlichen Merkmale und Eigenschaften. Dies kann so weit gehen, dass die eine Persönlichkeit an Diabetes leidet und eine andere nicht. Dann erscheint es einleuchtend, dass sich ein Mensch mit dissoziativer Identitätsstörung auf unterschiedliche ECHOs im Feld einschwingt. Mit einer Speicherung der verschiedenen Persönlichkeiten im Körper selbst ließen sich die physischen Veränderungen, die sie erfahren, jedenfalls nicht erklären. Obwohl dissoziative Identitätsstörungen seltene Extrembeispiele für das Einstimmen auf ECHOs im Feld darstellen, tun wir das alle in gewissem Umfang, wenn wir unerlöste Traumata mit uns herumschleppen.

Unsere ECHOs halten das Trauma fest, um uns davor zu beschützen, doch das gelingt ihnen nur bis zu einem gewissen Grad, denn es kostet eine Menge Energie, um es in Schach zu halten. Das ist einer der Gründe, weshalb unerlöste Traumata in größerer Zahl Krankheit(en) hervorrufen. Man kann beobachten, dass Menschen mit zunehmendem Alter immer stärker unter dem Einfluss ihrer unbewältigten Traumata stehen.

Beim Matrix Reimprinting können Sie direkt mit den ECHOs arbeiten und ihnen helfen, die Energien des traumatischen Erlebnisses freizugeben. Das verändert nicht nur Ihre Beziehung zu dem Ereignis, sondern auch Ihren Anziehungspunkt. Erinnern Sie sich noch an das Gesetz der Anziehung? Wir ziehen das an, worauf wir unsere Aufmerksamkeit richten. Wenn Sie viele traumatisierte ECHOs in Ihrem Feld haben, ziehen Sie weitere, dazu passende an, ganz gleich, wie sehr Sie sich auch bemühen, positiv zu sein. Lassen Sie aber die Energie um Ihre ECHOs los, dann ziehen Sie auch andere Dinge an.

Traumata und Krankheit

Traumata können sich verheerend auf die Gefühle auswirken. Die Betroffenen durchlaufen dabei häufig verschiedene Stadien von Schock, Verleugnung oder Unglauben, oftmals von Scham- oder Schuldgefühlen begleitet. Die Konzentrationsfähigkeit kann eingeschränkt werden, Symptome von Angst und Beklemmung sind verbreitet. Einige Menschen spalten sich völlig ab und empfinden die Situation, als hätten sie ihren Körper tatsächlich verlassen.

Auch körperliche Beschwerden können auftreten, häufig unerklärliche Schmerzen oder Leiden. Opfer unerlöster Traumata erscheinen oft beim Arzt mit Symptomen, die ganz plötzlich da sind und dann genauso schnell wieder verschwinden. So ging es beispielsweise Sasha, bis sie mit Matrix Reimprinting und EFT ihre Lebenstraumata bewältigte. Alle sechs Wochen hatte sie mindestens eine Erkältung oder Grippe, dazu akute Hautausschläge, Knoten, die sich schnell bildeten und ebenso rasch wieder verschwanden. Ihr Gesundheitszustand unterlag ganz allgemein extremen Schwankungen. Die Ärzte nahmen sie oft nicht ernst, und sie war sicher, dass man sie für einen Hypochonder hielt. Seit sie Matrix Reimprinting und EFT für sich entdeckte, hat sie – nun schon jahrelang – nur noch geringfügige Beschwerden.

Ein Trauma geht häufig mit Schlaflosigkeit oder Albträumen einher – Zustände, die den Körper wieder in eine Schutzhaltung zwingen. Müdigkeit tritt ebenfalls häufig auf – nicht wegen der Schlaflosigkeit, sondern weil die HHN-Achse so oft aktiviert wird und der Cortisol-Spiegel ansteigt. Dadurch werden Irritationen und Rastlosigkeit, starkes Herzrasen und große Schreckhaftigkeit hervorgerufen. Daher ist es nicht verwunderlich, dass Menschen in diesem Zustand oft gravierende Gesundheitsprobleme haben. Glücklicherweise lässt sich der Gesundheitszustand deutlich verbessern, wenn die Energie um diese unaufgelösten Traumata geklärt wird.

Wie Traumata einen Kreislauf von Krankheit auslösen können

Nachdem Karl jahrelang Seminare zum Thema »EFT für ernsthafte Erkrankungen« abgehalten hatte, gelang es ihm, einen typischen Krankheitsverlauf herauszuarbeiten, der vielen unserer Seminarteilnehmer und ihren Klienten einleuchtend schien. Es gibt natürlich immer Varianten, und das Modell ist keineswegs ein in sich geschlossenes, festes oder endgültiges System. Wie immer, wenn man etwas modellhaft vereinfacht, kommt es zu Verallgemeinerungen, doch scheint diese Abfolge auf den größten Teil der Krankheiten zuzutreffen, denen wir im Rahmen unserer Arbeit begegnet sind.

Wir glauben, dass der Krankheitsverlauf mit all jenen negativen Kernüberzeugungen (oder Grundhaltungen) beginnt, die wir in unseren ersten sechs Lebensjahren entwickeln. Wie oben bereits ausgeführt, kommt den ersten sechs Lebensjahren eine besondere Bedeutung zu. Jede mit Stress verbundene Erfahrung, alles, was wir bis zu diesem Alter über die Welt und unseren Platz darin erzählt bekommen, jeder Druck, sämtliche Traumata, alles, was unser Selbstbewusstsein und unser Selbstwertgefühl beeinträchtigt, wird sich später auf unsere Gesundheit und unser Wohlbefinden auswirken, wenn das entsprechende Erlebnis nicht verarbeitet wird. Wir haben außerdem gelernt, dass ECHOs uns energetisch von unseren frühen Traumata abschirmen, um uns vor ihnen zu schützen, und dass ihnen dies mit der Zeit immer weniger gut gelingt. Je älter man wird, desto weiter schreitet der Krankheitsprozess fort.

Viele Kinder bekommen in jungen Jahren zu hören, sie seien frech, gehemmt, dumm, undankbar, selbstsüchtig, unordentlich oder faul. Daraus resultiert die Neigung, einen negativen inneren Monolog zu führen, wodurch Stress zum vorherrschenden Merkmal des Lebens wird. Viele Kinder bilden die Überzeugung aus, sie seien nicht hübsch, intelligent, schnell und gut genug oder sie genügen einfach nicht den Ansprüchen.

Hinzu kommen noch unzureichende Ernährung und schlechte Angewohnheiten, wie sie sich in der Hektik unserer westlichen Welt kaum noch vermeiden lassen. Ganz gleich, ob man schlechte Essgewohnheiten schon in der Kindheit angenommen oder erst im späteren Leben entwickelt hat, sie stellen eine enorme Belastung für die Gesundheit dar.

Sämtliche in der Kindheit erlernten negativen Grundüberzeugungen verfestigen sich durch die Art unseres Aufwachsens und den Druck, dem wir in unserer Gesellschaft ausgesetzt sind. Meist sind es sogar dieselben Menschen, denen wir die schlechte Meinung über uns selbst verdanken, die diese später immer weiter vertiefen. Damit möchten wir aber keine Schuldzuweisungen vornehmen, denn die Betreffenden haben selbst oft ähnliche Kindheitserfahrungen gemacht und benehmen sich so, weil sie aufgrund ihrer eigenen Programmierung und ihrer eigenen Verhaltensfelder einfach nicht anders können.

Wenn wir dann heranwachsen, greifen wir vielleicht zu Genussdrogen oder experimentieren mit Medikamenten, um den Stress auszuhalten, den uns die in unseren Feldern festgehaltenen Traumata bereiten. Der Kreisprozess gräbt sich tiefer ins Bewusstsein.

Selbst wenn uns Krankheiten in der Kindheit erspart blieben, können wir in späteren Jahren in diesen Teufelskreis geraten: Wir erkranken leicht an Infektionen, Erkältungen oder Grippe. Der gesellschaftliche Druck veranlasst uns dazu, diese mit Antibiotika und anderen Medikamenten zu bekämpfen. Dadurch wird der Körper übersäuert, die Darmflora geschädigt, in der Folge können sich Krankheiten wie Candida einnisten. Ist diese Hefepilzinfektion erst einmal richtig ausgeprägt, kann die Darmflora die Nährstoffe nicht mehr richtig aufnehmen, die Toxizität des Körpers erhöht sich, und das Immunsystem wird immer weiter geschwächt. Bei vielen Menschen führt das zu Allergien und Nahrungsmittelunverträglichkeiten.

Der Körper steht unter Dauerstress, was sich durch die Zunahme der HHN-Stimulation, durch Adrenalin-Burn-out und Erhöhung des Cortisolspiegels im Körper äußert. In der Konsequenz leiden Körper und Geist, ihre Fähigkeit, das Leben zu meistern, nimmt ab, während die Krankheitssymptome sich verstärken.

Trotzdem keine Angst! Dieses Schreckensbild ist kein unausweichliches Schicksal, dem man sich einfach ergeben muss – die Rettung ist nah: Mit Matrix Reimprinting steht Ihnen ein wirksames Mittel zur Verfügung, um Ihre Traumata zu erlösen, Ihre negativen Grundhaltungen zu transformieren und Ihr Leben dadurch zu heilen.

TEIL II
EINFÜHRUNG IN DIE ENERGETISCHE PSYCHOLOGIE

KAPITEL 4

TFT UND EFT

Inzwischen existiert eine ganze Reihe therapeutischer Verfahren, die sich unter dem Oberbegriff »Energetische Psychologie« subsumieren lassen. In diesem Kapitel richten wir unser Augenmerk vor allem auf TFT und EFT, da diese beiden Verfahren Karl zur Entwicklung von Matrix Reimprinting inspiriert haben. Darüber hinaus ist für die Anwendung von Matrix Reimprinting ein grundlegendes Verständnis der Wirkungsweise von EFT unbedingt erforderlich.

Sollten Sie bereits EFT- oder TFT-Behandler sein, können Sie dieses Kapitel überspringen.

Ein kurzer geschichtlicher Abriss – von TFT zu EFT

In den 1980er-Jahren entwickelte Roger Callahan, ein amerikanischer Hypnose- und Psychotherapeut, ein Verfahren, das unter dem Namen »Thought Field Therapy« (TFT) oder auf Deutsch Gedankenfeldtherapie bekannt wurde. Er entdeckte es durch Zufall, als er die Phobie einer Klientin behandelte und dabei ausschließlich seiner Intuition folgte.

Callahan hatte sich ausführlich mit dem Meridiansystem der Traditionellen Chinesischen Medizin (TCM) beschäftigt, dem System der Energieleitbahnen, das bei der Akupunktur im Mittelpunkt steht. Er arbeitete gerade mit seiner Klientin an deren Wasserphobie, als ihr plötzlich übel wurde. Callahan kam spontan das Meridiansystem in den Sinn – es enthält einen Akupunkturpunkt für den Magen, der unter dem Auge sitzt. Er entschloss sich zu einem Experiment, wobei er rein intuitiv begann, den Punkt unter dem Auge der Klientin zu beklopfen. Nach einigen Augenblicken rief diese überrascht aus, ihre Phobie sei verschwunden. Sie sprang auf, um in einem nahe gelegenen Schwimmbecken auszuprobieren, ob das auch wirklich der Fall sei. Und tatsächlich: Sie war von einer Sekunde zur nächsten von ihrer Phobie befreit.

Callahan erkannte, dass er auf etwas Spektakuläres gestoßen war. Er begann, Phobien und psychische Probleme sowie deren Verbindungen mit dem Meridiansystem zu erforschen. Aus seinen Erkenntnissen ging die TFT-Methode hervor. Dabei entwickelte er eine Reihe sogenannter Algorithmen – Rezepten nicht unähnlich –, anhand derer verschiedene Meridianpunkte am ganzen Körper in einer bestimmten Abfolge beklopft wurden, je nachdem, welche Störung man gerade behandelte.

Callahan hatte eine Reihe von Schülern. Einer von ihnen, Gary Craig, hatte zunächst an der Stanford University Ingenieurwissenschaften studiert, doch seinem leidenschaftlichen Interesse an Persönlichkeitsentwicklung folgend die berufliche Laufbahn eines Persönlichkeitstrainers eingeschlagen. Er war fasziniert von Callahans Arbeit und fing an, dessen Methode an sich selbst auszuprobieren. Dabei stellte sich ihm die Frage: Kann ich Callahans Verfahren vereinfachen und allgemeiner zugänglich machen?

Craig experimentierte eine Zeit lang mit den verschiedenen Algorithmen und versuchte, sie zu einer Basis-Klopfsequenz zusammenzuführen. Dabei gewann er den Eindruck, dass die Ergebnisse bei allen Klopfsequenzen nahezu identisch waren. Das brachte den Vorteil mit sich, dass jeder Laie die Klopfmethode erlernen konnte.

Darüber hinaus ließ sie sich auch auf Gesundheitsstörungen und andere Probleme anwenden, für die keine TFT-Algorithmen vorgegeben waren. Und so präsentierte Gary Craig der Öffentlichkeit seine eigene Methode, die er Emotional Freedom Techniques (EFT) nannte, was man mit »Techniken zur Heilung durch emotionale Freiheit« übersetzen kann.

Während der Entstehungszeit dieses Buches haben über eine Million Menschen weltweit das EFT-Handbuch von Gary Craigs Website heruntergeladen. EFT wird heute nicht nur in Therapieeinrichtungen, Schulen und Kliniken praktiziert, sondern auch – mit einem breiten therapeutischen Spektrum – von international anerkannten Ärzten wie Deepak Chopra, Norm Shealy und Eric Robbins. Auch Joseph Mercola, der im Bereich Naturheilverfahren eine überall und allgemein sehr beliebte Website unterhält, sowie der Molekularbiologe Bruce Lipton empfehlen die EFT-Methode, da sie rasch wirkt, einfach anzuwenden ist und oftmals auch dann zum Erfolg führt, wenn alles andere nicht mehr weiterhilft.

Eine bemerkenswerte Studie, die sowohl Gary Craig als auch Dawson Church an Kriegsveteranen mit posttraumatischer Belastungsstörung durchführten, erbrachte signifikante Verbesserungen der Symptome innerhalb von nur sechs EFT-Sitzungen.

Eine kleine Einführung in die Wirkungsweise von EFT

Wir möchten Ihnen nun eine vereinfachte Version der EFT-Methode vorstellen. Wir vereinfachen das Verfahren deshalb, weil Sie, um Matrix Reimprinting anzuwenden, lediglich EFT-Grundkenntnisse benötigen. Die hier vorgestellte Methode ist unabhängig von der, die Gary Craig praktiziert, und wenn Sie mehr über seine ursprüngliche Methode erfahren möchten, finden Sie Quellenmaterial dazu im Literaturverzeichnis am Ende dieses Buches.

EFT basiert auf dem Meridiansystem der Traditionellen Chinesischen Medizin, und die Behandlung besteht darin, dass sie mit Ihren Fingern bestimmte Akupunkturpunkte beklopfen. Während des Beklopfens denken Sie an körperliche Symptome oder negative

Erinnerungen und verbalisieren diese auf eine ganz bestimmte Weise. Dadurch können Sie Stress oder Blockaden im Energiesystem Ihres Körpers auflösen und so Ihre emotionale und körperliche Gesundheit wiederherstellen.

Wie funktioniert das konkret? Wenn Sie bei guter Gesundheit sind, fließt die Energie frei durch die Meridiane in Ihrem Körper. Diese Erkenntnis gilt seit Tausenden von Jahren; sie bildet auch die Grundlage für Körperübungen und Heilmethoden, wie beispielsweise Tai-Chi, Shiatsu und Qigong sowie alle anderen Übungen, die eine Förderung des Energieflusses zum Ziel haben. Traumata und Stress in ihren zahlreichen Erscheinungsformen bilden Blockaden im Energiesystem des Körpers. Wenn aber die Energie nicht richtig fließen kann, werden die lebenswichtigen Organe nicht erreicht bzw. versorgt, und dann drohen Krankheiten.

Welche Wirkung Emotionen auf den Körper haben

Es wurde bereits deutlich, wie stark überzogene emotionale Reaktionen die Gesundheit negativ beeinflussen können. Diese Reaktionen werden durch Trigger (Auslöser) aus Ihrem Unterbewussten hervorgerufen, die mit Ihren Lebenserfahrungen zusammenhängen. Wenn in Ihrem Leben ein Ereignis stattfindet und Sie auf bestimmte Weise darauf reagieren, dann handeln Sie so aufgrund dieser Trigger. Sie werden durch das Ereignis an etwas erinnert, das vorausgegangen ist. Deshalb handeln wir in vorgegebenen Situationen ganz individuell, da wir alle in unserem Leben unterschiedlichen Erfahrungen gemacht haben, die ihrerseits unterschiedliche Trigger ausgebildet haben.

Wenn wir uns an ein traumatisches Ereignis erinnern, kann unser Unterbewusstsein interessanterweise nicht unterscheiden, ob sich dieses Ereignis jetzt gerade abspielt oder ob es in der Vergangenheit passiert ist. In beiden Fällen werden im Körper dieselben biochemischen Reaktionen ausgelöst. Das kann auch ein ganz unspektakuläres Ereignis sein: Kommt Ihnen beispielsweise eine peinliche Erinnerung in den Sinn, dann werden Sie bestimmt feststellen, dass Sie sich winden oder erröten. Daran erkennen Sie, wie Ihr Geist Ihren Körper beeinflusst, und auch, dass Ihr Körper auf diese erinnerte peinliche Situation genauso reagiert, als erlebten Sie das Ereignis gerade aktuell.

Was Sie mit EFT verändern können

Mit EFT können Sie sich negative Emotionen, negative Gedanken- und/oder Verhaltensmuster sowie körperliche Blockaden ins Bewusstsein holen und sie auflösen. Das nimmt Ihnen keineswegs Ihren natürlichen spontanen Umgang mit Lebensproblemen, aber es befreit Sie von ungesunden Reaktionen darauf. So werden Sie beispielsweise beim Tod eines Menschen, der Ihnen nahesteht, noch immer Ihre natürliche Trauerreaktion verspüren. Mit EFT werden Sie jedoch ungesunde Reaktionen los, etwa ein Verharren im Schmerz, weil Sie die betreffende Person nicht loslassen wollen.

Was EFT *nicht* ist

Die EFT-Methode hat nichts mit dem Placeboeffekt zu tun. Sie funktioniert, ob Sie daran glauben oder nicht. Eines ist uns allerdings auch klar: Aus Sicht der westlichen Schulmedizin erscheint es weit hergeholt, dass ein Beklopfen von Meridianpunkten und ein gleichzeitig wiederholtes Aussprechen bestimmter Sätze und Formeln die psychische und physische Gesundheit beeinflussen kann. Dennoch gibt es mittlerweile zahlreiche Belege dafür (siehe Quellenverzeichnis im Anhang, S. 334).

EFT unterscheidet sich wesentlich von einer ganzen Reihe anderer Methoden: Es ist eindeutig keine Ablenkungstechnik, die wirkt, indem Sie dafür sorgen, dass sich die Gedanken einer Person weg von einem Problem und auf etwas anderes ausrichten. Für EFT gilt das Gegenteil: Wir konzentrieren uns gerade *auf* das Problem.

Es ist auch keine Konfrontationstherapie. Diese zwingt die Klienten, sich ihren Ängsten zu stellen, während EFT für Entspannung sorgt und das Problem neutralisiert.

Ebenso wenig tritt bei EFT eine Symptomverschiebung ein, bei der ein Problem dadurch verschwindet, dass ein anderes an seine Stelle tritt. Bei EFT werden Probleme aufgelöst und nicht durch andere ersetzt.

Darüber hinaus ist EFT keine Gesprächstherapie. Diese Methoden arbeiten mit dem Bewusstsein, während EFT sowohl das Bewusstsein als auch das Unterbewusstsein mit einbezieht. Viele Klienten verspüren nämlich bei denjenigen Problemen, die sie vermeintlich in Gesprächstherapien bewältigt hatten, noch immer eine gewisse emotionale Intensität, wenn Sie mit dem Beklopfen beginnen. Das rührt daher, dass sie ihre Probleme vielleicht auf der Ebene des Bewusstseins, aber noch nicht im Unterbewusstsein gelöst haben.

Erfolgsquoten

In den Händen eines qualifizierten und erfahrenen Therapeuten kann EFT in bis zu 95 Prozent der Fälle Erfolg bringen. Reine Anfänger erzielen in der Regel eine Erfolgsquote von etwa 50 Prozent. Experimentieren Sie also mit dieser Methode und prüfen Sie, ob sie bei Ihnen funktioniert. Sollten Sie nicht die erwünschten/erforderlichen Resultate erzielen, suchen Sie einen qualifizierten EFT-Behandler auf.

Das EFT-Basisprotokoll

1. Schritt: Bestimmen Sie das Problem

Das von Ihnen ausgewählte Problem kann entweder körperlicher oder emotionaler Natur sein. Sie können auch an Gewohnheiten, Gedanken oder Verhaltensmustern arbeiten. Der Grund, weshalb wir uns bei EFT vollständig auf das Problem konzentrieren, liegt darin, dass das Problem dort besteht, wo sich im Körper eine Energieblockade manifestiert. Daher wird die Auflösung des Problems auch die Energieblockade beseitigen.

Um gute Ergebnisse zu erzielen, müssen Sie das Problem unbedingt ganz genau identifizieren. Wenn Sie also beispielsweise Angst verspüren, spalten Sie diese in ihre verschiedenen Bestandteile auf – in Herzklopfen, Übelkeit im Magen, Beklemmung im Brustbereich und so fort. Dann behandeln Sie die Komponenten einzeln mit dem entsprechenden EFT-Protokoll und beginnen Sie dabei mit dem schwierigsten Teil.

2. Schritt: Bewerten Sie das Problem anhand einer Skala von 1 bis 10

Bewerten Sie das Symptom oder Problem, mit dem Sie sich befassen, mit einer Zahl zwischen 1 und 10 die für seine gegenwärtige Intensität steht. Dabei steht 0 für »Kein Problem« und 10 für »Äußerst stark«. Dieser Wert bestimmt das subjektive Belastungslevel – auf Englisch Subjective Unit of Distress (SUDS level).

Bewerten Sie unbedingt das Problem so, wie Sie es gegenwärtig empfinden. Verspüren Sie beispielsweise Übelkeit, dann bewerten Sie, wie schlimm diese im gegenwärtigen Moment ist. Auf unserer Skala wäre 10 »unerträglich« und 1 »kaum spürbar«. Dem Problem einen Wert beizugeben, erleichtert es Ihnen, die Fortschritte zu beobachten, die Sie während jeder EFT-Behandlung erzielen.

3. Schritt: Führen Sie die Einstimmung durch

Die Einstimmung dient dazu, alle Widerstände gegen eine Veränderung zu überwinden. Bei EFT bezeichnet man den Widerstand gegen Veränderung als »psychologische Umkehrung«. Die Einstimmung hilft uns dabei, unsere unbewussten Neigungen zu überwinden, die an den Störungen oder Problemen festhalten möchten.

Beklopfen Sie den Karatepunkt (siehe Abb. S. 89), das ist der weiche Teil an der Handkante ein Stück unterhalb des kleinen Fingers. Benutzen Sie dazu die Kuppen des Zeige- und Mittelfingers der anderen Hand. Gleichzeitig sprechen Sie laut den folgenden Einstimmungssatz:

> »Obwohl ich dieses … *[Symptom oder Problem]* … habe, liebe und akzeptiere ich mich so, wie ich bin.«

Zum Beispiel:
»Obwohl ich diese *Übelkeit* habe, liebe und akzeptiere ich mich so, wie ich bin.«

»Obwohl ich dieses *Herzrasen* habe, liebe und akzeptiere ich mich so, wie ich bin.«

Wiederholen Sie den Einstimmungssatz drei Mal und beklopfen Sie dabei den Karatepunkt immer weiter. Das soll die Energie eines potenziellen Widerstandes gegen eine Veränderung auflösen.

Die Einstimmung auf eine EFT-Sitzung ist nicht jedes Mal erforderlich, da nicht immer eine psychologische Umkehrung besteht. Als Neuling in diesem Verfahren sollten Sie allerdings nicht darauf verzichten. Sobald Sie mehr Erfahrungen mit EFT gesammelt haben, können Sie probieren, diesen Schritt wegzulassen, und dann überprüfen, ob Sie dennoch gleich gute Ergebnisse erzielen

Bitte beachten Sie, dass Sie die Einstimmungsätze ein wenig nach Ihren eigenen Wünschen modifizieren können. Manche Menschen sagen »liebe und akzeptiere ich mich voll und ganz«, andere bevorzugen »liebe und akzeptiere ich mich zutiefst« und wieder andere »strebe ich danach, mich zu lieben und zu akzeptieren« oder »bin ich in Ordnung« oder »bin ich okay«. Es bleibt Ihnen überlassen, die Formel zu wählen, die sich für Sie stimmig anfühlt bzw. anhört.

4. Schritt: Die EFT-Sequenz – Beklopfen mit einer Erinnerungsformel

Der Erinnerungssatz

Legen Sie Ihren Erinnerungssatz fest. Er wird es Ihnen erleichtern, sich auf Ihr Problem einzustimmen. Er ist eine verkürzte Version Ihres Einstimmungssatzes. Wenn Ihr Einstimmungssatz lautet: »Obwohl ich dieses Herzrasen habe, liebe und akzeptiere ich mich voll und ganz so, wie ich bin«, dann würde der Erinnerungssatz in Kurzform lauten: »dieses Herzrasen«.

Das Beklopfen

Das Beklopfen der EFT-Punkte sorgt dafür, dass die Energie im Meridiansystem Ihres Körpers wieder fließt. Betrachten Sie die unten abgebildete Schemazeichnung mit der genauen Lage der einzelnen Klopfpunkte. Beklopfen Sie dann in der richtigen Reihenfolge jeden der Punkte mit den Kuppen Ihres Zeige- und Mittelfingers. (Es sei denn, Sie beklopfen Ihren Scheitelpunkt, für den können Sie alle vier Finger einer Hand benutzen.) Während Sie jeden einzelnen Punkt beklopfen, wiederholen Sie Ihren Erinnerungssatz.

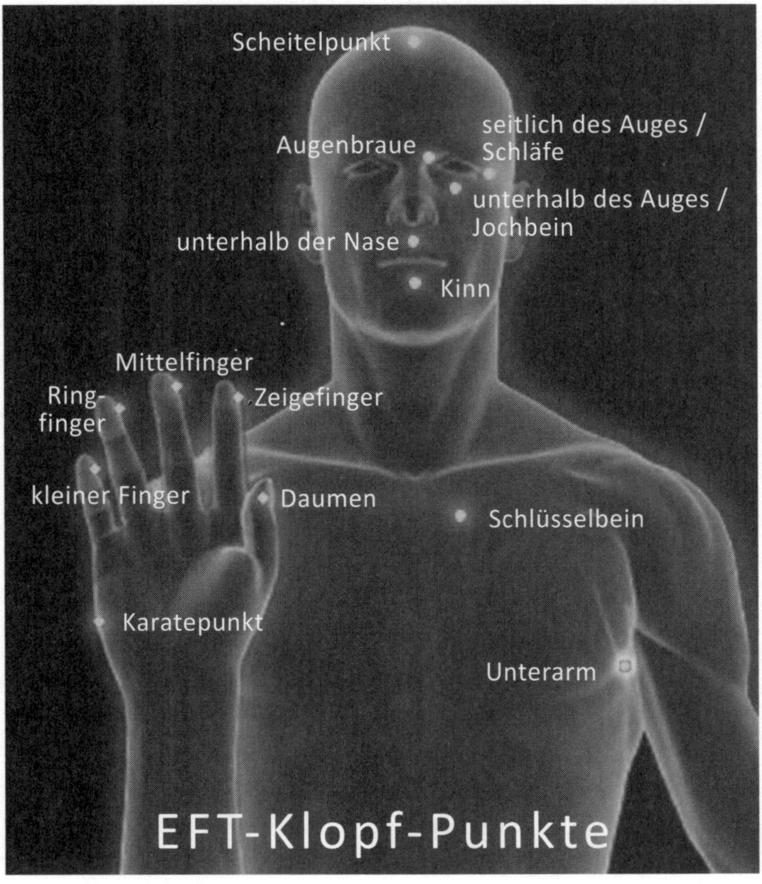

Jeder Mensch hat seine eigenen Vorlieben bezüglich der Stärke oder des Drucks beim Beklopfen, doch versichern Sie sich auf jeden Fall, dass Sie fest genug klopfen, um den Kontakt mit den Meridianpunkten herzustellen, allerdings auch nicht so fest, dass es Ihnen Unbehagen bereitet. Karl und Sasha klopfen beide sehr sanft, da sie das als heilkräftiger empfinden.

Beklopfen Sie den Körper von oben nach unten, beim Scheitelpunkt beginnend und am Karatepunkt endend. Beklopfen Sie jeden Punkt etwa sieben Mal. Klopfen Sie öfter oder weniger oft, dann ist das auch in Ordnung. Es ist auch nicht weiter schlimm, wenn Sie bei einer Sequenz versehentlich Punkte auslassen.

Mit Ausnahme der Punkte unter der Nase und auf dem Kinn liegen die EFT-Klopfpunkte zu beiden Seiten des Körpers. Sie können wahlweise Ihre linke oder rechte Hand verwenden, und es spielt ebenfalls keine Rolle, welche Körperseite Sie beklopfen oder ob beide Seiten gleichzeitig. Sie können die Seiten auch abwechselnd beklopfen.

Beklopfen Sie den Körper von oben nach unten in der unten beschriebenen Sequenz und wiederholen Sie beim Beklopfen jedes Meridianpunktes Ihren Erinnerungssatz:

1. Als Erstes beklopfen Sie Ihren Scheitelpunkt mit den Innenflächen der obersten Fingerglieder.
2. Dann beklopfen Sie den inneren Augenbrauenansatz, direkt oberhalb der Nasenwurzel mit den Fingerkuppen.
3. Als Nächstes beklopfen Sie die Außenseite des Auges, den Knochen neben dem Augenwinkel.
4. Dann beklopfen Sie das Jochbein unter dem Auge, etwa zwei Fingerbreit unter der Pupille.
5. Als Nächstes beklopfen Sie den Punkt unter der Nase, in der kleinen Vertiefung oberhalb der Lippe.
6. Dann beklopfen sie den Punkt unterhalb der Unterlippe, auf halbem Weg zwischen dem Kinn und dem unteren Rand der Unterlippe.

7. Als Nächstes kommt der Punkt am Ansatz des Schlüsselbeins. Ertasten Sie Ihr Schlüsselbein und finden Sie die U-förmige Stelle oben an Ihrem Brustbein, wo der Krawattenknoten sitzen würde. Unterhalb dieser U-förmigen Stelle fahren Sie etwa zwei Finger breit nach außen, bis Sie zu beiden Seiten eine leichte Einbuchtung ertasten. Dort sitzen die Akupunkturpunkte des Nierenmeridians (sie werden auch als N-27 bezeichnet).
8. Dann beklopfen Sie den Punkt unter dem Arm, etwa vier Fingerbreit unterhalb der Achselhöhle. Dieser Punkt liegt etwa auf gleicher Höhe wie die Brustwarze bei Männern und der obere Rand des BHs bei Frauen.
9. Optionale Punkte lassen sich durch das Beklopfen der Vorderseite des Handgelenks mit den flach gehaltenen Fingern aufspüren.
10. Weitere Punkte findet man auch auf den Fingern. Beklopfen Sie – mit der Handfläche zum Körper – die Ihnen zugewandte obere Ecke des Daumens und jeden Fingernagel.
11. Beenden Sie die Sequenz durch das Beklopfen des Karatepunktes.

Damit ist die EFT-Klopfsequenz vollständig.

5. Schritt: Überprüfen Sie erneut die emotionale Intensität des Problems

Bewerten Sie am Ende dieses Durchgangs das subjektive Belastungslevel (Einstufung auf der Zehnerskala), um festzustellen, ob sich die emotionale Intensität Ihrer Symptome verändert hat. Der Belastungslevel sollte entweder ganz auf 0 sein oder sich beträchtlich verringert haben. Sollten Sie immer noch etwas von Ihrem Problem verspüren oder sich die emotionale Intensität Ihrer Symptome gar erhöht haben, führen Sie weitere Klopfsequenzen durch.

6. Schritt: Folgesequenzen

Wiederholen Sie die Sequenzen, bis das Problem den Wert 0 auf der Zehnerskala erreicht hat und damit verschwunden ist. Solange Sie an einem bestimmten Symptom arbeiten, müssen Sie die Einstimmung nicht bei jeder Folgesequenz wiederholen. Verlagern sich die Symptome jedoch im Körper von einem Ort auf einen anderen (wenn das Symptom beispielsweise von Herzrasen zu Übelkeit wird) und Sie somit an etwas Neuem zu arbeiten beginnen, dann brauchen Sie auch einen neuen Einstimmungssatz.

7. Schritt: Stellen Sie die Ergebnisse auf den Prüfstand

Sobald Sie ein Problem auf den Wert 0 heruntergebracht haben und keine körperlichen Symptome mehr vorhanden sind, sollten Sie ganz bewusst und intensiv versuchen, sich die ursprüngliche Intensität der Emotion oder des Schmerzes vorzustellen, damit Sie feststellen können, ob der Heilungsprozess bei Ihnen gewirkt hat. Schließen Sie die Augen und denken Sie ganz konkret und lebhaft an Ihr Problem. Wenn Sie keinerlei emotionale Intensität mehr verspüren, dann wissen Sie, dass dieser bestimmte Teil des Symptoms oder Problems überwunden ist. Sollte jedoch noch eine Restintensität spürbar sein, dann ist die Arbeit an diesem Problem/Symptom noch nicht zu Ende.

8. Schritt: Machen Sie konsequent weiter

Wenn das Problem nach gründlicher Prüfung der Ergebnisse weiter besteht, führen Sie die Behandlung konsequent weiter durch, bis die Intensität den Wert 0 erreicht hat.

Das EFT-Protokoll anpassen

Um Ihre Anwendung des EFT-Basisprotokolls zu verbessern und sicherzugehen, dass damit auch die Ergebnisse besser werden:

Verbessern Sie die Einstimmung

Um ganz in Ihr Problem hineinzukommen, müssen Sie den Einstimmungssatz mit Gefühl und voller Überzeugung laut aussprechen. Damit Sie mit EFT gute Ergebnisse erzielen, muss Ihr Einstimmungssatz spezifisch auf Sie/Ihr Problem zugeschnitten sein.

Ist er zu allgemein gehalten, dann gelingt es Ihnen nicht, sich gänzlich in Ihr Problem hineinzuversetzen. Hier zwei Beispiele:

Allgemein: »Obwohl kein Mann etwas von mir wissen will …«
Spezifisch: »Obwohl mich Glen am Valentinstag sitzen ließ …«

Allgemein: »Obwohl ich ein ängstlicher Mensch bin …«
Spezifisch: »Obwohl ich dieses Herzrasen habe …«

Jagen Sie den Schmerz

Am Beginn einer EFT-Behandlung kann es vorkommen, dass Sie ein bestimmtes Symptom oder Problem beklopfen und es durch den Körper zu wandern beginnt. Möglicherweise verändert sich dabei auch seine Intensität. Wenn Sie versuchen, es einmal in Begriffen wie Farbe, Form und Größe zu fassen, so mag es scheinen, als verwandle es sich bei der Verlagerung in andere Körperregionen. Bei EFT nennen wir das »den Schmerz jagen«, doch dabei müssen Sie dem Symptom auf seiner Wanderung durch den Körper konsequent auf den Fersen bleiben. Jedes Mal, wenn es sich verlagert oder verändert, begegnen Sie ihm mit einem neuen Einstimmungs- und Erinnerungssatz. So wird aus einem »dumpfen blauen Schmerz im Bein« vielleicht eine »rote Übelkeit im Magen«. Bestimmen Sie die neuen Symptome weiter ganz genau in einem Einstimmungs- und Erinnerungssatz und verfolgen Sie die Empfindungen durch alle Körperregionen. Beklopfen Sie dabei Ihre Meridianpunkte, bis das Symptom oder Problem verschwindet.

Überprüfen Sie Ihre Arbeit

Überprüfen Sie stets, ob Ihre Arbeit erfolgreich war. Dies mag Ihnen als unnötiger Schritt erscheinen, wenn das Problem oder Symptom scheinbar abgeklungen ist. Eine Überprüfung des Erfolgs gibt Ihnen jedoch die Sicherheit, dass es wirklich verschwunden ist. Ihren Erfolg können Sie überprüfen, indem Sie sich das Ereignis lebendig vor Augen führen, wie in Schritt 7 beschrieben.

Legen Sie Ausdauer an den Tag

Manche Menschen erleben verblüffend rasche Erfolge mit EFT. Bei anderen dauert es länger, und sie brauchen mehr Ausdauer. Das angestrebte Ziel ist die Intensitätsreduzierung eines Problems auf 0. Fahren Sie konsequent mit der Behandlung fort, bis Sie bei diesem Wert angekommen sind. Überprüfen Sie dabei immer wieder Ihr subjektives Belastungslevel und wiederholen Sie die EFT-Sequenz so oft wie nötig.

Achten Sie auf Wahrnehmungsverlagerungen

Wahrnehmungsverlagerungen geschehen, wenn sich bei Ihnen ein Wandel im Denken über ein vergangenes Ereignis vollzieht. Sobald eine Wahrnehmungsverlagerung eintritt, verändert sich das Empfinden gegenüber dieser Erinnerung oder diesem Problem. Der Wandel in Ihrem Glaubenssystem äußert sich in Bemerkungen wie:

»Es ist passiert.«
»Es ist vorbei.«
»Ich bin sicher.«
»Ich habe daraus gelernt.«
»Ich bin jetzt bereit, weiterzugehen.«

Wahrnehmungsverlagerungen sind gute Indikatoren dafür, dass der EFT-Prozess funktioniert. Wenn Sie also bemerken, dass sich Ihr Denken und Ihre Sprache zum Positiven hin verändern, dann wissen Sie, dass EFT bei Ihnen gut anschlägt.

Teilaspekte auflösen

Sie können EFT auch anwenden, um einzelne Symptome eines Problems zu beklopfen, beispielsweise das Herzrasen, das ein Angstgefühl begleitet. Die eigentliche Arbeit mit EFT hat jedoch zum Ziel, zur Wurzel des Problems vorzudringen: Weshalb besteht dieses Angstgefühl überhaupt?

Das Problem kann von einer einzelnen Lebenserfahrung herrühren, und wenn wir beim Beispiel Angstgefühl bleiben: Es kann sein, dass ein einzelnes Lebenstrauma so einschneidend war, dass es ein Angstsyndrom zur Folge hatte, das nun durch verschiedene Lebenssituationen ausgelöst wird. Viele Probleme sind jedoch komplex und lassen sich auf mehrere Ursachen zurückführen; in der EFT-Theorie werden diese als »Aspekte« bezeichnet.

»Aspekte« sind all die verschiedenen Verzweigungen eines Problems. Bisweilen müssen wir eine ganze Reihe davon beseitigen, bevor wir die Lösung des Kernproblems angehen können. Oftmals wiederholen wir immer wieder dieselben Muster und ziehen ähnliche Situationen an, die unsere Probleme immer noch komplexer werden lassen. Daher hat man wahrscheinlich zu demselben Thema eine ganze Reihe verwandter Lebenserfahrungen gemacht.

Nehmen wir beispielsweise eine Spinnenphobie. Die Phobie nahm vielleicht damit ihren Anfang, dass jemand erlebte, wie die Mutter beim Anblick einer Spinne einen Schrei ausstieß. Das wäre ein Aspekt. Damit können jedoch weitere Aspekte verbunden sein; vielleicht wurde demjenigen eine Spinne hinten in den Kragen gesteckt, oder er hat beim Zurückschlagen der Bettdecke eine Spinne entdeckt, oder er hat sich nicht mehr ins obere Stockwerk hinauf gewagt, weil eine große Spinne auf dem Treppenabsatz saß usw. Unter Umständen müssen wir jede einzelne Erinnerung mit EFT behandeln, bevor das Problem gelöst ist.

Auch ein und dieselbe Erinnerung kann mehrere Aspekte umfassen. Konstruieren wir die Situation, dass Ihnen eine Spinne hinten in den Kragen gesteckt wurde. Rund um diese Erinnerung können sich mehrere Einzelerinnerungen mit Spitzenwerten an emotionaler Intensität festgesetzt haben. Eine davon war vielleicht der Anblick, wie Ihr Klassenkamerad die Spinne in die Hand nahm, die nächste, wie er mit der Spinne auf Sie zugerannt kam, die dritte, wie er Ihnen die Spinne vors Gesicht hielt, und die vierte, wie er sie Ihnen hinten in den Kragen steckte. Es kann sein, dass jeder dieser einzelnen Aspekte behandelt werden muss, bevor die emotionale Intensität nachlässt. Ist es so, brauchen Sie einen neuen Einstimmungssatz für jeden Aspekt, um die verschiedenen Gefühle aufzulösen, die sie in Ihrem Körper erzeugt haben.

Behandelt man alle unterschiedlichen Aspekte einzeln, wird man das Problem lösen. Behandelt man sie hingegen nicht alle, hat es oftmals den Anschein, als kehre ein Problem zurück, obgleich die Ergebnisse einer EFT-Behandlung dauerhaft sind.

Wenn Sie den Eindruck haben, dass ein Problem nicht nachlässt, dann sind Sie vielleicht während der Behandlung zu einem anderen Aspekt übergewechselt. Wenn Angst beispielsweise Herzrasen und zugleich Übelkeit verursacht, dann müssen Sie unter Umständen die EFT-Behandlung auf beide Symptome anwenden, um die Angst zu beseitigen. Fokussieren Sie jedoch während der Behandlung des Herzrasens aus Versehen die Übelkeit, dann erzielen Sie weniger tief gehende Ergebnisse und gewinnen vielleicht den Eindruck, keine Fortschritte gemacht zu haben. Sie müssen konsequent an einem Problem dranbleiben und jedes einzelne separat auflösen.

Auch bei der Arbeit an einer Erinnerung, Sie wurden beispielsweise angeschrien und aus dem Klassenzimmer geschickt, muss möglicherweise jeder Aspekt einzeln behandelt werden. Dazu gehört vielleicht der Schreck, den die laute Stimme des Lehrers Ihnen versetzte, die Scham, vor die Tür geschickt zu werden, und Ihr Gefühl des Ausgestoßenseins, als Sie alleine da draußen auf dem Korridor standen. Jeder Aspekt muss dann für sich angesprochen werden, um die besten Ergebnisse zu erzielen. Formulieren Sie unbedingt einen neuen Einstimmungssatz für jeden Aspekt und klopfen Sie, bis die Intensität abgenommen hat.

Achten Sie auf den Generalisierungseffekt

In manchen Fällen erübrigt es sich vielleicht, jeden einzelnen Aspekt aufzulösen. Bei EFT-Behandlungen tritt ein Phänomen auf, das als »Generalisierungseffekt« bezeichnet wird. Bei der Behandlung einer Reihe von Erinnerungen rund um eine ähnliche Situation verlieren andere Erinnerungen nicht selten ebenfalls ihre emotionale Intensität und beeinträchtigen Sie somit nicht länger. Wenn Sie also rund um ein bestimmtes Thema eine Reihe von Erinnerungen haben, die bei Ihnen ein subjektives Belastungslevel von neun oder zehn auf der Skala anzeigen, dann werden Sie vielleicht feststellen, dass Sie schon durch die Auflösung einiger dieser Erinnerungen in der Lage sind, den gesamten Komplex ohne jede emotionale Anspannung oder Anteilnahme zu betrachten.

Das Apex-Problem

Mit EFT lassen sich oftmals verblüffend rasch Ergebnisse erzielen. Bisweilen scheinen sie so schnell und mühelos einzutreten, dass der menschliche Verstand nach einer anderen Erklärung sucht. Wenn Klienten also die Erfolge einer EFT-Behandlung »wegzuerklären« versuchen und behaupten, die Ergebnisse beruhten auf etwas anderem, so bezeichnet man das als »Apex-Problem« (engl. *apex* = Gipfel, Höhepunkt).

Zu dessen Vermeidung definieren Sie die ursprüngliche Störung genau, notieren das gewünschte Ergebnis auf einem Blatt Papier und halten Sie schriftlich fest, ob es am Ende einer Sitzung erreicht wurde.

Weiterführende EFT-Methoden

Sobald Sie sich die Grundlagen von EFT angeeignet haben, sind die beiden folgenden Techniken hilfreich bei der Behandlung spezifischer Probleme, zudem bieten sie Ihnen eine gute Ausgangsbasis für die Einarbeitung in Matrix Reimprinting.

Bitte beachten Sie: Bei der Behandlung schwerer Traumata sollten Sie sich in diese Verfahren einlesen nur um Hintergrundinformation *zu bekommen, und entweder einen EFT-Behandler konsultieren (vorzugsweise einen, der auch Matrix Reimprinting praktiziert, sollten Sie diese Methode für sich ins Auge fassen) oder an einem Ausbildungsseminar über EFT/Matrix Reimprinting teilnehmen (weitere Hinweise finden Sie im Anhang auf S. 337).*

Die Veränderung einer einzelnen Negativerfahrung

Jetzt, wo Sie ein Grundverständnis des EFT-Basisprotokolls gewonnen haben, können Sie es zur Veränderung einer belastenden Erinnerung anwenden. Dabei kann es sich um einen einzelnen Gedanken, ein Bild oder eine erinnerte Szene handeln. Auch die Äußerung einer anderen Person oder etwas, das Sie zufällig mit angehört haben, eignet sich dazu.

Wählen Sie ein kleines Problem aus, mit anderen Worten etwas, das Sie als wenig traumatisch empfinden. Achten Sie jedoch darauf, dass es trotzdem eine gewisse emotionale Intensität für Sie hat. Bei der Erinnerung an das Problem sollten Sie durchaus gewisse körperliche oder emotionale Veränderungen bemerken.

1. Schritt: Bestimmen Sie die Emotion

Um was für eine Emotion handelt es sich? Wo lokalisieren Sie sie in Ihrem Körper? Folgen Sie dem Grundrezept des EFT-Protokolls, bis Sie im Zusammenhang mit der Emotion körperlich nichts mehr spüren. Nehmen wir zum Beispiel Ihre Niedergeschlagenheit. Zunächst einmal würden Sie überprüfen, wie traurig Sie sich selbst auf der Zehnerskala einschätzen (subjektives Belastungslevel). Dann würden Sie den Einstimmungssatz drei Mal laut aussprechen und sich dabei den Karatepunkt beklopfen: »Obwohl ich diese Niedergeschlagenheit empfinde, liebe und akzeptiere ich mich so, wie ich bin.« Dann würden Sie alle Punkte vom Scheitel abwärts beklopfen und dabei die Kurzform, den Erinnerungssatz, wiederholen: »diese Niedergeschlagenheit«. Damit würden Sie fortfahren, bis die emotionale Intensität auf 0 gesunken ist.

2. Schritt: Überprüfen Sie Ihre Sinneswahrnehmungen

Überprüfen Sie einmal mehr die Ausgangssituation. Was haben Sie gesehen, gefühlt, gehört, gerochen, geschmeckt oder gedacht? Jede dieser Sinneswahrnehmungen kann bei Ihnen eine Reaktion von emotionaler Intensität auslösen und die Biochemie Ihres Körpers verändern, beispielsweise:

- Sie sehen Blut, und dabei dreht sich Ihnen der Magen um.
- Sie verspüren Furcht und bekommen weiche Knie, weil Sie sich nicht in der Lage fühlen wegzulaufen.
- Sie hören einen Schrei, und Ihr Herz beginnt zu rasen.
- Sie riechen Verbranntes und empfinden starke Übelkeit.
- Sie denken: »Ich habe es einfach nicht geschafft«, und das schnürt Ihnen die Kehle zu.

Beispiel-Einstimmungssätze für jedes einzelne Problem:

»Obwohl sich mir der Magen umdreht, wenn ich Blut sehe, liebe und akzeptiere ich mich so, wie ich bin.«
»Obwohl ich vor Angst weiche Knie habe ...«
»Obwohl dieser Schrei mein Herz rasen lässt ...«
»Obwohl dieser Geruch nach Verbranntem mir Übelkeit verursacht ...«
»Obwohl mir das Gefühl, etwas nicht geschafft zu haben, die Kehle zuschnürt ...«

Behandeln Sie jeden Aspekt der Ausgangsszene, bis das beeinträchtigende Gefühl auf 0 heruntergegangen ist und Sie ohne jede emotionale Anspannung daran denken können.

Eine ganze Erinnerung verändern (Movietechnik)
Welches Lebensproblem Sie auch immer behandeln möchten, Sie müssen zunächst einmal auf die damit verbundenen »Schlüsselereignisse« kommen. Dabei sollten Sie sich stets fragen: »Welches ist die früheste Erinnerung, die mit diesem Problem verknüpft ist?« Die oben beschriebene Vorgehensweise hat Ihnen gezeigt, wie Sie ein einzelnes Bild oder eine bestimmte Szene behandeln und dabei alle dazugehörigen Aspekte einzeln auflösen. Wie gehen Sie jedoch vor, wenn Sie eine längere Erinnerungssequenz mit vielen unterschiedlichen Aspekten behandeln möchten? Die wirkungsvollste Behandlungsmethode der traditionellen EFT-Methode ist in diesem Fall die »Movie- oder Filmtechnik«:

1. Schritt: Die Erinnerungssequenz

Legen Sie eine bestimmte Erinnerungssequenz fest. Es muss sich dabei um ein einzelnes Ereignis handeln.

2. Schritt: Die Filmlänge

Wie lange soll der Film dauern? Das Erlebnis sollte in Echtzeit von ein paar Minuten bis hin zu ein paar Stunden dauern, einen einzelnen Morgen, Nachmittag, Abend oder eine Nacht umfassen. Wenn der Zeitraum sich über mehrere Tage oder Wochen erstreckt, teilen Sie ihn in mehrere einzelne Filme auf.

Sasha wandte diese Technik beispielsweise bei einer Klientin an, die an der Erinnerung arbeiten wollte, wie ihr Hund eingeschläfert wurde. Die Klientin gab an, diese Erinnerung sei ein einzelnes Ereignis gewesen, aber als die Arbeit daran voranschritt, stellte sich heraus, dass es sich dabei tatsächlich um drei Filme für sich handelte: Der erste umfasste den Tag, an dem der Tierarzt ihr sagte, der Hund müsse eingeschläfert werden, der zweite die Szene ein paar Tage später, als sie mit dem Hund einen letzten Spaziergang unternahm, und der dritte enthielt die eigentliche Erinnerung an das Einschläfern des Hundes. In manchen Fällen löst die Arbeit mit der intensivsten Erinnerung auch die gesamte emotionale Resonanz der anderen Erinnerungen auf. Um die besten Ergebnisse zu erzielen, unterteilen Sie daher komplexe Erinnerungen unbedingt in einzelne Filmsequenzen und arbeiten Sie sich durch jede einzelne Sequenz.

3. Schritt: Der Filmtitel

Welchen Titel soll der Film bekommen? Ein häufiger Fehler besteht darin, ihm den Titel eines bereits existenten Films zu geben, zum Beispiel »Der Pate«. Stattdessen ist es aber wichtig, dass der Titel den Inhalt des eigenen Films widerspiegelt, etwa »Allein gelassen am Strand« oder »Das Schlimmste, was mir je passiert ist«.

4. Schritt: Die Bestimmung des subjektiven Belastungslevels durch den Filmtitel

Bestimmen Sie Ihr subjektives Belastungslevel (auf der Zehnerskala) bezüglich des Filmtitels und nehmen Sie dabei der emotionalen Intensität die Spitze, zum Beispiel:

»Obwohl bei mir dieser Film ›Allein gelassen am Strand‹ läuft, liebe und akzeptiere ich mich so, wie ich bin.«

Fahren Sie damit fort, bis sich die Intensität beim Aussprechen des Titels auf einen Wert von höchstens 2 reduziert hat.

5. Schritt: Erzählen Sie die Filmhandlung

Beginnen Sie den Film an einem Punkt, wo noch keine emotionale Intensität spürbar ist. Erzählen Sie die Handlung laut, halten Sie bei jedem emotional intensiven Moment inne und bringen Sie die Intensität mithilfe des EFT-Protokolls auf 0. Führen Sie denselben Ablauf durch wie bei der Veränderung einer einzelnen Szene, indem Sie alle Gedanken, Gefühle, Körperempfindungen usw. einzeln auflösen. Sie werden mit dieser Technik allerdings ein paar Durchgänge benötigen, bis die verschiedenen Aspekte behandelt sind.

6. Schritt: Überprüfen Sie die Ergebnisse Ihrer Arbeit

Wenn Sie die Durchgänge vollendet haben, lassen Sie den Film vor Ihrem geistigen Auge erneut ablaufen und überprüfen Sie, ob es Ihnen gelungen ist, die emotionale Intensität überall herauszunehmen. Sollten sich Aspekte zeigen, die Sie ausgelassen haben oder wobei Sie noch immer eine emotionale Intensität verspüren, dann führen Sie die Klopfsequenzen erneut aus. Die Anwendung der Filmtechnik ist perfekt gelungen, wenn Sie den gesamten Film ablaufen lassen können, ohne die geringste emotionale Anteilnahme zu verspüren.

EFT-Techniken zu zweit anwenden
Sie können EFT entweder allein oder mit einem Partner/einer Partnerin anwenden, wobei Letzteres oftmals stärkere Wirkung zeigt. Wenn Sie sich dafür entscheiden, führt Sie der Betreffende durch den Ablauf, während jeder von Ihnen sich selbst beklopft. Führt die Behandlung bei Ihnen zu starker Erregung, können Sie sich von Ihrem Partner beklopfen lassen.

Wenn eine andere Person Sie anleitet, dann sagt diese Ihren Einstimmungssatz, und Sie sprechen ihn nach, während jeder von Ihnen beiden seinen eigenen Karatepunkt beklopft. Wenn Sie gemeinsam in dieser Form vorgehen, ist es ratsam, den Einstimmungssatz mehrfach zu unterteilen, damit kein sehr langer einzelner Satz nachgesprochen werden muss.

Ihnen wird Ihr Erinnerungssatz vorgesprochen, und Sie wiederholen ihn, während Sie beide jeweils Ihre eigenen Meridianpunkte beklopfen.

Es ist wichtig, dass die verwendeten Worte die der Person mit dem Problem sind. Daher sollte die anleitende Person/der Behandler genau zuhören, wie die angeleitete/behandelte Person das Problem formuliert. Dann gibt die behandelte Person als Feedback ein Einstimmungsstatement ab, etwa in dieser Form:

- *Behandelte Person:* »Ich empfinde große Traurigkeit in meinem Herzen, wenn ich daran denke, wie er zur Tür hinausging.«
- *Behandler:* »Welchen Wert würden Sie diesem Gefühl auf der Zehnerskala beimessen, zwischen 1: ›Kaum vorhanden‹ und 10: ›Schlimmer kann es nicht werden.‹«
- *Behandelte Person:* »Eine Sieben.«
- *Behandler:* (beklopft die eigenen Karatepunkte) »Obwohl ich diese Traurigkeit in meinem Herzen empfinde …«
- *Behandelte Person:* (beklopft die eigenen Karatepunkte) »Obwohl ich diese Traurigkeit in meinem Herzen empfinde …«
- *Behandler:* (beklopft die eigenen Karatepunkte) »… wenn ich daran denke, wie er zur Tür hinausging …«

> *Behandelte Person:* (beklopft weiter die eigenen Karatepunkte) »… wenn ich daran denke, wie er zur Tür hinausging …«
> *Behandler:* (beklopft weiter die eigenen Karatepunkte) »… liebe und akzeptiere ich mich von ganzem Herzen, so, wie ich bin.«
> *Behandelte Person:* (beklopft die eigenen Karatepunkte) »… liebe und akzeptiere ich mich von ganzem Herzen, so, wie ich bin.«

Der Einstimmungssatz wird insgesamt drei Mal in dieser Form gesprochen.

> *Behandler:* (beklopft den eigenen Scheitelpunkt) »Diese Traurigkeit im Herzen.«
> *Behandelte Person:* (beklopft den eigenen Scheitelpunkt) »Diese Traurigkeit im Herzen.«
> *Behandler:* (beklopft den eigenen Augenbrauenpunkt) »Er ging zur Tür hinaus.«
> *Behandelte Person:* (beklopft den eigenen Augenbrauenpunkt) »Er ging zur Tür hinaus.«
> *Behandler:* (beklopft den eigenen Augenwinkelpunkt) »Diese Traurigkeit im Herzen.«
> *Behandelte Person:* (beklopft den eigenen Augenwinkelpunkt) »Diese Traurigkeit im Herzen.«
> *Behandler:* (beklopft den eigenen Jochbeinpunkt) »Er ging zur Tür hinaus.«
> *Behandelte Person:* (beklopft den eigenen Jochbeinpunkt) »Er ging zur Tür hinaus.«

Fahren Sie in dieser Form fort, bis das Symptom den Intensitätswert 0 erreicht hat.

Gehen Sie dann zum nächsten Aspekt über, bis die emotionale Intensität in allen Aspekten aufgelöst ist und Sie sich die Erinnerung, an der Sie gerade arbeiten, ins Gedächtnis zurückrufen können, ohne dass sich Ihre Körperchemie verändert.

KAPITEL 5

MATRIX REIMPRINTING

Infolge neuerer Informationen und Forschungsergebnisse entstanden zwangsläufig auch neue Methoden, die dieser veränderten Weltsicht stärker gerecht wurden. Große Fortschritte gab es, was unser Verständnis vom Gesetz der Anziehung anbelangt und auf dem Gebiet der Quantenphysik, aber nur wenige der vorhandenen Methoden arbeiten direkt und gezielt mit dem allen gemeinsamen Energiefeld. Matrix Reimprinting tut aber genau dies. Alles begann in Australien …

Die Geschichte von Matrix Reimprinting

Im Jahr 2006 unterrichtete Karl EFT in Australien. Bei der Arbeit mit einer Kursteilnehmerin ging kaum etwas voran, bis Karl sie schließlich fragte: »Kannst du denn das kleine Mädchen sehen, dein jüngeres Selbst? Hast du ein Bild von ihr im Kopf?« Worauf die Frau antwortete: »Ich sehe sie so klar vor mir, dass ich sie beklopfen könnte.« Aus einer Inspiration heraus ermutigte Karl sie, ihr jüngeres Selbst in der Erinnerung zu beklopfen, während er selbst fortfuhr, die Teilnehmerin zu beklopfen. Ihr Problem löste sich mit erstaunlicher Geschwindigkeit auf. Das war die Geburtsstunde von Matrix Reimprinting!

Während der nächsten Jahre experimentierte Karl ausgiebig mit der Methode. Damals hatte sie noch keinen Namen und bestand eigentlich nur darin, dass der Behandler den Klienten beklopfte, während der Klient das geistige Bild seines jüngeren Selbst beklopfte, wobei sie ihren Dialog aufrechterhielten, um das Trauma zu erlösen.

Dann ging Karl dazu über, diese Arbeitsmethode mit der jüngsten Forschung in den Neuen Wissenschaften und der Quantenphysik in Verbindung zu setzen. Als führender Spezialist in der Anwendung von EFT bei schweren Krankheitsfällen hatte er die

Erkenntnisse von Bruce Lipton schon seit einiger Zeit in seine Arbeit eingebracht. Dabei fiel ihm immer öfter auf, dass negative Lebenstraumata, vor allem solche aus früher Kindheit, unsere Einstellungen als Erwachsene bestimmen. Der Teil von uns, der sich abgespalten hatte, um uns vor dem Schmerz des Traumas zu schützen, enthielt nicht nur das Trauma selbst, sondern auch die zum damaligen Zeitpunkt entstandenen Überzeugungen und Vorstellungen vom Leben. Diese wiederum hatten Auswirkungen auf unseren Körper.

Mit der Zeit fiel Karl auf, dass nicht nur die schweren Traumata negative innere Einstellungen und Krankheiten hervorriefen, sondern dass insbesondere die alltäglichen kleinen Traumata, die uns einredeten, nicht gut genug, clever genug, einzigartig genug, hübsch genug, intelligent genug, liebenswert genug etc. zu sein, tiefer gehende negative Grundeinstellungen ausbildeten als die schweren Traumata, vor allem in der frühen Kindheit.

Er kam auch zu der Erkenntnis, dass es nicht genügte, mithilfe von EFT die Informationen freizusetzen, die das ECHO über das Trauma aufgenommen hatte. Dadurch allein änderte sich die Einstellung der Klienten noch nicht. Das Bild selbst musste verändert werden. Dabei sollte nicht das Ereignis verdrängt werden, nur das Bild im Feld sollte transformiert werden, denn genau dieses Bild verursachte die negativen Empfindungen im Körper.

Karl befasste sich auch mit der allgemeinen Forschung über das Gesetz der Anziehung und erkannte, dass die Bilder im Feld mit diesem Gesetz in direkter Verbindung stehen. Wenn Sie negative Bilder Ihrer Lebenserfahrungen in Ihrem Feld festhalten, werden Sie dadurch weitere negative Bilder anziehen. Wenn Sie ständig mit diesen negativen Energien in Resonanz gehen, werden Sie auch weiterhin auf dieser Frequenz schwingen und Erfahrungen derselben Frequenz anziehen. Karl beobachtete mit Freude, dass die Klienten und Seminarteilnehmer, die die Bilder in ihren Feldern verändert hatten, allmählich auch positivere Lebenserfahrungen machten.

Nachdem er sich eine Podiumsdiskussion mit Rupert Sheldrake angehört hatte, erkannte Karl außerdem, wie gut sich dessen Forschungen auf dem Gebiet der morphischen Felder und morphischen Resonanz mit seiner eigenen Arbeit deckten. Besonders faszinierte ihn Sheldrakes Behauptung, morphische Felder entstünden durch Gewohnheit und verstärkten sich durch Wiederholungen. Da wurde ihm deutlich klar, dass wir uns selbst sabotieren, indem wir schädliche Verhaltensmuster wiederholen, die sich aufgrund der im morphischen Feld gespeicherten Muster durchsetzen. Sheldrake zeigte auch die Möglichkeit auf, dass Erinnerungen in der Matrix gespeichert werden. Dies stimmte mit Karls Theorie überein, dass ECHOs in das Feld gehen.

Ein ähnliches Thema schnitt Bruce Lipton in seiner DVD *Fractal Evolution* an. Laut Dr. Lipton fehlt den Zellen das Bewusstsein, um Erinnerungen speichern zu können. Die Zellwände sind jedoch mit Antennen ausgestattet, die auf das »Ich« in der Matrix ausgerichtet sind. Dies bestärkte Karl in seiner Annahme, ECHOs könnten im Feld gespeichert werden. Letztendlich erkannte er, dass unsere Zellen und die DNA sich den Fehlvorstellungen dieser unbewussten ECHOs in der Matrix anpassen. Diese Veränderungen nennen wir physisches und geistiges Un-Wohlbefinden.

Karl beschäftigte sich auch mit den Forschungsergebnissen des HeartMath Institute und war besonders fasziniert davon, dass die Felder des Herzens noch aus drei Metern Entfernung vom Körper in allen Richtungen gemessen werden konnten. Wenn das Herz also auf diese Weise mit der Matrix kommunizierte, dann konnte es durchaus auch neue Bilder in die Matrix senden.

Ein weiterer Einfluss ergab sich aus der Arbeit des Traumaspezialisten Dr. Robert Scaer und aus seinen Forschungen über die Angststarre. Hierbei war die Tatsache von besonderer Bedeutung, dass die meisten Menschen ihre Angststarre nicht entladen. Dr. Scaer sprach in diesem Zusammenhang von »Traumakapseln«, die sich im Moment der Angststarre bilden.[1] Dies deckte sich mit Karls Auffassung, dass ECHOs im Moment des Traumas selbst entstehen.

Schließlich formulierte Karl den Namen »Matrix Reimprinting« für seine Methode. *Matrix* war sein Lieblingswort für das allen gemeinsame Energiefeld. Und da der Vorgang, wie Kinder durch Beobachtung und Nachahmung die Eigenschaften ihrer Eltern übernehmen, im Englischen »Imprinting« genannt wird, ist *Reimprinting* die treffende Bezeichnung für das Ersetzen alter Programme und Muster durch neue.

Nachdem er als Trainer und EFT-Meister über 800 Behandler und Anwender in EFT unterrichtet hatte, war eine Gemeinschaft von Praktizierenden entstanden, die oft zur Supervision und weiteren Ausbildung zu ihm zurückkamen. So konnte Karl sie während der folgenden Jahre an der Entwicklung seiner Methode teilhaben lassen. Wobei er es durchaus gewohnt war, von seinen Lehrgangsteilnehmern enthusiastisches Feedback über die Wirkung von EFT zu erhalten. Lebensverändernde Erfahrungen waren an der Tagesordnung. Doch was die Teilnehmer mit Matrix Reimprinting erlebten, war weit eindrucksvoller. Viele berichteten, es werde in fast jeder EFT-Sitzung nach Matrix Reimprinting verlangt, und die Ergebnisse wären durch die Bank phänomenal.

Eine dieser Seminarteilnehmerinnen war Sasha. Sie hatte gerade mit Matrix Reimprinting ihr chronisches Erschöpfungssyndrom/ME und ihre bipolare Störung überwunden und setzte Karls Methode intensiv bei schweren Krankheiten und Kindheitstraumata ein. Dabei konnte sie erstaunliche Ergebnisse verzeichnen. Sasha besaß zwar zahlreiche Qualifikationen und Berufserfahrung auf den unterschiedlichsten Gebieten, doch nun schob sie alle anderen Disziplinen beiseite, um sich ganz auf Matrix Reimprinting zu konzentrieren. Ihr war klar, dass Karl so viel Zeit in Innovation und Training investierte, dass ihm keine mehr blieb, um über die Methode zu schreiben. Nachdem sie also ihr erstes Buch fertiggestellt hatte, schlug sie ihm vor, das vorliegende Buch gemeinsam zu verfassen.

Die Grundzüge von Matrix Reimprinting

Matrix Reimprinting gründet auf der allseits bekannten Traumatheorie aus der Psychotherapie. Um ein Trauma entstehen zu lassen, genügt eine Situation, in der wir uns hilflos fühlen und unser Leben bedroht scheint. Die Lebensbedrohung an sich ist subjektiv und abhängig vom Alter und der Fähigkeit, mit der Situation fertigzuwerden. Bei einem Erwachsenen kann ein Trauma durch gravierende Vorkommnisse wie einen Verkehrsunfall oder physische bzw. sexuelle Gewalt hervorgerufen werden. Bei einem Kind genügt unter Umständen schon die Aussage eines Elternteils, es sei schlecht, dumm, hässlich oder faul.

In dem Trauma auslösenden Moment, wenn wir weder kämpfen noch fliehen können, uns ausgeliefert fühlen und das Gefühl haben, dass es kein Entkommen gibt, erstarren wir einfach vor Angst. Die Reaktionen unseres Körpers schützen uns auf biochemische Art vor emotionaler oder physischer Überwältigung, und während unser Bewusstsein erstarrt, spaltet sich ein Teil von uns energetisch ab: Es bildet sich ein ECHO.

Wenn sich das ECHO abspaltet, wird es in der Matrix gespeichert. Es enthält alle Informationen über das traumatische Ereignis, wobei das Ereignis selbst aus unserem Bewusstsein gelöscht ist, als hätte es nie stattgefunden. Trotzdem lebt es in unterbewussten Bildern weiter und diktiert uns unsere Reaktionen in zukünftigen Situationen. Ähnliche Ereignisse lösen ähnliche Reaktionen aus, und so erleiden wir Stress, Angst, Phobien und vieles mehr, die unsere Aktivitäten im täglichen Leben beeinflussen und schließlich ihren Tribut in Form physischer Krankheiten fordern.

Ein weiteres Problem besteht darin, dass es viel Energie kostet, diese Informationen in der Matrix zu bewahren, weshalb es mit zunehmendem Alter für die ECHOs immer schwieriger wird, uns die Traumata »vom Leib« zu halten.

Und noch etwas kommt hinzu: Auf Zellebene stellen diese Bilder Ereignisse dar, die jetzt gerade geschehen. Erinnerungen werden nur im Bewusstsein als Erinnerungen wahrgenommen. Das Unterbewusstsein registriert sie als aktuelle Geschehnisse. Vielleicht stellen Sie sich nun die Frage, welche »aktuellen Geschehnisse« es sind, die Sie von Heilung und Glücklichsein abhalten.

Durch die Veränderung der Bilder im Feld kann Matrix Reimprinting die Energie eines Traumas freisetzen und eine dauerhafte Heilung einläuten. Wenn Sie also negative Lebensbilder haben, die Sie in der Vergangenheit festhalten, dann können Sie diese durch positive Bilder ersetzen. Und zwar folgendermaßen:

Wir arbeiten mit den inneren Kindern/ECHOs

Wir verändern die Bilder, indem wir mit den ECHOs arbeiten, die das Trauma seit dem Moment festgehalten haben, in dem das Bild entstand. Bei Matrix Reimprinting ist das innere Kind oder ECHO der eigentliche Klient. Wir danken ihnen dafür, dass sie das Trauma für uns festgehalten haben, und beklopfen sie in unserer Vorstellung, um das Trauma aufzulösen. Gleichzeitig beklopfen wir die Punkte auf unserem eigenen Körper.

Das Ergebnis der Erinnerung kann auch dadurch verändert werden, dass man neue Ressourcen einführt, jemanden um Unterstützung bittet oder das sagt oder tut, was man seinerzeit unterlassen hat. Zudem können wir das ECHO auch darauf vorbereiten, was gleich geschehen wird.

Dies ist keineswegs eine Verleugnung der zurückliegenden Geschehnisse, es werden nur die alten Bilder verändert, um Wohlbefinden in der Gegenwart hervorzurufen. Dieses Vorgehen bedeutet auch nicht, dass »unechte« Erinnerungen eingepflanzt werden. Es werden einzig und allein negative Erinnerungen gegen positive ersetzt. Aus Sicht der Quantenphysik steht uns eine unendliche Anzahl möglicher Vergangenheiten und Zukunftsszenarien offen. Es ist so, als zapften wir eine andere Vergangenheit an, während wir gleichzeitig die Lektionen anerkennen, die wir durch unsere Erlebnisse gelernt haben.

Wir erstellen ein neues, positives Bild

Haben wir den ganzen Stress und das Trauma des Vorfalls beseitigt, wird ein neues, positives Bild erschaffen. Die ECHOs lassen wir gehen, wohin sie wollen. Sie können auch bleiben, aber nur wenn die Energie dort jetzt positiv ist. Hier gibt es keine festen Regeln, doch kann man grundsätzlich sagen, dass sich das ECHO eines schweren Traumas eher einen schönen anderen Ort, häufig auch das Hier und Jetzt des erwachsenen Selbst aussucht. Wurde das Trauma aber beispielsweise durch einen Sturz auf der Bühne ausgelöst, wäre das »Überschreiben« mit dem positiven Bild z.B. einer erfolgreichen Bühnenaufführung, das in der Erinnerung lebt, sinnvoller. In den letzten Jahren haben wir bemerkt, dass es sehr sinnvoll ist, ein Bild entgegengesetzt zu dem früheren Ereignis und dem damit zusammenhängenden Glaubenssatz zu entwickeln.

Wir schaffen Gemeinschaft

Beim Erstellen eines neuen, positiven Bildes sollten wir darauf achten, das ECHO gemeinschaftlich mit einzubinden. In seiner DVD-Präsentation *Trauma, Transformation and Healing* betont Dr. Robert Scaer, wie wichtig diese Einbindung für die Heilung des Traumas ist – aufgrund der Art und Weise, wie das Gehirn auf Traumata reagiert. Ist Gefahr im Verzug, schätzt der *Gyrus cinguli anterior* sie zunächst ein. Ist sie nicht besonders groß, schwächt er die Aktivität der Amygdala ab, jenes Gehirnteils, der die emotionale Komponente einer Situation analysiert. Dadurch wird die Bedrohung angemessen bewertet. Bei Menschen, die viele Traumata erfahren haben, ist das Empfinden für Gefahr häufig überproportional stark ausgeprägt, doch wenn wir ein Gemeinschaftsgefühl erzeugen und die Aktivität der Amygdala gehemmt wird, kann das traumatisierte Gehirn heilen.[2]

Mit Matrix Reimprinting wird das ECHO also eingeladen, sich mit dem neuen Bild gemeinschaftlich zu verbinden. Es darf Familie und Freunde mitbringen, auch Vorbilder, religiöse oder spirituelle Gestalten wie Jesus, Buddha oder Engel, selbst Haus- oder Lieblingstiere, alles, was dem Heilungsprozess dienlich ist. In den meisten Fällen reicht aber das erwachsene Selbst des Klienten, um die Heilung zu bewirken.

Wir senden das neue Bild an das Gehirn

Das neue Bild wird an das Gehirn geschickt, um es mithilfe der neuen Informationen umzuprogrammieren. Wir glauben, dass in dieser Phase neue neuronale Verbindungen im Gehirn gebildet werden und dass dies eine heilende Wirkung hat. Kindheitstraumata zerstören neuronale Verschaltungen im *Hippocampus*, um uns vor der Erinnerung zu schützen. Diese Erfahrungen können jedoch durch einen unter dem Namen Neurogenese[3] (Bildung von Nervenzellen) bekannten Prozess wieder neu belebt werden. Neurogenese tritt zum Beispiel auf, wenn wir Neues erleben oder aufregende, erstaunliche oder beeindruckende Erfahrungen machen, spirituelle Zustände erreichen oder von starken, positiven Emotionen erfüllt sind.[4] Unserer Ansicht nach findet bei Matrix Reimprinting ebenfalls eine Neurogenese statt, wenn wir das Ergebnis einer Erinnerung verändern und einem ECHO die Möglichkeit geben, neue Erfahrungen zu machen. Obwohl das derzeit noch nicht durch Experimente untermauert ist, sind wir doch davon überzeugt, dass spätere Untersuchungen feststellen werden: Matrix Reimprinting führt zur Neurogenese. Es liegen zu viele ähnlich gelagerte Beweise dafür vor, wie der Geist den Körper beeinflussen kann. Das aussagekräftigste Buch zu diesem Thema ist nach wie vor *Achte auf Deine Gefühle* von David Hamilton.

Wenn wir das neue Bild in unseren Geist aufnehmen, verstärken wir auch die Farben im und um das Bild. Es heißt, Farbe sei die Sprache des zentralen Nervensystems. Wenn wir also die Farben im und um das Bild herum verstärken, intensivieren wir die Art, wie es von den Sinnen wahrgenommen wird. Durch Matrix Reimprinting werden alle positiven, mit dem Bild assoziierten Emotionen verstärkt. Auf diese Weise werden die emotionalen Reaktionen analog zum Bild neu programmiert.

Wir senden das neue Bild an die Zellen
Aus Bruce Liptons Arbeit wissen wir, dass unsere Zellen von unseren Gedanken beeinflusst werden. Wir senden nun also das Bild an unseren Körper und geben ihm auf diese Weise zu verstehen, dass das Trauma vorüber ist. Dadurch wird die positive Wirkung der Methode verstärkt. Wenn ein erkranktes Organ im Zusammenhang mit dem Trauma steht – beispielsweise wenn bei einer Sitzung ursprünglich an einem Magengeschwür gearbeitet wird und das Trauma in Verbindung mit dem Geschwür auftaucht –, dann wird das positive Bild auch an das erkrankte Organ gesendet.

Wir bringen das Bild in unser Herz
Wir nehmen das neue Bild in unser Herz und intensivieren die damit verbundenen Farben und positiven Gefühle.

Wir senden das Bild vom Herzen aus
In Kapitel 2 haben wir gesehen, dass unser Herz ein mächtiger Transmitter ist, der mit der Matrix kommuniziert, weshalb das neue Bild nun vom Herzen aus in die Matrix gesendet wird.

Der Unterschied zwischen Matrix Reimprinting und konventionellen EFT
EFT, TFT und Matrix Reimprinting sind alle drei Methoden der Energetischen Psychologie, die mit den Meridianen arbeiten. Mit EFT wird die negative Energie aus vergangenen traumatischen Erlebnissen beseitigt, während wir mit Matrix Reimprinting die Geschehnisse richtiggehend verändern.

ECHOs beklopfen
Die Klopfmethode bleibt zwar gleich, doch im Unterschied zum Matrix Reimprinting arbeitet EFT nicht mit den ECHOs, während sie beim Matrix Reimprinting die eigentlichen Klienten sind. In der traditionellen EFT-Methode werden Erinnerungen nicht in der Matrix angesiedelt, sondern in der Einheit von Körper und Geist.

Die Leere füllen

Manche Menschen empfinden eine innere Leere, wenn die negative Energie mithilfe von EFT beseitigt wird, ohne dass sie durch etwas anderes ersetzt würde. Einige EFT-Anwender sind dazu übergegangen, diese Leere durch eigens entwickelte Visualisierungen zu füllen. Andere füllen sie mit Reiki. Wieder andere wenden PSYCH-K® an, eine Methode der Energetischen Psychologie, bei der das Unterbewusstsein mithilfe positiver Glaubenssätze umprogrammiert wird. Bei Matrix Reimprinting besteht kein Bedarf, die Leere anderweitig zu füllen, da das neue Bild den alten Platz einnimmt.

Die Vorteile von Matrix Reimprinting

Die Anwendung von Matrix Reimprinting ist einfach in der Durchführung, und dazu noch ganz sanft. Durch Matrix Reimprinting kann eine Vielzahl traumatischer Erfahrungen erlöst werden, ohne dass dadurch neue Wunden aufgerissen würden. Auf die weiteren Vorteile wollen wir hier kurz eingehen:

Kernprobleme werden aufgelöst, positive Einstellungen verankert

Mithilfe von Matrix Reimprinting lassen sich Kernprobleme rasch aufspüren und auflösen. In der traditionellen EFT-Methode wird bei Haltungen wie z.B. dieser: »Ich muss perfekt sein, damit man mich liebt«, zurückgegangen zu der frühesten Erinnerung des Klienten an seine Selbsteinschätzung. Diese wird dann aufgelöst. Mit Matrix Reimprinting löst man nicht nur die Erinnerung auf, die zur Entstehung des Kernproblems beigetragen hat, sondern »impft« sich auch neue, unterstützende Auffassungen und Erfahrungen ein. Dadurch wird das aktuelle System der inneren Überzeugungen und Einstellungen verändert.

Traumata aus dem Säuglingsalter und der pränatalen Phase

Mit Matrix Reimprinting gelingt es, Traumata aufzuspüren, die vor der Bewusstseinswerdung in den ersten sechs Lebensjahren entstanden sind. Nur wenige Therapien oder Methoden besitzen die

Mittel, um mit diesen Erinnerungen zu arbeiten, doch ergeben die Forschungen des Zellbiologen Bruce Lipton, dass der Mensch gerade in diesem Lebensabschnitt die gravierendsten Schäden an seiner Selbstwahrnehmung erleidet. Mit Matrix Reimprinting können Sie weit zurückgehen, sogar bis in den Mutterleib, und mit Ihrem Selbst Verbindung aufnehmen, um Traumata aus der Zeit vor der Bewusstseinswerdung zu erlösen.

Reframing und innerer Wertewandel

Ein weiterer Vorteil von Matrix Reimprinting besteht darin, dass durch die Methode meist ein Perspektivenwechsel, auch als Reframing oder Referenztransformation bekannt, und ein innerer Wertewandel, englisch *cognitive shift*, bewirkt wird. Der Therapeut, der diese Techniken anwendet, hat den großen Vorteil, dass die Klienten die Hauptarbeit leisten (natürlich brauchen sie Anleitung, wenn sie stecken bleiben). Da die Klienten den Prozess lenken, entscheiden sie auch selbst, was für sie am besten ist. Sie bestimmen die Situation und sind daher viel eher bereit, sie in einem anderen Rahmen zu sehen oder ihre inneren Wertvorstellungen anders zu gewichten. Wie wir als Behandler wissen, bedeuten diese kognitiven Veränderungen die Erlösung vom Negativen und die Heilung.

Vergebung

Matrix Reimprinting führt auf ähnliche Weise oft zur inneren Vergebung, vor allem gegenüber den Urhebern der traumatischen Ereignisse, das heißt den Tätern. Nach Auffassung bestimmter psychotherapeutischer Richtungen ist es Aufgabe einer jeden Behandlung, jenen Punkt zu erreichen, an dem der Klient verzeihen kann. Dies darf aber keinesfalls erzwungen oder vorgetäuscht werden. In der klassischen Therapie gelangt man oft an eine Barriere, wo der Klient versichert, er habe seinem Täter verziehen, während er diesen Punkt in seinem Unterbewusstsein tatsächlich noch gar nicht erreicht hat. Matrix Reimprinting führt den Klienten auf natürliche Weise zum Ort echter Vergebung.

Psychologische Umkehrung und Sekundärgewinne
Mit Matrix Reimprinting kommt man ganz mühelos auf psychologische Umkehrungen (wenn das Unterbewusstsein an dem Problem festhält). Durch die Interaktion mit dem inneren Kind lernen wir genau zu verstehen, weshalb es an einem Problem festhält, das uns am Entkommen aus unseren alten Denk- und Handlungsmustern hindert (Auskosten eines Sekundärgewinns).

Klienten mit dissoziativer Identität
Ein weiterer großer Vorteil von Matrix Reimprinting besteht darin, dass man damit Klienten mit dissoziativer Identität erreicht. Jene Klienten also, die kein subjektives Belastungslevel haben und somit kein Empfinden und keinerlei Gefühle für Probleme, die sie ungelöst mit sich herumtragen. EFT-Behandler sehen in der Arbeit mit solchen Klienten eine ihrer größten Herausforderungen. Für diese Menschen ist Matrix Reimprinting ideal, denn wenn der Klient mit dem ECHO arbeitet, dann funktioniert die Methode sogar noch besser, wenn der Klient dissoziiert ist – mit anderen Worten: Er transferiert die Gefühle des ECHOs nicht in seinen Körper.

Auflösung des Traumas
Matrix Reimprinting eignet sich hervorragend dazu, dem Körper die Botschaft zu vermitteln, dass ein Trauma ausgestanden ist. Diese Nachricht beendet den Kreislauf, bei dem das Trauma in der Matrix immer wieder durchgespielt wird. Dann kann der Körper auf eine gesunde Art reagieren und beginnt zu heilen.

Das Unlösbare lösen

Mit Matrix Reimprinting gelingt es auch, Probleme aufzulösen, denen man vorher nicht beikommen konnte. Es zeigt besonders positive Wirkungen in den Fällen, wo man Familienmitglieder oder geliebte Menschen verloren hat, ohne sich von ihnen verabschieden zu können oder seinen Frieden mit ihnen zu machen. Mithilfe von Matrix Reimprinting können die Gefühle um ungelöste Beziehungen freigelassen und die Bindungen an die Vergangenheit aufgegeben werden.

Das Gesetz der Anziehung

Matrix Reimprinting berücksichtigt das Gesetz der Anziehung – ein weiterer Vorteil dieser Methode. Dieses Gesetz besagt: Wenn wir traumatische Erfahrungen machen und sie in der Matrix festhalten, ziehen wir automatisch ähnliche Erfahrungen an. Erlösen wir das Trauma jedoch, dann verändern wir unseren Anziehungspunkt und beginnen dadurch, erfüllendere und belebendere Erfahrungen anzuziehen.

Der Wendepunkt

Wenn wir viele Bilder oder Erinnerungen im Feld zusammendrängen, kommt es zu einem Wendepunkt. Wie auch beim Generalisierungseffekt bei EFT (siehe S. 96) muss man manchmal nur eine kleine Anzahl von Bildern in der Matrix verändern, damit die alten ähnlichen Bilder keine Resonanzwirkung mehr auf uns ausüben. Häufig entwickeln die positiven Bilder eine weit stärkere Resonanz als die negativen (genauso wie positive Gedanken eine viel höhere Schwingung haben als negative). Indem wir neue Bilder in das Feld stellen, kann der Wendepunkt herbeigeführt werden, wonach der Klient zukünftig positive Erfahrungen anzieht, selbst wenn bei ihm nicht sämtliche negativen Bilder verändert wurden.

TEIL III
MATRIX REIMPRINTING: SCHREIBEN SIE IHRE VERGANGENHEIT UM, TRANSFORMIEREN SIE IHRE ZUKUNFT

KAPITEL 6

EINFÜHRUNG IN DIE MATRIX-REIMPRINTING-TECHNIK

Matrix Reimprinting umfasst eine Haupttechnik und außerdem eine größere Zahl von Protokollen zur Bearbeitung spezieller Probleme. Man kann Matrix Reimprinting sowohl bei sich selbst als auch bei einem Verwandten, Freund, Kollegen, Partner oder Klienten anwenden. In den nachfolgenden Anleitungen verweisen wir auf die Person, mit der Sie arbeiten, als »die behandelte Person« oder »der/die Behandelte«.

Man muss kein ausgebildeter Therapeut sein, um diese Techniken bei anderen Menschen anzuwenden. Beachten Sie jedoch bitte, dass die Lektüre dieses Buches allein Sie noch nicht dazu befähigt, die beschriebenen Techniken auch professionell einzusetzen. Dazu müssen Sie in jedem Fall ein Ausbildungsseminar in Matrix Reimprinting absolvieren.

Wir möchten auch noch eigens darauf hinweisen, dass die Technik in diesem Buch der übersichtlicheren Darstellung wegen vereinfacht und in Schritte aufgeteilt wurde. Menschen sind jedoch ganz unterschiedlich, und ihre Probleme passen sich keineswegs immer diesem ordentlichen Schema an. Variationen und individuelle Anpassungen sind häufig erforderlich – mehr darüber in Kapitel 8.

Wenn die behandelte Person – Familienmitglied oder Freund – in die Tiefe reichende seelisch-emotionale Narben oder stark aufwühlende Erinnerungen hat, ist es wichtig, sie zu einem ausgebildeten Behandler zu schicken, anstatt selbst mit ihr zu arbeiten. Jeder Behandler muss die volle Verantwortung für die Anwendung der Techniken übernehmen und sollte jederzeit Vorsicht walten lassen.

Die Grundtechnik

Hier eine kurze Übersicht über die Vorgehensweise bei Matrix Reimprinting. Eine ausführliche Anleitung erhalten Sie im nächsten Kapitel.

Die Grundtechnik

Mit der Grundtechnik wandeln Sie eine einzelne Szene, ein Bild oder eine spezifische Erinnerung aus früheren Jahren um. Die Grundtechnik bildet die Basis für alle weiteren Protokolle. Sie müssen sie beherrschen, bevor Sie an die Protokolle herangehen. Die Protokolle sind Variationen der Grundtechnik und geben detailliert Aufschluss über die Vorgehensweisen bei unterschiedlichen Themen, an denen Sie arbeiten möchten.

Protokolle zur Veränderung der Lebenseinstellung

Zu diesen Protokollen gehören Kernüberzeugungs-Matrix-Reimprinting zur Veränderung negativer Kernüberzeugungen, Lebenseinstellungs-Matrix-Reimprinting zur Veränderung eines aktuellen Problems und Gesetz-der-Anziehung-Matrix-Reimprinting zur Veränderung des Anziehungspunkts.

Protokolle zur Veränderung von Beziehungen

Hierunter fallen die Techniken zur Auflösung vergangener und gegenwärtiger Beziehungsprobleme. Beziehungs-Matrix-Reimprinting löst Probleme bei aktuellen Beziehungen, während Auflösungs-Matrix-Reimprinting negative Beziehungen mit Menschen löst, zu denen Sie nicht länger in Kontakt stehen.

Protokolle zu Abhängigkeiten und Angewohnheiten

Abhängigkeiten oder Gewohnheiten – von der Schokolade bis hin zu Heroin – können mit dem Protokoll Angewohnheiten-Matrix-Reimprinting verändert werden.

Protokolle zur Veränderung früherer Leben und des zukünftigen Selbst

Matrix Reimprinting für frühere Leben hilft bei der Veränderung von Erinnerungen aus früheren Leben. Mit dem Zukünftiges-Selbst-Matrix-Reimprinting lernen Sie von Ihrem zukünftigen Selbst und wie Sie Zukunftsängste umwandeln können.

Protokolle zur Geburt und zu den ersten Lebensjahren

Matrix Reimprinting des Vorbewusstseins wird dazu verwendet, Erinnerungen aus der Zeit vor der Bewusstseinswerdung aufzuspüren und zu verändern. Geburts-Matrix-Reimprinting transformiert negative Erfahrungen bei der Geburt.

Matrix Reimprinting in der Selbstanwendung

Matrix Reimprinting kann sehr gut als Methode zur Selbsthilfe eingesetzt werden. Als solche ist es sehr wirksam. Sie müssen jedoch beachten, dass Sie diese Techniken nur bei weniger wichtigen Problemen und kleinen »alltäglichen« Traumata bei sich selbst anwenden sollten. Es ist keinesfalls ratsam, alleine an aufwühlenden Erinnerungen, schweren Traumata oder stark stressbehafteten Themen zu arbeiten.
Am besten übt man die Techniken zunächst mit einem erfahrenen Behandler oder einer Person, die sich in Matrix Reimprinting gut auskennt, bevor man alleine weitermacht.

Die Vorteile der Arbeit an sich selbst

An sich selbst zu arbeiten ist äußerst effizient, denn Sie können auf diese Weise Ihre Probleme behandeln, sobald sie auftreten bzw. ans Licht kommen. Darüber hinaus stärkt es die Selbstverantwortung.

Die Schwierigkeiten bei der Arbeit an sich selbst
Einerseits können Sie enorme Fortschritte erzielen, wenn Sie die Techniken an sich selbst anwenden, doch andererseits kann es dabei auch gewisse Schwierigkeiten geben:

Motivationsprobleme
Oft gelingt es einem nur schwer, sich selbst zu motivieren. In unserer schnelllebigen westlichen Lebensweise rutscht die Arbeit an sich selbst mit Matrix Reimprinting auf der Prioritätenliste leicht an die letzte Stelle.

Nachforschungen auf eigene Faust anstellen
Manchmal brauchen wir einen anderen Menschen, um uns aus dem Labyrinth unserer eigenen Vorstellungen zu befreien. Ein Behandler kann durch pointierte Fragen, die man sich selbst nie stellen würde, bestimmte Probleme auf den Lösungsweg bringen.

Ihr Unterbewusstsein schützt Sie
Gelegentlich wird Ihr Unterbewusstsein Sie vor der Lösung eines Problems schützen (wollen), wenn es das Festhalten an dem betreffenden Problem für wichtig hält.

Gemeinschaft
Für die tatsächliche, umfassende Heilung eines Traumas ist Gemeinschaft äußerst wichtig, und die Arbeit mit einer anderen Person ruft einen Gemeinschafts-Effekt[1] hervor. Auch wenn Sie nicht beabsichtigen, Matrix Reimprinting professionell bei anderen Menschen einzusetzen, doch stark an sich selbst arbeiten müssen, könnte es unter Umständen vorteilhaft für Sie sein, selbst eine Ausbildung als Behandler für Ihre eigene persönliche Entwicklung zu absolvieren. Oft besuchen Laien die entsprechenden Seminare, Menschen, die Matrix Reimprinting für eigene Zwecke lernen wollen und die im Anschluss an das Seminar Treffen zur gegenseitigen Behandlung veranstalten.

Wo beginnen, wenn man an sich selbst arbeiten möchte?
Für die Arbeit an sich selbst sollten Sie zunächst die Grundtechnik beherrschen und üben, individuelle Szenen oder Bilder aus Ihrem Leben zu verändern, an die Sie sich bewusst erinnern können. Wenn Ihnen das vertraut ist und ohne Weiteres gelingt, sollten Sie sich an die Protokolle wagen, die auf Ihre Lebenssituation zutreffen.

Wenn Sie sich nicht sicher sind, an welchen Problemen oder Erinnerungen Sie arbeiten sollten, dann fragen Sie sich: »Was funktioniert in meinem Leben gerade nicht?«, und konzentrieren sich dann auf die früheste Erinnerung in Verbindung mit diesem Thema.

Matrix Reimprinting gemeinsam mit/an anderen anwenden
Die Vorteile bei der Arbeit mit einem Partner bestehen darin, dass Sie sich gegenseitig motivieren, die Probleme im Gespräch klarer herausarbeiten und Sie sich während des Prozesses gegenseitig unterstützen.

Schwierigkeiten treten dann auf, wenn Ihr Partner unerfahren ist und die Behandlung fehlschlägt, weil er Ihnen in schwierigen Situationen nicht helfen kann, Ihnen vielleicht sogar dazwischenfunkt, anstatt Sie durch den Prozess zu geleiten.

Nachfolgend haben wir einige Grundregeln für die Anwendung der Techniken bei anderen aufgelistet. Und denken Sie immer daran: Solange Sie kein qualifizierter Behandler sind, dürfen Sie sich bei anderen Menschen nur an kleinere Probleme wagen.

Bitten Sie die zu behandelnde Person um die Erlaubnis, sie beklopfen zu dürfen
Die zu behandelnde Person muss Ihnen die Erlaubnis geben, sie zu beklopfen, bevor die Sitzung beginnt. Wenn der- bzw. demjenigen das Beklopftwerden unangenehm ist, lässt sich die Technik trotzdem noch anwenden: Sie und Ihr Gegenüber beklopfen sich während der ganzen Sitzung jeweils selbst.

Wie man jemanden beklopft
Wenn Sie jemanden beklopfen wollen, setzen Sie sich der/dem Betreffenden in einem Winkel von 45 Grad schräg gegenüber. Mit der einen Hand halten Sie eine Hand der zu behandelnden Person, mit der anderen beklopfen Sie ihre Punkte. Klopfen Sie fünf bis sieben Mal ganz leicht auf jeden Punkt. Wie bei EFT ist es nicht schlimm, wenn Sie versehentlich einen Punkt auslassen oder die Punkte in der falschen Reihenfolge beklopfen. Man kann auf der rechten oder linken Körperseite klopfen, und das mit der rechten oder der linken Hand.

Wo beginnen, wenn Sie mit einem Partner arbeiten?
Wenn Sie mit den Techniken noch nicht vertraut sind, schlagen wir vor, dass Sie zunächst mit Szenen arbeiten, an die Sie sich bewusst erinnern können. Üben Sie so lange, bis Sie mit der Technik vollkommen vertraut sind. Weiten Sie dann Ihre Übung auf spezifische Protokolle aus.

Die Arbeit mit einem erfahrenen Behandler
Der Vorteil bei der Arbeit mit einem erfahrenen Behandler liegt darin, dass dieser genaue und pointierte Fragen stellt, mit deren Hilfe Sie rasch bestimmte Erinnerungen ausmachen und auflösen können. Ein erfahrener Behandler unterstützt Sie auch dabei, eventuell auftretende Schwierigkeiten und Blockaden aus dem Weg zu räumen.

Telefonbehandlung mit Matrix Reimprinting
Eine Behandlung mit Matrix Reimprinting kann auch über das Telefon erfolgen. Dabei wird dieselbe Technik angewendet, wobei sich Behandler und Behandelter selbst beklopfen und sich dabei gleichzeitig vorstellen, sie beklopften ihr ECHO. Bevor man sich an diese Art der Behandlung wagen kann, braucht man allerdings sehr viel Übung mit einem direkten Gegenüber.

Sie wissen wahrscheinlich schon, dass manche Menschen Informationen eher über das Gehör aufnehmen (auditive Wahrnehmungsverarbeitung), andere eher über die Augen (visuelle Wahrnehmungsverarbeitung) und wieder andere über den Tastsinn (haptische Wahrnehmungsverarbeitung). In der Psychologie nennt man diese Unterschiede »Submodalitäten«. Ganz gleich, welche Submodalität die Ihre ist, Sie können Matrix Reimprinting auf jeden Fall über das Telefon anwenden.

Als ausgeprägt visueller Mensch war sich Sasha anfänglich ganz sicher, dass sie ihre Arbeit als Matrix Reimprinting- und EFT-Behandlerin niemals würde via Telefon ausüben können. Sie hatte im Lauf ihres Lebens sogar eine ausgeprägte Abneigung gegen das Telefon entwickelt! Doch als ihre Karriere national und international eine rasante Entwicklung nahm, musste sie Konzessionen machen und andere Menschen auch über das Telefon »versorgen«. Interessanterweise ist dies mittlerweile ihre bevorzugte Behandlungsart mit Matrix Reimprinting. Telefonsitzungen gestalten sich bedeutend intensiver und reichen weiter als die mit einem direkten Gegenüber. Sasha liebt es, die sehr feinen Veränderungen in der Stimme eines Menschen zu vernehmen. Außerdem führt die Bündelung der Aufmerksamkeit und Konzentration bei der Telefonarbeit zu äußerst tiefgründigen Beratungsgesprächen. Sollten Sie also von vornherein nur ungern am Telefon arbeiten, vor allem als Behandler, versuchen Sie es zuerst ein paarmal damit, bevor Sie diese Möglichkeit ganz von sich weisen.

KAPITEL 7

DIE GRUNDTECHNIK

In den ersten Jahren von Matrix Reimprinting unterrichtete Karl zwei Grundtechniken, das Szenen-Matrix-Reimprinting und das Erinnerungs-Matrix-Reimprinting. Inzwischen wurde die Technik vereinfacht, und es gibt nur noch eine Technik. Auch werden die Protokolle nicht mehr in der Form, wie sie hier dargestellt sind, unterrichtet. Dennoch sind sie für jeden Anfänger extrem hilfreich. Nirgendwo anders gibt es derart detaillierte Informationen und Anregungen, wie Sie verschiedene Herausforderungen und Lebenssituationen mit Matrix Reimprinting bearbeiten können. Inzwischen legt Karl den Schwerpunkt auf die negativen Glaubenssätze, die ein Kind in einer traumatischen Situation gebildet hat, da sie sich in der Regel durch unser ganzes Leben ziehen. Wenn wir die Glaubenssätze mithilfe der neuen Bilder verändern, nehmen wir häufig noch schneller Veränderungen in unserem jetzigen Leben wahr. In der Neuauflage dieses Buches wird diese Entwicklung mit aufgenommen, ist aber nicht in den Fallbeispielen berücksichtigt. Da alle anderen Elemente gleich geblieben sind, macht es für den Anfänger keinen großen Unterschied. Um wirklich tief gehend mit Matrix Reimprinting zu arbeiten und auf dem allerneuesten Stand dieser sich immer noch weiterentwickelnden Technik zu sein, empfiehlt sich der Besuch eines Seminars.

> *Wenn Sie Matrix Reimprinting neu kennenlernen, ist es ratsam, zunächst die Kapitel 7 und 8 ganz durchzulesen, bevor Sie die Techniken an sich selbst oder anderen anwenden. Auch die Lektüre von Kapitel 17 kann sehr nützlich sein, denn darin wird die praktische Anwendung von Matrix Reimprinting konkret beschrieben. So bekommen Sie einen Überblick über die Techniken, bevor Sie sich selbst darin versuchen.*

Matrix Reimprinting

Matrix Reimprinting lässt sich auf eine einzelne Szene, ein Bild, eine eigene Erinnerung oder die einer anderen Person anwenden. Die Erinnerung kann dabei in der Kindheit, aber auch im späteren Leben angesiedelt sein.

Eventuell wissen Sie selbst oder die andere Person schon genau, an welchem Bild Sie arbeiten wollen. Vielleicht besitzen Sie eine bestimmte bruchstückhafte Erinnerung aus Ihrer Kindheit oder von einem späteren Zeitpunkt Ihres Lebens, in dem Sie sich in einer konkreten Situation sehen. Ist das der Fall, dann holen Sie sich das Bild ganz deutlich in Ihr Bewusstsein, indem Sie das folgende Protokoll anwenden. Später werden wir genauer ergründen, wie sich der Zugang zu einer blockierten Erinnerung aufspüren lässt und wie man eine Erinnerung mit Bezug zu einer aktuellen Lebenssituation findet.

Die Grundzüge dieser Technik

Bei Matrix Reimprinting machen Sie sich eine einzelne Szene oder das Bild einer belastenden oder traumatischen Erinnerung deutlich bewusst. Während Sie sich beklopfen, stellen Sie sich vor, wie Sie Ihr jüngeres Selbst oder Ihr inneres Kind innerhalb dieser Erinnerung beklopfen. Wie Sie schon wissen, gebrauchen wir die Abkürzung ECHO, da die Technik sowohl für Kinder als auch für Erwachsene angewendet werden kann. Stellen Sie sich dem ECHO vor, unterhalten Sie sich mit ihm, finden Sie heraus, welche Glaubenssätze es in der betreffenden Situation gebildet hat, und helfen Sie ihm, das Trauma der Erinnerung loszulassen. Zur Unterstützung dieses Prozesses können Sie neue Ressourcen bzw. Hilfsmittel oder Menschen heranziehen, vielleicht einen Freund oder Verwandten, dem Sie vertrauen, oder auch einen spirituellen Meister.

Sobald die Situation aufgelöst und die Erinnerung neu gestaltet wurde, wird dieses neue Bild erst an Ihre Gehirn- und dann auch an alle anderen Körperzellen geschickt, um die Information zu übermitteln, dass dieses Trauma beseitigt ist. Schließlich wird das neue Bild an Ihr Herz gesandt, um anschließend in das Feld geschickt zu werden.

Spätestens wenn das neue Bild in das Feld hinausgesandt wurde, hören Sie mit dem Beklopfen auf. Einige Menschen klopfen bereits nicht mehr, wenn sie beginnen, das Bild an die Körperzellen zu senden. Nun kann das alte Bild überprüft werden, um sicherzustellen, dass im Zusammenhang mit der ursprünglichen Erinnerung keine negative Resonanz mehr besteht. (Im nächsten Kapitel werden wir genauer darauf eingehen, was zu tun ist, sollte in diesem Stadium doch noch negative Resonanz vorhanden sein.) Hat sich das ursprüngliche Bild verändert oder tritt keine negative Resonanz mehr auf, ist die Anwendung von Matrix Reimprinting perfekt.

Während des Prozesses halten Sie Ihre Augen geschlossen (wenn Ihnen das angenehm ist). Im Wesentlichen führen Sie die Arbeit mit dem ECHO in aller Stille durch. Hierbei müssen Sie sich genug Zeit lassen, damit die Veränderungsarbeit ihre volle Wirkung entfalten kann.

Bitte beachten Sie: Obwohl Sie vielleicht mit der Arbeit an einer einzelnen Szene beginnen, kann die Anwendung der Technik zu einer umfassenderen Erinnerung führen. In dem Fall werden die einzelnen Belastungshöhepunkte nacheinander beklopft.

Matrix Reimprinting: Sich selbst behandeln

Bitte beachten Sie, dass Sie diese Technik nur auf alltägliche, minder schwere Traumata anwenden können. Bei intensiven und belastenden Traumata konsultieren Sie bitte einen ausgebildeten Matrix-Reimprinting-Behandler.

1. Schritt: Bestimmen Sie die Erinnerung.

Holen Sie eine Szene oder ein Bild in Ihr Bewusstsein, mit dem Sie arbeiten möchten. Stellen Sie sicher, dass Sie sich selbst eher von außen betrachten (dissoziierte Sichtweise) als durch Ihre eigenen Augen (assoziierte Sichtweise).

2. Schritt: Beginnen Sie mit dem Beklopfen.

Schließen Sie die Augen und beginnen Sie damit, sich selbst an allen Meridianpunkten (siehe S. 89) zu beklopfen.

3. Schritt: Steigen Sie in das Bild hinein.

Stellen Sie sich vor, dass Sie das Erinnerungsbild in Gestalt Ihres derzeitigen Selbst betreten.

4. Schritt: Begegnen Sie Ihrem ECHO.

Stellen Sie sich Ihrem ECHO vor. Es muss wissen, wer Sie sind. Erklären Sie ihm, dass Sie aus der Zukunft kommen, um ihm zu helfen, die betreffende Situation anders wahrzunehmen und zu verändern. Dies führen Sie schweigend im Geist durch.

5. Schritt: Danken Sie dem ECHO.

Das ECHO hat das Trauma oftmals eine lange Zeit festgehalten. Danken Sie ihm dafür, dass es eine so großartige Leistung für Sie erbracht hat.

6. Schritt: Beklopfen Sie das ECHO, um negative Emotionen aufzulösen.

Fragen Sie das ECHO, was es fühlt und wo im Körper es diese Wahrnehmungen spürt. Stellen Sie sich dann vor, wie Sie an dem ECHO das EFT-Protokoll ausführen, während Sie sich selbst dabei weiter beklopfen.

Empfindet das ECHO beispielsweise eine große Herzensangst, beklopfen Sie Ihren Karatepunkt und stellen Sie sich vor, wie Sie gleichzeitig den Karatepunkt des ECHOs beklopfen. Sprechen Sie dabei laut den Einstimmungssatz aus, beispielsweise: »Obgleich du diese große Herzensangst empfindest, bist du ein wunderbarer Mensch.« Handelt es sich bei dem ECHO um ein Kind, passen Sie die Sprache des Einstimmungssatzes seinem Alter an: »Obgleich du diese große Herzensangst empfindest, bist du ein toller Junge bzw. ein tolles Mädchen.«

Stellen Sie sich anschließend vor, dass Sie alle Meridianpunkte des ECHOs beklopfen (während Sie sich auch selbst weiter beklopfen). Verwenden Sie einen Erinnerungssatz wie im herkömmlichen EFT. Wenn wir beim Beispiel mit der großen Herzensangst bleiben, heißt der Erinnerungssatz: »Deine große Herzensangst.«

Fahren Sie mit dieser Behandlung fort, bis sich die emotionale Intensität rund um das ECHO ein Stück weit aufgelöst hat.

7. Schritt: Sprechen Sie mit dem ECHO.

Sprechen Sie im Geist mit Ihrem ECHO; fragen Sie es beispielsweise, was es aus dieser Situation über das Leben gelernt hat. Überprüfen Sie, ob Sie diese Lektion noch immer befolgen oder ob Sie damals einen negativen Glaubenssatz gebildet haben. Antwortet das ECHO beispielsweise, es habe erfahren, es sei »dumm«, dann betrachten Sie sich möglicherweise auch heute noch so – als dumm.

8. Schritt: Die Erinnerung verändern.

Fragen Sie das ECHO, ob es irgendetwas gibt, das zur Lösung dieser Situation beitragen könnte, und entwickeln Sie ein Bild entgegengesetzt zum alten Glaubenssatz. Möglichkeiten, das Bild zu verändern, sind:

- neue Ressourcen einbringen,
- das Geschehene verändern,
- jemanden oder etwas um Hilfe und Führung bitten.
- etwas tun, was das ECHO damals unterlassen hat oder was es in jener Situation liebend gerne getan hätte.

Verändern Sie das Erinnerungsbild im Geist entsprechend.

In manchen Fällen wünscht sich das ECHO, den Ort, an dem die negative Erinnerung stattgefunden hat, zu verlassen. Wenn es sich dabei nicht um eine Vermeidungsstrategie handelt und dieser Vorschlag vom ECHO selbst kommt, kann ein Ortswechsel sehr sinnvoll sein. Eine Grundregel bei Matrix Reimprinting lautet jedoch:

Ändere nur so viel wie nötig und so wenig wie möglich! Im Anfangsstadium von Matrix Reimprinting wurde teilweise zu viel verändert, sodass Parallelbilder entstanden, aber die ursprüngliche Situation nicht wirklich transformiert wurde.

9. Schritt: Schicken Sie das neue Bild an Ihr Gehirn.

Sobald Sie ein neues, positives Erinnerungsbild geschaffen haben und sich das ECHO in einem guten emotionalen Umfeld befindet, hören Sie auf, sich zu beklopfen. Nehmen Sie das neue Bild über Ihren Scheitelpunkt in Ihr Gehirn auf. (Bitte beachten Sie: Ausschließlich ein positives Bild, dessen negative emotionale Intensität ganz aufgelöst wurde, sollte Eingang in Ihr Gehirn finden.)

Nehmen Sie das Bild mit all Ihren Sinnen in sich auf – was sehen, hören, riechen, tasten und/oder fühlen Sie? Benennen Sie die Farben in und rund um das Bild und die damit verknüpften positiven Emotionen.

Gestatten Sie allen Neuronen in Ihrem Gehirn die Erkenntnis, dass dies das neue Bild ist.

10. Schritt: Senden Sie das Bild an alle Ihre Zellen aus.

Mit dem Senden des Bildes an jede Zelle Ihres Körpers geben Sie ihm das Signal, dass das Trauma erlöst wurde und alles gut ist. Für den Fall, dass ein damit assoziiertes Organ erkrankt ist (z. B. der Magen an einem Geschwür), dann senden Sie auch einen Heilungsimpuls an die betreffende Körperregion.

11. Schritt: Nehmen Sie das Bild in Ihr Herz auf.

Als Nächstes lassen Sie das Erinnerungsbild tief in Ihr Herz einsinken. Legen Sie dazu ihre Hände auf Ihr Herz. Verstärken Sie die Farben und die positive emotionale Energie im Zusammenhang mit diesem Bild. Schwingen Sie sich auf die Emotionen ein, und fühlen Sie sie so intensiv wie möglich.

12. Schritt: Verändern Sie das Bild im Feld.

Senden Sie nun das neue Bild aus Ihrem Herzen zurück in das Feld. Das Herz-Bild wird dabei kugelförmig in alle Richtungen versandt, genauso wie die Herzenergie in das Feld ausstrahlt. Lassen Sie sich genügend Zeit, um hierbei die positiven Emotionen zu erleben. Das ist ein ganz wichtiger Teil dieses Behandlungsschritts.

13. Schritt: Überprüfen Sie die Arbeit.

Kehren Sie wieder in die Gegenwart zurück und öffnen Sie in Ihrem eigenen Tempo die Augen. Danach schließen Sie sie wieder und holen sich das ursprüngliche Bild in Ihrer Vorstellung noch einmal vor Ihr inneres Auge. Sollte noch ein Rest negativer Gefühlsintensität vorhanden sein, beseitigen Sie diese mit herkömmlichem EFT oder kehren Sie zurück in das Bild, um einen weiteren Aspekt zu bearbeiten. Höchstwahrscheinlich wird sich das ursprüngliche Bild bereits verändert haben oder verschwunden sein.

Matrix Reimprinting: Die Arbeit mit einer anderen Person.

Sie können diese Technik auch bei einer anderen Person anwenden. Der Ablauf ist genau derselbe wie bei der Arbeit an sich selbst, außer dass Sie die andere Person beklopfen, währenddessen diese ihr eigenes ECHO beklopft. Zusammengefasst:

Bitten Sie die andere Person, sich das Bild oder die Erinnerung, an der sie arbeiten möchte, deutlich ins Bewusstsein zu rufen.

Fordern Sie die andere Person auf, zu beschreiben, was sie sieht. Dabei ist es sehr wichtig, dass die betreffende Person das Bild von außen betrachtet, nicht mit den Augen ihres jüngeren Selbst, des ECHOs. Um das zu gewährleisten, können Sie der Person eine Reihe von Fragen stellen, beispielsweise »Was trägt das jüngere Selbst?« oder »Wie sieht das jüngere Selbst aus?« und Ähnliches.

Bitten Sie die andere Person, die Augen zu schließen, und fragen Sie nach, ob sie Ihnen erlaubt, sie zu beklopfen. Beginnen Sie anschließend mit dem Beklopfen aller Meridianpunkte (siehe S. 89).

Bitten Sie die andere Person, als gegenwärtiges Selbst in die Erinnerungsszene einzusteigen und sich dem ECHO vorzustellen. Sie soll dann dem ECHO erklären, weshalb sie gekommen ist, und dem ECHO dafür danken, dass es das Trauma für sie getragen hat.

Ermutigen Sie die andere Person, das ECHO zu fragen, was es empfindet und wo in seinem Körper es die Empfindung lokalisiert. Lassen Sie dann die andere Person das EFT-Protokoll am ECHO anwenden und dabei den folgenden Einstimmungssatz sprechen: »Obwohl du diese *[negative Emotion]* hast, bist du ein wunderbarer Mensch« oder, falls das ECHO ein Kind ist, »... bist du ein großartiges Mädchen/ein großartiger Junge«. Dabei beklopfen Sie die andere Person weiter an ihren Meridianpunkten.

Dann stellt sich die andere Person vor, dass sie alle Meridianpunkte ihres ECHOs beklopft (während Sie die behandelte Person weiter beklopfen). Wie im traditionellen EFT benutzen Sie einen Erinnerungssatz, und die andere Person wiederholt ihn. Im Fall der »großen Herzensangst« würde der Erinnerungssatz lauten: »Deine große Herzensangst.« Dieser wird wiederholt, während Sie die andere Person beklopfen und die andere Person im Geist ihr ECHO beklopft. Fahren Sie damit fort, bis das ECHO einen Teil seiner negativen Gefühle aufgelöst hat und deren Intensität abebbt.

Fordern Sie die andere Person auf, im Geist mit ihrem ECHO zu sprechen und es zu fragen, was es aus dieser Situation für das Leben gelernt hat. Fragen Sie das ECHO auch, ob es einen negativen Glaubenssatz gebildet hat, und die behandelte Person, ob sie noch immer nach diesem Glaubenssatz lebt.

Ermutigen Sie die andere Person, das Geschehene zu verändern, indem sie ein neues Bild kreiert und hierbei, wenn nötig, neue Menschen und/oder Hilfsmittel zur Unterstützung einbezieht. Die Veränderungsarbeit wird in der Regel in Stille durchgeführt. Erklären Sie der behandelten Person, dass Sie ihr Zeit geben, diese Arbeit zu Ende zu bringen. Währenddessen beklopfen Sie sie weiter, und die behandelte Person beklopft wiederum ihr ECHO. Teilen Sie der behandelten Person mit, dass Sie für sie da sind, wenn sie zu irgendeinem Zeitpunkt Ihre Hilfe braucht. Erinnern Sie die Person daran, es Ihnen mitzuteilen, wenn sie das Gefühl hat, dass dieser Teil des Prozesses nun erfolgreich zu Ende gebracht sei.

Wenn sich die negativen Gefühle aufgelöst haben, können Sie mit dem Beklopfen aufhören. Bitten Sie nun die behandelte Person, das neue positive Bild über ihren Scheitelpunkt in ihr Gehirn aufzunehmen und es dabei mit all ihren Sinnen wahrzunehmen. Was sieht, hört, riecht, tastet und/oder fühlt sie? Bitten Sie sie, die Farben in und um das Bild wahrzunehmen und die positiven Emotionen zu benennen und vor allem auch zu fühlen, die sie mit diesem neuen Bild verbindet.

Bitten Sie nun die behandelte Person, ein Signal an jede Zelle, jedes Organ und in alle Regionen ihres heilungsbedürftigen Körpers auszusenden, dass das Trauma nun vorüber ist.

Bitten Sie die behandelte Person, das Bild an ihr Herz zu schicken. Laden Sie sie dazu ein, sich auf die positiven Emotionen und weitere neu aufkommende positive Gefühle einzuschwingen.

Fordern Sie die behandelte Person anschließend auf, das Bild in die Matrix hinauszusenden. Geben Sie ihr Zeit, alle positiven Emotionen auszukosten, und bitten Sie sie, es Ihnen mitzuteilen, wenn sie das Gefühl hat, dass dieser Schritt gut abgeschlossen sei.

Laden Sie die andere Person ein, nun wieder in die Gegenwart zurückzukehren, und lassen Sie sie in ihrem eigenen Tempo die Augen öffnen. Wenn Sie sicher sind, dass die andere Person wieder in der Gegenwart angekommen ist, bitten Sie sie, die Augen erneut zu schließen und sich das ursprüngliche Bild, das sie von sich hatte, vor ihr inneres Auge zu holen. Sollten in ihr dabei noch negative Gefühle aufsteigen, lösen Sie deren Intensität entweder mit der herkömmlichen Abfolge von EFT-Sequenzen auf oder kehren Sie mit der betreffenden Person noch einmal zu dem Erinnerungsbild zurück, um einen weiteren Aspekt zu bearbeiten.

KAPITEL 8

DIE INDIVIDUELLE ANPASSUNG BEI MATRIX REIMPRINTING

Was wir Ihnen bisher gezeigt haben, ist die Grundtechnik von Matrix Reimprinting. In der Praxis wird diese dann an die jeweils behandelten Personen angepasst. Da wir es oft mit schon lang vorhandenen Gefühlsproblemen oder Traumata zu tun bekommen, lassen sich die Techniken nicht immer analog zu einer einfachen oder linearen Struktur anwenden. Mitunter entstehen auch Komplikationen bei dem Versuch, dem ECHO beim Auflösen der emotionalen Blockaden um ein Trauma zu helfen. Die folgenden Punkte sollen Ihnen bei der individuellen Anpassung der Techniken helfen. Zudem geben sie Ihnen Verhaltenshinweise für schwierige Situationen, denen man bei der Arbeit eventuell begegnen kann.

Offene Fragen stellen

Bei der Arbeit stellen wir grundsätzlich offenen Fragen. Offene Fragen sind werturteilsfrei und zielen darauf ab, der behandelten Person zu helfen, ihre blockierenden Überzeugungen und Einstellungen abzubauen. Gleichzeitig helfen sie dem ECHO, die von ihm empfundenen emotionalen Störungen aufzulösen. Offene Fragen sind zum Beispiel:

- »Was ist deine früheste Erinnerung zu diesem Problem?«
- »Wie sieht sie in dem Bild aus?«
- »Wie fühlst du dich mit dem, was man dir gesagt hat?«
- »Was hast du an diesem Tag über das Leben gelernt?«
- »Stimmen deine Überzeugungen immer noch mit den ihren überein?«
- »Was willst du sagen oder tun, um das zu ändern?«
- »Wen willst du zur Unterstützung heranziehen?«

- »Gibt es einen Grund für dich, noch länger an diesem Schmerz festzuhalten?«

Diese Liste von Fragen ist natürlich nicht erschöpfend. Es kommt nur darauf an, dass die Art, wie gefragt wird, zur Bewältigung des Problems führt.

Die Veränderungsarbeit muss von der behandelten Person geleistet werden

Ideen für Veränderungen sollten immer von den Behandelten und ihren ECHOs kommen. Manchmal ist es zu Beginn der Arbeit mit einer Person nützlich, ein paar Vorschläge zu unterbreiten, aber die besten Ideen stammen immer von den behandelten Personen selbst, und es gilt, ihre Ansichten und Gefühle bezüglich der Veränderung des Bildes zu respektieren. Verweigert man dem ECHO das Recht, sich auf die ihm eigene oder adäquate Art zu äußern, kann die Auflösung nicht vollständig erfolgen. Es ist nicht Ihre Aufgabe zu urteilen. Sie sollen nur alles zulassen.

Gelegentlich mag es Ihnen erscheinen, als hätten Sie bessere Ideen, vor allem wenn Sie sowieso dazu neigen, in Situationen die Führung zu übernehmen. Doch diese Arbeit ist ungeeignet, um Dominanzbestrebungen auszuleben. Als Behandler sollen Sie nur anleiten. Wir können nie wirklich wissen, was für einen anderen Menschen richtig ist, denn unsere eigenen Meinungen laufen durch den Filter unserer eigenen Wahrnehmungen, die sich von denen unserer behandelten Personen beträchtlich unterscheiden können.

Oft geschieht es auch, dass das ECHO es ablehnt, abweichende oder neue Erfahrungen zuzulassen. Manchmal möchte ein ECHO eine Erfahrung einfach wiederholen, aber zusammen mit der behandelten Person als Unterstützung. Ein ECHO möchte vielleicht dasselbe Trauma noch einmal durchleben, um wertvolle Lektionen daraus abzuleiten, doch diesmal mit der behandelten Person oder einem Vertrauten, einem Freund, Familienmitglied oder einer spirituellen Figur gemeinsam.

Der behandelten Person helfen, wenn sie stecken bleibt

Gelegentlich kommt es vor, dass die behandelte Person stecken bleibt und nicht weiß, was das ECHO braucht, um die Situation verändern zu können. Ihre Rolle ist es dann, die Kreativität der behandelten Person anzuregen, ohne das oben Gesagte aus den Augen zu verlieren. Unterbreiten Sie möglichst mehrere Vorschläge, da dies der behandelten Person Entscheidungsfreiheit lässt.

Zum Beispiel:

- *Behandelte Person:* »Sie steckt fest. Sie weiß nicht, wie man das auflösen könnte.«
- *Behandler:* »Hast du irgendwelche Vorschläge?«
- *Behandelte Person:* »Nein, ich weiß auch nicht, wie es am besten weitergehen soll.«
- *Behandler:* »Will sie weglaufen? Will sie sich ihrem Angreifer stellen oder jemanden einbeziehen, der ihr hilft? Frag sie, was für sie am besten wäre.«
- *Behandelte Person:* »Sie sagt, weglaufen fühlt sich nicht richtig an. Sich ihm alleine zu stellen, davor hätte sie zu viel Angst. Sie braucht auch niemand anderen zur Unterstützung, denn ich bin ja bei ihr – sie will nur mich als Unterstützung.«
- *Behandler:* »Sag ihr, dass du hundertprozentig für sie da bist. Beklopfe sie weiter und frage sie, wie sie mit deiner Hilfe weiter vorgehen will.«

Der eigenen Intuition folgen

Wenn der Behandelte stecken bleibt und Sie den Prozess anleiten müssen, verlassen Sie sich dabei auf Ihre Intuition. Die Kunst besteht darin, sich selbst im Hintergrund zu halten und seiner Intuition folgend auf den anderen einzugehen, wenn man ihn führt. Das setzt einiges an praktischer Erfahrung voraus, die Anfängern nicht immer zugänglich ist.

Ihre intuitiven Vorschläge werden sich für Sie anfühlen, als kämen sie von einem Ort außerhalb Ihres Ichs und entstammten gar nicht Ihren eigenen Wahrnehmungen. Möglicherweise entsprechen sie auch überhaupt nicht den Vorschlägen, die Sie üblicherweise machen würden. Der »Trick« dabei: Sie müssen sich immer darüber im Klaren sein, dass Sie nur der Reisebegleiter des anderen Menschen sind und nicht derjenige, der Entscheidungen trifft. Seien Sie also offen für sämtliche Vorschläge, selbst wenn diese Ihnen ein wenig seltsam erscheinen mögen, und leisten Sie immer der Führung durch die behandelte Person Folge.

Veränderungsarbeit in aller Stille verrichten

Es ist ganz wesentlich, dass die behandelte Person Zeit hat, die Veränderungsarbeit in aller Stille zu verrichten. Sprechen Sie nicht über die einzelnen Vorgänge, es sei denn, Sie werden um Hilfe oder Anleitung gebeten. Ein Großteil der Heilungsprozesse vollzieht sich in der Stille. Wobei auch wichtig ist, dass dem Behandelten gesagt wird, was geschehen sollte. Zum Beispiel:

- ▹ *Behandler:* »Was sollte Ihr jüngeres Selbst an dieser Stelle der Erinnerung tun?«
- ▹ *Behandelte Person:* »Sie sollte offen sagen, was sie denkt. Sie sollte ihn anschreien und ihm gründlich die Meinung sagen.«
- ▹ *Behandler:* »Beklopf sie weiter. Gib mir einfach Bescheid, wenn dieser Teil des Prozesses für sie abgeschlossen ist oder wenn du mich irgendwo brauchst. Ich beklopfe dich die ganze Zeit über weiter. Lass dir die nötige Zeit.«

Manchmal muss die behandelte Person die Dinge aber laut aussprechen, vor allem dann, wenn sie in einer Situation zum Schweigen verurteilt war oder sich ohnmächtig fühlte. Lassen Sie sie also immer wissen, dass sie die Stille jederzeit brechen kann.

Der Behandelte spricht die Einstimmungs- und Erinnerungssätze für das ECHO aus

Zwar geht die Veränderungsarbeit für gewöhnlich in aller Stille vor sich, doch die Einstimmungs- oder Erinnerungssätze für das ECHO werden von der behandelten Person laut gesagt. Zum Beispiel:

- *Behandler:* »Wie fühlt er sich?«
- *Behandelte Person:* »Er ist sehr beunruhigt.«
- *Behandler:* »Wo in seinem Körper spürt er diese Beunruhigung?«
- *Behandelte Person:* »In der Brust.«
- *Behandler:* »Welche Farbe hat die Beunruhigung?«
- *Behandelte Person:* »Blau.«
- *Behandler:* »Gut, dann beklopfe dein jüngeres Selbst am Karatepunkt *(der Behandler beklopft dieselbe Stelle bei der behandelten Person).* Gleichzeitig sagst du: ›Obwohl du diese blaue Beunruhigung in deiner Brust hast, bist du ein toller Junge.‹«
- *Behandelte Person:* »Obwohl du diese blaue Beunruhigung in deiner Brust hast, bist du ein toller Junge.«

Der Einstimmungssatz wird einmal wiederholt.

- *Behandler:* »Gut, beklopfe ihn jetzt an allen Meridianpunkten, vom Scheitel an abwärts, und wiederhole: ›Diese blaue Beunruhigung in deiner Brust.‹«
- *Behandelte Person:* »Diese blaue Beunruhigung in deiner Brust.«
- *Behandler:* »Diese blaue Beunruhigung.«
- *Behandelte Person:* »Diese blaue Beunruhigung.«
- *Behandler:* »In deiner Brust.«
- *Behandelte Person:* »In deiner Brust.«

Die behandelte Person beklopft so lange weiter, bis sich die ganze intensive emotionale Anspannung für das ECHO aufgelöst hat.

- *Behandler:* »Wie geht es ihm jetzt? Wird es jetzt schwächer?«
- *Behandelte Person:* »Er wird ruhiger.«

Hier hilft es dem ECHO, wenn die behandelte Person ihren Einstimmungssatz laut ausspricht, um die energetischen Störungen um das Problem herum zu beseitigen.

Das Altersspektrum von ECHOs

Eines möchten wir klarstellen: Obgleich wir bei unserer Arbeit die meiste Zeit damit zubringen, an jene Punkte in der frühen Kindheit zu gelangen, wo negative Überzeugungen und Einstellungen ausgebildet wurden, können ECHOs jedes Alter haben. Ein Beispiel: Wenn ein 60-jähriger Mensch schwer stürzt, dann ist das ECHO, das die Traumaauflösung braucht, ebenfalls 60 Jahre alt. Und da ECHOs schon im Mutterleib entstehen können, existiert auch nach unten hin keine Altersbegrenzung.

Mögliche Krisen bei der Heilung

Wie bei jeder anderen therapeutischen Arbeit kommt es auch bei Matrix Reimprinting gelegentlich zu einer Krise bei der Heilung. Dabei nehmen die Symptome an Stärke zu, bevor sie sich auflösen. Auch das ist ein Grund, weshalb schwierigere Probleme am besten mit Unterstützung eines erfahrenen Behandlers aufgearbeitet werden sollten. Unserer Erfahrung nach treten bei der Arbeit mit Matrix Reimprinting weniger Heilungskrisen auf als bei anderen Methoden, doch sollte man darauf vorbereitet sein.

Individuelle Anpassungen bei Matrix Reimprinting

Die folgenden Hinweise helfen Ihnen, bei der Anwendung der Grundtechnik bessere Ergebnisse zu erzielen, ganz gleich, ob Sie mit jemand anderem oder an sich selbst arbeiten. Der folgende

Abschnitt ist größtenteils auf die Arbeit mit einem anderen Menschen bezogen. Wenn Sie an sich selbst arbeiten, sind die Abläufe so gut wie identisch, aber – wie oben bereits gesagt – mitunter erreicht man damit weniger gute Resultate.

Bitten Sie die behandelte Person, ihre Augen zu schließen
Normalerweise kann man sich mit geschlossenen Augen besser konzentrieren. Manche behandelten Personen möchten ihre Augen allerdings lieber offen lassen, weil sie sich auf diese Weise die innere Szene tatsächlich besser ausmalen können. Wenn sich die betreffende Person dabei wohler fühlt, bestärken Sie sie darin, die Augen offen zu lassen.

Stellen Sie sicher, dass das Bild von außen betrachtet wird
Für den Erfolg der Behandlung ist es von entscheidender Bedeutung, dass das Bild von außen betrachtet wird. Diese Betrachtungsweise nennt man dissoziativ. Der wahre Klient bei unserer Arbeit ist das ECHO, und wir müssen uns von ihm absetzen, dissoziieren. Nur so können wir ihm bei der Auflösung des jeweiligen Problems wirklich helfen. Ist die behandelte Person in das Geschehen involviert und sieht das Bild durch die Augen des ECHOs, bitten Sie sie, den Körper ihres jüngeren Selbst zu verlassen, sodass sie sich ihm direkt gegenüber sieht. Zum Beispiel:

- ▹ *Behandler:* »Kannst du dein jüngeres Selbst in der Erinnerung vor dir stehen sehen?«
- ▹ *Behandelte Person:* »Ja. Sie steht da ganz alleine.«
- ▹ *Behandler:* »Was hat sie an?«
- ▹ *Behandelte Person:* »Ein rotes Kleid. Und sie trägt eine Schultasche.«
- ▹ *Behandler:* »Wie sieht sie aus?«
- ▹ *Behandelte Person:* »Traurig. Ich lasse den Kopf hängen.«
- ▹ *Behandler:* »Halt, mach langsam! Steckst du in ihrem Körper oder siehst du sie von außen?«

- ▹ *Behandelte Person:* »Oh, ich bin sie – ich sehe alles durch ihre Augen.«
- ▹ *Behandler:* »Gut, kannst du dich von ihr trennen, sodass du sie ansehen kannst? Verlass ihren Körper und stell dich ihr gegenüber.«
- ▹ *Behandelte Person:* »Ja. Ich sehe sie jetzt klar vor mir.«

Manchmal hilft es der behandelten Person bei der Dissoziation vom jüngeren Selbst, wenn man sie bittet, in die Gegenwart zurückzukehren, die Augen zu öffnen und die Umgebung voll und ganz wahrzunehmen. Vor allem der bewusste Kontakt mit dem Boden unter den Füßen ist hilfreich. Dann kann sie die Augen wieder schließen und sich dabei vorstellen, langsam auf das Bild zuzugehen. Erst sieht sie das ECHO von Weitem, und dann tritt sie immer näher heran.

Bei der Arbeit mit sich alleine müssen Sie ganz sichergehen, dass Sie ein Bild Ihres früheren Selbst betrachten.

Sorgen Sie dafür, dass das ECHO weiß, wer die behandelte Person ist und was sie vorhat

Es ist ganz wichtig, dass sich der Behandelte seinem ECHO vorstellt und ihm erklärt, dass er aus der Zukunft kommt, um ihm zu helfen, den empfundenen Schmerz loszulassen. Zum Beispiel so:

- ▹ *Behandelte Person:* »Sie ist ganz durcheinander. Sie weiß nicht, warum ich hier bin.«
- ▹ *Behandler:* »Sag ihr, sie ist in Sicherheit. Erzähl ihr, dass du aus der Zukunft kommst, weil du einen tollen Weg gefunden hast, wie du ihr zu positiveren Gefühlen verhelfen kannst. Schau nach, ob sie damit einverstanden ist.«
- ▹ *Behandelte Person:* »Ja. Jetzt geht es ihr gut. Sie freut sich sogar richtig, dass ich hier bin. Sie ist schon so lange allein.«
- ▹ *Behandler:* »Bekräftige noch einmal, dass sie jetzt nicht mehr alleine ist und dass du da bist, um ihr zu helfen.«

Auch wenn Sie alleine an sich arbeiten, ist es wichtig, sich dem ECHO vorzustellen und es wissen zu lassen, weshalb Sie da sind. Je länger Sie jedoch mit den ECHOs arbeiten, desto weniger wichtig wird dieses persönliche Sich-Vorstellen. Wie Sie merken werden, kennen die ECHOs Sie allmählich.

Dem ECHO danken

Man kann dem ECHO danken. Es hat das Trauma vielleicht schon eine lange Zeit festgehalten, und das kostet eine Menge Kraft. Es hat Sie selbst oder die behandelte Person vor dem Schmerz des Traumas beschützt, und das kann anerkannt werden. Die Anerkennung und Wertschätzung der wichtigen Rolle, die ein ECHO gespielt hat, kann unter Umständen ein wichtiger Bestandteil des Heilungsprozesses sein.

Beklopfen Sie das ECHO so bald wie möglich

Das ECHO sollte so bald wie möglich beklopft werden, deshalb sollten die vorausgehenden Schritte nur wenig Zeit in Anspruch nehmen. Das ECHO wird erschöpft und traurig sein, und diese Gefühle lösen sich mit dem Beklopfen auf. Denken Sie daran, wenn Sie den Prozess beginnen. Wie beim konventionellen EFT findet die Veränderung während des Beklopfens statt.

Was tun, wenn das ECHO sich nicht von der behandelten Person beklopfen lassen will?

Manchmal will sich das ECHO nicht beklopfen lassen. Dann können Sie die behandelte Person nur fragen, ob jemand anders zu Hilfe geholt werden kann. Die Entscheidung, wer dazu am besten geeignet wäre, muss aber vom ECHO getroffen oder mit ihm abgestimmt werden. Das kann man ungefähr in folgende Worte fassen: »Gibt es jemanden, der dir bei diesem Prozess helfen kann und auch deinem jüngeren Selbst, sodass es sich in der Situation sicher fühlt? Du kannst jeden hinzuziehen, den das ECHO haben möchte, seien es Freunde, vertraute Verwandte, Lehrer oder andere Menschen, die Anleitung geben.« Die Rolle dieser Menschen, die auf Wunsch des ECHOs ins Spiel kommen, besteht darin, dem ECHO zu helfen, einen Zustand zu erreichen, in dem die behandelte Person es beklopfen darf. Die behandelte Person und ihr ECHO müssen zusammenwirken, damit sich das Problem/die Blockade für beide auflöst.

Mitunter ist vor allem Beharrlichkeit gefragt. In einer seiner ersten Therapiestunden mit Matrix Reimprinting brauchte Karl fast eine Stunde, um das betreffende ECHO so weit zu bringen, sich beklopfen zu lassen. Das ECHO – ein kleines Mädchen von etwa sechs Jahren – drehte und wand sich, um nur ja nicht beklopft zu werden. Schließlich gelang es, die Kleine zu beruhigen, und selbst dann ging der Prozess nur sehr schleppend voran. Bis das ECHO Vertrauen gefasst hatte, ließ es sich nur ganz zart an den Klopfpunkten berühren.

Wenn Sie alleine an sich selbst arbeiten und Ihr ECHO sich nicht beklopfen lassen will, dann brauchen Sie die Unterstützung eines Matrix-Reimprinting-Behandlers oder von jemandem, der Erfahrung mit der Klopftechnik besitzt und der Ihnen hilft, diesen Widerstand zu überwinden.

Katie und das Phantom

Als Karl mit Katie arbeitete, konnte sie ihr ECHO nicht gleich beklopfen, und zwar deshalb, weil das ECHO dann ein Phantom vor sich aufbaute, das Katie nicht nahe heranlassen wollte. Wie sich herausstellte, war das Phantom Katies imaginäre Freundin aus Kindertagen – eine Freundin, die sie sich in ihrer Fantasie geschaffen hatte, um mit dem erlittenen Trauma fertigzuwerden.

Karl forderte Katie auf, ihr ECHO zu fragen, wozu das Phantom gut wäre. Das ECHO erwiderte, das Phantom bringe ihm viel Liebe und Aufmerksamkeit entgegen und spiele mit ihm. Als Katie ihr ECHO fragte: »Würdest du denn nicht gerne von uns beiden geliebt?«, da trat das Phantom zur Seite. Es wurde nicht länger gebraucht, denn nun war Katie selbst dazu in der Lage, dem ECHO all die Liebe zu schenken, mit der das Phantom es vorher bedacht hatte.

Sicherstellen, ob die behandelte Person wirklich will

Das Ziel von Matrix Reimprinting ist es, das Problem/die Blockade sowohl für die behandelte Person als auch für das ECHO aufzulösen. Es kommt jedoch auch vor, dass die behandelte Person gar keine Auflösung der Situation für ihr ECHO will, z.B. wenn das ECHO aus dem Trauma eine Verhaltensstrategie abgeleitet hat, die der Behandelte noch gar nicht verändern will. In solchen Fällen sollte man sich immer an einen erfahrenen Matrix-Reimprinting-Behandler wenden und nicht an einen Anfänger. Die Arbeit wird sich dann darauf ausrichten, das Trauma aufzulösen und für die behandelte Person neue Ressourcen und Strategien zu finden, die ihr größeren Nutzen bringen. Bisweilen muss zwischen der behandelten Person und dem ECHO eine Beziehung hergestellt werden, damit die Auflösung des Traumas geschehen kann.

Wenn das ECHO und die behandelte Person nicht miteinander klarkommen

ECHOs und Behandelte können nicht immer von Anfang an zusammenarbeiten, um die emotionale Intensität eines Traumas energetisch aufzulösen. Manchmal widersetzen sich die ECHOs der Kommunikation mit der behandelten Person (oder mit Ihnen selbst, wenn Sie alleine arbeiten). Das oben genannte kleine Mädchen drehte und wand sich, weil es nicht beklopft werden wollte. Auf die Frage, warum, antwortete es: »Ich will nicht, dass sie [die behandelte Person] mich anrührt – sie sieht aus wie meine Mutter!« Ihre Mutter war ein Teil des Problems. Um diese Hürde zu nehmen, musste die behandelte Person ihrem jüngeren Selbst erklären, dass sie nicht ihre Mutter war, sondern ihr eigenes Selbst, das aus der Zukunft gekommen war, um ihr zu helfen. Erst als das geklärt war, konnte sie mit dem Beklopfen beginnen.

Seltener kommt es vor, dass die behandelte Person dem ECHO gegenüber Feindseligkeit empfindet, so zum Beispiel bei Missbrauchsfällen, wo die betreffende Person sich immer noch auf eine bestimmte Art für das Geschehen verantwortlich fühlt oder die

Schuld daran dem jüngeren Selbst zuschiebt. Der Behandelte verwendet dann dem ECHO gegenüber oft heftige, abfällige Worte. Diese spezielle Art von Problem kann nur ein erfahrener Matrix-Reimprinting-Behandler bearbeiten.

Wenn Sie qualifiziert sind, mit solchen Fällen zu arbeiten, dann richtet sich Ihre Behandlung zunächst darauf, die Vergebungsbereitschaft des Behandelten seinem ECHO gegenüber zu erreichen. Das ECHO hat natürlich nichts Böses getan, und es ist das endgültige Ziel, dem Behandelten diese Tatsache einsichtig zu machen. Die Vergebung darf jedoch keinesfalls forciert oder gar erzwungen werden. Zwischen der behandelten Person und dem ECHO muss eine Brücke zum gegenseitigen Verständnis gebaut werden.

Hierzu stehen Ihnen mehrere Möglichkeiten offen, je nach Charakter der behandelten Person. Zum einen können Sie versuchsweise an ihr »höheres Selbst« appellieren, falls ihr dieser Begriff bekannt ist. Das könnte beispielsweise so klingen: »Mit all Ihren heutigen Einsichten und Ihrem Wissen, bezogen auf Ihr höheres Selbst oder Ihren wahren inneren Wesenskern, was würden Sie einem Kind sagen, das sich in solch einer Situation befindet?«

Wenn das kein Verständnis hervorruft, können Sie die betreffende Person darum bitten, jemanden hinzuzuziehen, der ihr in dieser schwierigen Situation hilft, Verständnis zu entwickeln. Regen Sie sie dazu an, die Augen zu schließen, sich auf das ECHO zu konzentrieren und sich dann zu überlegen, wen sie um Hilfe bitten könnte, um die Meinungsverschiedenheiten zwischen ihrem gegenwärtigen und ihrem jüngeren Selbst auszuräumen. Weisen Sie darauf hin, dass es sich dabei um Freunde handeln kann, um geliebte Menschen, aufgestiegene Meister, religiöse Gestalten (am besten solche, mit denen sie sich verbunden fühlt), Lichtwesen, Engel oder um jeden andern, vor dem die Person Achtung hat. Einige Antworten werden ganz schlicht und bodenständig ausfallen: »Ich möchte meinen Bruder Tom einbeziehen. Er ist ein guter Typ und sehr verständnisvoll.« Andere suchen eher auf der spirituellen Ebene: »Ich bitte um die Hilfe des Engels der Liebe, weil ich beim

Anblick meines jüngeren Selbst nur Wut empfinde.« Egal wie die Antworten der behandelten Person ausfallen, Sie müssen deren Standpunkt respektieren. Wenn Sie selbst gerne mit Engeln arbeiten, die behandelte Person aber eher der irdischen Sphäre verhaftet ist, dann nützt es ihr wenig, wenn Sie Einfluss auf ihre Wahl und ihre Entscheidung nehmen wollen. Nehmen Sie immer das an, was der betreffende Mensch für sich als richtig empfindet.

Hat die behandelte Person jemanden ausgewählt, der ihr helfen kann, dann fragen Sie sie, wie diese Person dazu beitragen kann, die Kluft zwischen ihrem gegenwärtigen und ihrem früheren Selbst zu überbrücken. Falls dieser Brückenschlag auf Ablehnung stößt, sollten Sie eine Alternatividee parat haben. Aber versuchen Sie zunächst, ob Sie mithilfe der vom Behandelten ins Spiel gebrachten Person/Wesenheit zu einer Lösung kommen können.

Wenn Sie aber doch eingreifen müssen, dann kann sich dieser Teil des Prozesses sehr kreativ gestalten, denn hier ist – wie immer – keine Vorgehensweise vorgegeben. Sasha bevorzugt eine Methode, bei der die hinzugezogene Person gleichzeitig das ECHO und den Behandelten beklopft, um so eine energetische Verbindung zwischen den beiden herzustellen (wobei Sie natürlich die ganze Zeit über den Körper des Behandelten beklopfen). Lässt die behandelte Person dann ihre negative Einstellung dem ECHO gegenüber los, könnten Sie anregen, dass ECHO und Behandelter sich in der Vorstellung des Behandelten die Hand reichen, während die unterstützende Person (oder das Lichtwesen, der Engel etc.) immer noch beide beklopft. Ist der Punkt erreicht, an dem der Behandelte das als angenehm akzeptieren kann, schlagen Sie ihm vor, sein ECHO selbst zu beklopfen. Für diesen Abschnitt des Prozesses sollten Sie sich ausgiebig Zeit nehmen, eventuell eine eigene Sitzung dafür abhalten, beispielsweise wenn es sich bei dem Problem um langjährigen Missbrauch handelt.

Wenn Sie alleine an sich arbeiten und einem ECHO gegenüber sehr feindselige Gefühle hegen, dann sollten Sie einen qualifizierten Matrix-Reimprinting-Behandler aufsuchen.

Was tun, wenn das ECHO den Schmerz nicht loslassen will?
Manchmal will ein ECHO oder eine behandelte Person am Schmerz festhalten. Immer und immer wieder hören Karl und Sasha von ihren Klienten: »Er will den Schmerz festhalten, denn wenn er ihn loslässt, lässt er damit zugleich seinen Angreifer frei«, oder: »Wenn sie das jetzt alles loslässt, dann kommt der Mann, der sie missbraucht hat, ungeschoren davon.« An dieser Stelle muss man dem betreffenden Menschen klarmachen, dass ein solches Festhalten am Schmerz unsinnig ist, ungefähr so, als schlucke man selbst Gift und erwarte, dass ein anderer davon Krämpfe bekommt. Ein Beispiel:

- ▹ *Behandelte Person:* »Er will seine Wut jetzt noch nicht loslassen. Er möchte sich noch daran festhalten.«
- ▹ *Behandler:* »Dient diese Wut irgendeinem Zweck?«
- ▹ *Behandelte Person:* »Wenn er die Wut loslässt, dann kommt es ihm so vor, als würde er seinem Onkel damit vergeben. Dazu ist er aber noch nicht bereit.«
- ▹ *Behandler:* »Sag ihm, dass er die Wut für dich und sich selbst loslässt, nicht für den Onkel. Versichere ihm, dass es euch beiden guttun wird.«

Das ECHO altersgerecht ansprechen
Es ist ganz wichtig, dass die behandelte Person so mit dem ECHO spricht, wie man es mit einer Person entsprechenden Alters tun würde. Ist das ECHO fünf Jahre alt, dann spricht der Behandelte es an wie eine(n) Fünfjährige(n).

Falls das ECHO schon vor der Sprachentwicklung entstanden ist, eventuell noch im Mutterleib oder in den allerersten Lebensjahren, dann sprechen Sie trotzdem mit Ihrem inneren Kind, so als könnte es ihre Worte verstehen. Auch wenn Babys noch nicht sprechen können, ist ihre Wahrnehmung, ihre Sinnes- und Gefühlswelt voll ausgeprägt. Der Behandelte übersetzt diese Wahrnehmungen und Gefühle für das Baby-ECHO sozusagen in das Hier und Jetzt.

Dasselbe gilt natürlich, wenn Sie alleine an sich arbeiten.

Verwenden Sie den Namen, den die behandelte Person zur Zeit des Traumas trug

Sollte die behandelte Person ihren Namen geändert haben, dann müssen Sie in jedem Fall darauf achten, dass das ECHO mit dem Namen angesprochen wird, den die Person zur Zeit des Traumas trug. Zum Beispiel:

- ▷ *Behandler:* »Siehst du den kleinen Chris dort stehen? Beklopfe ihn einfach und sprich mit ihm. Sag mal, wurdest du damals Chris oder Christopher genannt?«
- ▷ *Behandelte Person:* »Ich glaube Christopher.«
- ▷ *Behandler:* »Gut, dann beklopf also den kleinen Christopher, erzähl ihm, wer du bist und weshalb du gekommen bist.«

Mit dem ECHO in der Muttersprache der behandelten Person sprechen

Wenn Sie mit einem Klienten arbeiten, dessen Muttersprache nicht die in der Sitzung verwendete ist, dann fordern Sie ihn auf, den Kontakt mit dem ECHO in seiner Muttersprache aufzunehmen. Karl und Sasha haben schon öfter Klienten erlebt, die dann erst von ihren ECHOs erst verstanden wurden.

Was tun, wenn die behandelte Person immer noch an dieselben Lehren oder Schlüsse glaubt, die das ECHO aus der jeweiligen Situation gezogen hat?

Fragen Sie den Behandelten immer danach, welche Lehren oder Glaubenssätze er und sein ECHO aus dieser Situation mitgenommen haben. Die Antworten verweisen oft auf die Kernüberzeugungen, die er sein ganzes Leben lang mit sich herumgeschleppt hat. Wenn die behandelte Person antwortet, sie habe innere Einstellungen wie »ich muss perfekt sein, damit man mich liebt«, »ich bin blöd«, »ich bin nutzlos« oder ähnlich selbstzerstörerische und selbstsabotierende Glaubenssätze, dann überprüfen Sie gemeinsam mit ihr, ob sie immer noch daran festhält.

Behandelte Personen sind oft ganz erstaunt, wenn ihnen der Zusammenhang zwischen einer Grundeinstellung, die sie heute haben, und der Situation des ECHOs klar wird. Das sind regelrechte Aha-Erlebnisse, die ihnen Tränen der Erleichterung und Dankbarkeit in die Augen treiben. Anhand dieser frühen Erfahrung wird ihnen ihr eigenes Verhalten mit einem Mal erklärlich.

- ▹ *Behandler:* »Welche Lebensbotschaft hast du von dieser Situation vermittelt bekommen?«
- ▹ *Behandelte Person:* »Dass die Welt ein gefährlicher Ort ist.«
- ▹ *Behandler:* »Glaubst du das in gewisser Weise immer noch?«
- ▹ *Behandelte Person:* »Ja. Nach Einbruch der Dunkelheit gehe ich nie alleine aus. Ich habe immer das Gefühl, dass hinter der nächsten Ecke Gefahr lauert. Ich hatte keine Ahnung, dass das von diesem Vorfall herrührt.«

Gary Craig hat das bei seiner Arbeit mit der traditionellen EFT-Methode in der Frage zusammengefasst: »Hörst du immer noch auf dieses siebenjährige Kind?«

Als logische Konsequenz könnte man weiter fragen: »Würdest du heute auch noch den Rat eines Siebenjährigen annehmen?!«

Ein solcher Satz soll eigentlich die Spannung in der Sitzung abbauen, deshalb muss die Frage in entsprechend humorvollem Ton gestellt werden.

Wenn Sie die Arbeit an sich selbst durchführen, überlegen Sie einen Moment lang, welche Glaubenssätze Ihr ECHO in dieser bestimmten Situation gebildet hat und ob Sie heute noch so denken.

Wenn Sie mit einem Partner arbeiten, ergibt sich an dieser Stelle oft die Möglichkeit eines Perspektivenwechsels (auch bekannt als *Reframing*). Falls es passend erscheint, kann man den Partner fragen, ob er auch positive Erkenntnisse aus der Situation gewonnen hat. Hat er sich gute Bewältigungsstrategien angeeignet, dann kann er dies dem ECHO mitteilen, wenn er im Stillen mit ihm kommuniziert:

- ▷ *Behandler:* »Was hast du an dem Tag noch gelernt? Gab es auch etwas Positives?«
- ▷ *Behandelte Person:* »Wenn ich es mir recht überlege, war ich an dem Tag richtig stark. Es hat zwar wehgetan, aber ich bin dadurch viel unabhängiger geworden. Das fällt mir jetzt erst auf.«
- ▷ *Behandler:* »Erzähl ihr, wie stark sie war.«

Wenn Sie alleine an sich arbeiten, können Sie in ähnlicher Weise einen Moment lang darüber nachdenken, ob Sie etwas Positives aus der Situation mitgenommen oder eine Bewältigungsstrategie entwickelt haben, die Ihnen das ECHO zeigte.

Vergangenes Geschehen verändern

Wie oft haben Sie sich nicht schon gewünscht, Sie hätten sich anders verhalten? Wie oft waren Sie sauer auf sich selbst, weil Sie nicht dies oder jenes gesagt oder getan haben, was Sie heute liebend gerne gesagt oder getan hätten? Wie oft haben Sie Reue hinsichtlich einer Situation empfunden, sie sich wieder und wieder durch den Kopf gehen lassen oder sie nachgespielt und auf diese Weise an Schmerz und Kummer aus der Vergangenheit festgehalten? Haben Sie eine Ahnung, wie ungeheuer schädlich dies für Ihr physisches und psychisches Wohlbefinden ist?

»Einfach loslassen« – Worte, die man sehr häufig zu hören bekommt, doch ist das manchmal sehr schwierig, vor allem dann, wenn Ihr Unterbewusstsein den alten Film immer wieder ablaufen lässt. Traditionelles EFT hat vielen Menschen in dieser Hinsicht große Erleichterung gebracht, doch selbst wenn die Erinnerungen losgelassen sind und die emotionale Ladung gelöscht ist – die Bilder sind noch vorhanden. Oft verblassen sie in der Erinnerung, aber im Feld bleiben sie in irgendeiner Weise bestehen. Was halten Sie davon, diese alten Bilder durch neue, positive zu ersetzen? Wie würde sich dies auf Ihre Gesundheit und Ihr Wohlbefinden auswirken?

Bedenken Sie dabei eines: Das Auswechseln von Bildern will keinesfalls vorgaukeln, ein Ereignis wäre nicht geschehen. Es ist vielmehr so, als erschafften Sie sich eine andere Vergangenheit, mit der Sie diejenige Vergangenheit anerkennen, die Sie durchlebt haben. Denn was ist Ihre Vergangenheit denn anderes als eine Reihe von Erinnerungen, gefiltert durch Ihre eigene Wahrnehmung? Jeder hat dieselben Ereignisse ein wenig anders in Erinnerung, denn jeder von uns hat seinen eigenen Filter. Demnach können Sie Ihre Erinnerungen durchaus verändern, ohne sie zu verleugnen. Hier einige Vorschläge für den Ablauf:

Neue Ressourcen einbringen

Die Zahl der Hilfsmittel, die man einbringen kann, ist unendlich – das kann alles sein, was dem ECHO möglicherweise hilft, die Situation zu verändern. Bitte denken Sie aber daran, nur so viele Hilfsmittel einfließen zu lassen, wie es wirklich nötig ist. Sasha fand vor allem den fliegenden Teppich beeindruckend, mit dem eine behandelte Person in der Not entfliehen wollte, oder die Glasscheibe, hinter der sich eine andere mit einem Sicherheitsabstand vom Geschehenen distanzieren wollte, oder das Lichtschwert, das Sicherheit bieten sollte, sowie Blitze aus den Fingern des ECHOs, mit dem die Angreifer in die Flucht geschlagen werden sollten – es gab aber auch schon Teddybären, die ein tröstliches Gefühl vermitteln sollten.

Die Behandelten haben alle Ressourcen schon parat, denn im Unterbewusstsein versuchen sie schon seit Langem, die Probleme um das Trauma aufzulösen. Manchmal drückt sich das sogar in der Wahl ihres Berufs aus. Die junge Frau, die sich zu Unrecht verurteilt fühlte, wurde zum Beispiel Richterin am Obersten Gerichtshof, während der Junge, dem nie jemand zugehört hat, später Vorlesungen an der Universität hielt.

Sasha und die Streichhölzer

Das Einbringen neuer Ressourcen half Sasha, über ihre manische Depression hinwegzukommen, und zwar schon beim ersten

EFT-Training mit Karl, an dem sie teilnahm. Ihr spezielles Problem war die innerliche Beschäftigung mit »delikaten« Fotos, die sie in früheren Jahren einmal von sich hatte machen lassen. Obwohl es ihr später gelungen war, sämtlicher Fotos habhaft zu werden und sie zu verbrennen – geistig saßen sie immer noch fest. Karl löste das Problem, indem er dem ECHO ein Päckchen Streichhölzer in die Hand gab und ihm erlaubte, die Fotos zu verbrennen.

Als Sashas ECHO die Fotografien verbrannte, geschah das Unfassbare: Sasha flutschte förmlich aus dem Depressionsschub heraus, in dem sie sich gerade befunden hatte. Für sie ein unglaublicher Vorgang, denn normalerweise hielten diese Depressionen tage-, wenn nicht gar wochenlang an. Zunächst erschien es, als biete ihr Matrix Reimprinting einen einfachen, raschen Ausweg aus ihrer bipolaren Störung. Als jedoch Wochen und Monate vergingen und sich ihre Psyche mehr und mehr stabilisierte, wurde Sasha klar, dass sie mit der Erlösung des Traumas auch den Krankheitsgrund beseitigt hatte.

Laden Sie jemanden zur Unterstützung ein

Sie können nicht nur jemanden zur Unterstützung einladen, wenn das ECHO der behandelten Person sich nicht von ihr beklopfen lassen will oder die beiden überhaupt nicht miteinander können, sondern auch noch ein anderes Wesen, das dem Behandelten hilft, wenn dieser eine Erinnerung oder Situation verändern will. Auch hier haben die behandelten Personen freie Wahl. Oft entscheiden sie sich dann für eine Figur, die jemandem mit starker persönlicher oder spiritueller Ausstrahlung gleicht. Sie sagen dann etwa: »Ich weiß nicht genau, wer das ist, aber sie sieht Mutter Teresa sehr ähnlich«, oder »Er ist eine Art Gandhi in jung«.

Obwohl das ECHO die Wahl treffen sollte, hilft es gelegentlich, ihm das ganze Spektrum von Personen und Figuren vor Augen zu führen, die es bei dieser Arbeit unterstützen können. Sasha fragt die ECHOs am liebsten direkt, ob es sonst noch jemanden gebe, den sie sich zur Unterstützung wünschten, wie zum Beispiel einen vertrauten Freund oder Verwandten, eine Figur oder einen Darsteller aus dem Fernsehen, einen Popstar, einen Superhelden, einen Engel, eine spirituelle Gestalt oder wen auch immer sie bei sich haben möchten.

Die Wahl hängt oft vom Alter des ECHOs ab. Jüngere ECHOs wählen gerne Figuren aus der Kinderliteratur, Großeltern oder Hunde. Teenager-ECHOs bevorzugen dagegen Superhelden, Popstars oder geachtete Lehrer bzw. Gleichaltrige, denen sie vertrauen. Ältere ECHOs ziehen am liebsten Familienmitglieder, vertraute Freunde, spirituelle Gestalten oder Engel hinzu. Sashas Lieblingsbeispiel in diesem Zusammenhang ist einer ihrer Seminarteilnehmer, ein liebenswürdiger, ruhiger Mann, dessen vierzehnjähriges ECHO Mr. T aus der Serie *Das A-Team* dabeihaben wollte!

Das Wesen, dessen Unterstützung erbeten wird, bringt oft noch weitere Helfer und Ressourcen mit. Hier können die behandelte Person und ihr ECHO wirklich kreativ werden. Da gab es den heiligen Michael, dessen Schwert die Energieverbindung zwischen dem Behandelten und einem Angreifer durchtrennte, oder den geliebten Großvater, der Licht mitbrachte, um dem ECHO aus einer dunklen Situation zu helfen, und die gute Fee mit ihrem Zaubernetz, das sie über die Bande von Kindern warf, die den Behandelten immer hänselten. Diese Liste lässt sich endlos fortführen, wobei die Vorschläge – wie immer – vom jeweiligen ECHO stammen müssen.

Dem ECHO erlauben zu tun, was es gerne getan hätte

Dies ist der vielleicht am intensivsten Kraft spendende Teil einer Sitzung, vor allem wenn die behandelte Person während des eigentlichen Erlebnisses in Angststarre verfallen war. Er ist auch therapeutisch äußerst wirksam, wenn jemand Opfer eines körperlichen, sexuellen oder emotionalen Missbrauchs wurde und nicht in der Lage war, seine Wut und seinen Groll darüber auszudrücken.

Jacob und der Stock

Jacob ist Farbiger und hatte in seiner Kindheit einiges an Rassenhass erfahren müssen. Einmal war er von einer Gruppe rechtsradikaler Weißer verhöhnt worden, die ihn anspuckten und beschimpften. Als die Sprache darauf kam, was sein ECHO damals gerne getan hätte, um das Gleichgewicht wiederherzustellen, wählte er einen Stock aus, mit dem er seine Angreifer schlagen konnte. Nur so konnte er sich innerlich wieder aufrichten und die negativen Gefühle loslassen, die er so lange festgehalten hatte.

Ein paar Teilnehmer an Matrix-Reimprinting-Seminaren hatten Bedenken geäußert, ob es nicht der Gewalt Vorschub leiste, wenn man dem ECHO erlaubte, einen solchen Selbstausdruck zu wählen. Für religiös-spirituell und pazifistisch eingestellte Menschen scheint dieser Teil der Technik allem zu widersprechen, woran sie glauben. Außerdem scheint es im Widerspruch zu der Tatsache zu stehen, dass schon wütende Gedanken das Immunsystem belasten. Betrachten wir diesen Aspekt der Technik allerdings genauer, dann können wir Verständnis dafür entwickeln, dass es für ein ECHO notwendig werden kann, seine negative Energie oder Angststarre auf diese Weise zu entladen. Die ECHOs/Klienten haben so lange an diesen Gefühlen festgehalten und müssen daher einfach manchmal ihre Wut herauslassen, bevor sie an den Punkt kommen, an dem sie das Gefühl von Frieden und Vergebung erfüllt.

Weiterhin sollte man bedenken: Wenn das ECHO gewalttätig werden will, dann existiert dieser Wunsch höchstwahrscheinlich schon seit dem zugehörigen Ereignis. Gibt man dem ECHO nun einen kurzen Moment lang Zeit, dies zum Ausdruck zu bringen, kann es das Gleichgewicht wiederherstellen.

Auch wenn Sie selbst starke Bedenken dagegen hegen, sollten Sie doch die Wünsche Ihres Klienten respektieren und ihm nicht Ihre persönliche Sichtweise aufdrücken. Um das Stadium von Frieden und Vergebung zu erreichen, ist es manchmal vorher notwendig, die aufgestaute Wut herauszulassen.

Zurück zu Jacob und dem Stock: Diese Sitzung fand im Rahmen

eines EFT-Behandler-Trainings von Karl statt. Nach der Sitzung stellte ein Teilnehmer die Frage, ob es richtig war, Jacob einen Stock in die Hand zu geben. Hier möchten wir unbedingt noch einmal darauf hinweisen, dass Jacobs ECHO diesen Stock brauchte, um aus seiner Ohnmacht heraus- und in ein seelisches Gleichgewicht hineinzufinden. Wichtig ist die Feststellung, dass wir die Wut nicht neu inszenieren, wenn wir dem ECHO erlauben, sie auf diese Art abzusondern. Im Gegenteil: Wir erlauben dem ECHO, mit seinen natürlichen Instinkten zu antworten, die oft darauf gründen, wie es sich als Kind gefühlt hat, als es den Erwachsenen und seinen Altersgenossen ohnmächtig ausgeliefert war. Dem ECHO die Möglichkeit einzuräumen, seine Wut herauszulassen, hat letztlich zur Folge, dass die behandelte Person in der Gegenwart ein friedliches Leben führen kann, da sie die negative Energie des ECHOs nicht länger in ihrem Feld hat.

Was tun, wenn das ECHO jemanden umbringen will?

In überaus seltenen Fällen kann es geschehen, dass ein ECHO mitteilt, es wolle den Menschen töten, der es angegriffen oder missbraucht hat. Seit dem Bestehen der Technik ist das allerdings kaum jemals vorgekommen. In einem Fall wollte eine Klientin das Pflegepersonal umbringen, das ihre Mutter nicht hatte vor dem Krebstod retten können. Da ihre Wut in keinem normalen Verhältnis zu der Situation stand, wäre die beste Frage an die Frau gewesen: »Wann warst du deiner Erinnerung nach das erste Mal so wütend, dass du jemanden umbringen wolltest?« So hätte man an dieser Erinnerung arbeiten können, denn zu jenem Zeitpunkt muss das Kernproblem wohl entstanden sein.

Bei anderen Gelegenheiten wollten junge ECHOs die Leute umbringen, die sie sexuell missbraucht hatten. Man muss aber dazusagen, dass sie die Betreffenden anschließend oft zur Heilung irgendwohin schicken wollten. Sie wünschten sich den Tod ihrer Peiniger also nicht wirklich herbei, sondern eher eine innere Befreiung auf die einzige Art, die ihre jungen ECHOs sich vorstellen konnten. Wir erarbeiten immer Lösungen, in denen keiner umgebracht wird. Wenn der Peiniger in der Jetzt-Zeit bereits tot ist, können Sie dem ECHO, da Sie ja aus der Zukunft kommen, zum Beispiel sein Grab zeigen.

Was tun, wenn ein ECHO einen Toten ins Leben zurückholen will?

Auch so etwas kann es geben, und zu Beginn unserer Tätigkeit mit Matrix Reimprinting haben wir uns den Kopf darüber zerbrochen, ob es ethisch vertretbar sei, einen toten Menschen ins Leben zurückzurufen oder so zu tun, als wäre er gar nicht gestorben. Karl hat dann jedoch auf die Möglichkeit verwiesen, dass ECHOs und Geister in einer ähnlichen Dimension existieren. Wenn ein ECHO also jemanden zurückholen will, der schon tot ist, dann besteht die richtige Vorgehensweise darin, dass man das ECHO fragt, ob es imstande ist, einen Ort zu erschaffen, wo es mit diesem Menschen immer dann zusammen sein kann, wenn es das Bedürfnis danach hat.

Ein neues Bild schaffen

Nach der vollständigen Auflösung des alten Bildes müssen Sie unbedingt darauf achten, dass ausschließlich das neue, positive Bild über den Scheitelpunkt des Behandelten als neue Erinnerung verankert wird. Es muss ein Bild ohne Wut, Gewalt, Frustration oder Groll sein – ein Bild voller Frieden und Freundlichkeit. In der neuesten Entwicklung von Matrix Reimprinting wird sehr darauf geachtet, dass es sich um ein Bild handelt, welches das Gegenteil des alten Glaubenssatzes ausdrückt. Haben Sie sich in Ihrem alten Bild zum Beispiel für dumm gehalten, wird jetzt ein neues Bild erschaffen, in dem Sie sich klug fühlen.

Vor dem Abspielen der ursprünglichen Erinnerung immer die Augen öffnen

Ob Sie nun alleine an sich arbeiten oder mit anderen – es ist grundsätzlich wichtig, die Augen zu öffnen und in die Gegenwart zurückzukehren, bevor man die Arbeit austestet. Das schafft eine klare Trennung und erlaubt eine objektivere Einschätzung beim Testen. Sonst könnten die geleistete Arbeit und das nachfolgende Testen miteinander verschmelzen. Öffnen Sie also vorher die Augen.

Die ursprüngliche Erinnerung noch einmal abspielen

Nach Abschluss der Arbeit mit Matrix Reimprinting muss man unbedingt das Ergebnis testen, indem man versucht, die Originalerinnerung noch einmal abzuspielen. Dabei können folgende drei Situationen eintreten:

1. Meist ist es so, dass sich die behandelte Person beim Versuch, die alte Erinnerung noch einmal abzuspielen, nur mehr an die neue erinnern kann. Diese Erfahrung ist oft ein wunderbares (wenn auch ziemlich bestürzendes) Erlebnis für den betreffenden Menschen, vor allem, wenn die alte Erinnerung vor seinem geistigen Auge seit Jahren andauernd abgelaufen ist. Manche fragen dann ungläubig: »Bleibt es denn dabei?«, und Sie können ihnen versichern, dass dem so ist.
2. Etwas weniger häufig kann es sein, dass der Behandelte den alten Film noch einmal ablaufen lassen will und nichts mehr davon vorhanden ist. Sollte tatsächlich nur noch Leere herrschen, fragen Sie die behandelte Person, womit sie diese füllen möchte. Dann könnten Sie die Schritte wiederholen, mit denen man ein schönes, positives Bild durch den Geist in ihr Herz und in das Feld hinaussendet.
3. Selten können auch noch Reste heftiger Gefühle um die Erinnerung herum vorhanden sein. Lösen Sie diese auf, indem Sie weiter mit Matrix Reimprinting an den Problempunkten arbeiten, die noch verändert werden müssen. Man kann so oft wie nötig in das Feld zurückkehren, bis die Emotionen völlig verschwunden sind.

Die Erinnerung an einer Stelle ohne Emotionen beginnen
Bei schweren Traumata hilft es, erst in das Bild einzusteigen und mit dem Beklopfen anzufangen, wenn das eigentliche Trauma schon vorbei ist oder noch vor dem eigentlichen traumatischen Höhepunkt. Wenn Sie an einer sehr emotional bewegenden Stelle in das Bild einsteigen, werden sehr wahrscheinlich Kampf- oder Fluchtgedanken folgen, die die traumatische Erinnerung in den Körper zurückbringen können. Fängt man an einer unbedenklichen Stelle an, kann man behutsam Schritt für Schritt vorgehen und die innere Ruhe bewahren. So erzielt man die besten Ergebnisse. Wenn Sie nach dem traumatischen Ereignis in das Bild einsteigen und mit dem Beklopfen anfangen, können Sie das ECHO zumindest schon einmal wissen lassen, dass es überlebt hat und die Situation vorbei ist. Bitte arbeiten Sie nur mit schwerwiegenden Fällen, wenn Sie qualifiziert dafür sind.

Welches neue Bild sendet man in die Matrix, wenn es mehrere emotionale Höhepunkte gibt?
Lösen Sie erst nacheinander alle traumatischen Gefühle auf, und fragen Sie das ECHO anschließend, ob es noch irgendetwas machen oder verändern will. In der Regel entwickelt sich dann, mit Ihrer Hilfe, ein letztes Bild, in welchem sich das ECHO völlig anders fühlt. Wenn es sich während der traumatischen Situation zum Beispiel völlig ausgeliefert gefühlt hat, ist es im neuen Bild stark und sicher.

Wenn Sie das Bild an das Feld gesendet haben und sich bei der Überprüfung der Arbeit herausstellt, dass noch Reste der intensiven Emotionen vorhanden sind, gehen Sie in die Matrix zurück und lösen Sie die verbliebenen Aspekte auf. Ist das erfolgreich geschehen, dann können Sie entweder ein neues Bild an das Feld schicken oder den Teil des ECHOs aus dem gerade aufgelösten Aspekt zu dem neuen Bild im Feld bringen.

Weitere individuelle Anpassungen bei der Anwendung von Matrix Reimprinting bei anderen
Im Folgenden einige Hinweise, wie Sie bessere Resultate bei der Anwendung der Techniken an anderen erzielen:

Worum handelt es sich wirklich?
Wenn jemand mit einem drückenden aktuellen Problem zu Ihnen kommt und Sie anfangen, mit Matrix Reimprinting daran zu arbeiten, dann sollten Sie unbedingt eine wichtige Frage mit dem Klienten klären: »Um wen oder was handelt es sich wirklich?«

Denn diese neue Emotion hat ihre Ursachen sehr wahrscheinlich in Erfahrungen aus früheren Jahren, meist aus der Kindheit. Gegenwärtige Probleme leiten uns für gewöhnlich auf frühere Erinnerungen an ähnliche Themen zurück, die manchmal scheinbar gar nichts miteinander zu tun haben.

Eine Art, dies festzustellen, ist nachzufragen, welches Gefühl das gegenwärtige Problem begleitet, um dann herauszufinden, woher es ursprünglich kam. Ist beispielsweise in der jüngsten Zeit etwas vorgefallen, das in der behandelten Person das Gefühl von Verlassenheit erzeugt hat, dann würde man sie fragen: »Welches ist deine erste oder früheste Erinnerung an dieses Verlassenheitsgefühl?« Das dient hervorragend dazu, festzustellen, weshalb und wie sich Themen entwickeln.

Oft erinnert sich die behandelte Person an einen Vorfall und sagt dann: »Ach, das kann es aber nicht sein, das scheint so bedeutungslos.« Wenn das Unterbewusstsein einen Menschen auf eine Erinnerung einschwingt, dann existiert bestimmt ein Bezug, unabhängig davon, wie geringfügig das Ereignis auch wirken mag. Erinnern wir uns daran: Das Unterbewusstsein kennt keinen Unterschied zwischen heutigen und früheren Geschehnissen – es hat keine Zeitwahrnehmung. Deshalb sind auch alle Themen und Probleme aus Vergangenheit und Kindheit heute noch vollständig und belastend im Unterbewusstsein präsent; sie müssen aufgelöst werden, damit der betreffende Mensch sich in der Gegenwart glücklich fühlt.

Wenn ein ECHO Sie zu einem anderen ECHO führt
Sie können das ECHO, mit dem Sie gerade arbeiten, bitten, Sie in eine frühere Zeit zurückzuführen, als dasselbe Thema oder Problem auftrat. Wenn es wahrscheinlich ist, dass vielfältige Erinnerungen zum selben Thema vorhanden sind, an die sich der Behandelte nicht erinnern kann, dann können diejenigen ECHOs, die Sie bereits gefunden haben und mit denen Sie arbeiten, Sie zu anderen ECHOs hinführen. Wenn Sie also an einer Erinnerung gearbeitet und ein neues Bild ausgesendet und die Arbeit getestet haben, bitten Sie die behandelte Person, in das neue Bild hineinzugehen. Dann bitten Sie das ECHO, Sie beide zu einer damit verknüpften Erinnerung zu bringen.

Hier ein Fallbeispiel von Sasha:

Shirley in der Arztpraxis
Shirley, eine nette, reifere Dame mit »einem Herz aus Gold«, arbeitete in einer Arztpraxis, die sich gegenüber einer Entzugsklinik für Heroinabhängige befand. Den Mitarbeitern am Empfang war eingeschärft worden, nur den Praxispatienten den Schlüssel zur Toilette auszuhändigen, da sich in der Vergangenheit einer der Entzugspatienten auf der Praxistoilette den goldenen Schuss gesetzt hatte.

Als es hoch herging und Shirley alleine am Empfang stand, betraten zwei Männer die Praxis und baten um den Toilettenschlüssel. Sie versicherten, sie seien Patienten. Es befanden sich Kinder in der Warteschlange, und einer der Männer wurde allmählich unangenehm, er wollte unbedingt auf die Toilette. Unter diesem Druck und weil sie die Kinder schützen wollte, gab Shirley nach und händigte ihm den Schlüssel aus.

Ihre Anspannung stieg, als der Mann über längere Zeit in der Toilette blieb. Sein Freund ging hinein, um nach ihm zu sehen, und rief heraus, der andere habe sich eine Überdosis Heroin gespritzt. Es entstand eine Riesenaufregung: Ärzte, Pflegepersonal und Ambulanz versuchten, dem Mann das Leben zu retten. Schließlich wurde er wiederbelebt und war einigermaßen bei sich, als er die Praxis verließ.

Shirleys Vertrauen in ihre Fähigkeit, Entscheidungen unter Druck zu treffen, hatte infolge dieses Vorfalls schwer gelitten. Sie dachte sogar daran, ihre Stelle aufzugeben. Wir machten eine Einzelsitzung und wendeten Matrix Reimprinting an.

Zunächst ging Shirley zu der Erinnerung zurück, als sie dem Mann den Schlüssel reichte, und beklopfte sich dabei. Als sie sich dabei mit ihrem ECHO unterhielt, wurde ihr klar, dass sie die richtige Entscheidung getroffen hatte, da sie ja die Kinder in der Warteschlange hatte schützen wollen.

Der nächste Gipfelpunkt emotionaler Intensität in der Erinnerung war der Moment, als sie hörte, dass der Mann sich eine Überdosis gespritzt hatte. Ihr großes Verantwortungsgefühl für andere war eines von Shirleys Kernthemen. Während sie in ihrer Vorstellung ihr ECHO am Empfang beklopfte, bat ich das ECHO, sie zu der ersten Erinnerung zurückzubringen, bei der sie sich für andere verantwortlich gefühlt hatte. Damals war Shirley Ende 30 gewesen und hatte einen Telefonanruf ihrer alkoholkranken Mutter ignoriert. Sie beklopfte das ECHO in dieser Erinnerung und sprach mit ihm, um ihm zu versichern, dass es nicht für die Mutter verantwortlich war. Das Telefonklingeln verwandelte sich von einem schrillen, nervtötenden in einen melodischeren Ton und war nun nicht mehr emotional befrachtet. Shirley überkam ein Gefühl von Ruhe und innerem Frieden. Zu dieser Zeit gelang ihr der Zugriff auf frühere Erinnerungen aus der Kindheit noch nicht. Auch schon als Kind hatte sie sich für ihre Mutter verantwortlich gefühlt. Wir machten uns aber eine Notiz, dass in diesem Bereich noch einige Arbeit auf uns zukommen würde.

Dann gingen wir zurück zu der Erinnerung in der Arztpraxis, und Shirley beklopfte wieder das ursprüngliche ECHO. Der nächste Intensitätspunkt war, als die Ärzte und das Pflegepersonal herbeigestürzt kamen. Ich bat Shirley zusammen mit ihrem ECHO nachzuprüfen, welche Botschaft sie in diesem Moment an sich selbst gesandt hatte. Sie antwortete: »Ich kann einfach nichts richtig machen« – eine weitere Kernüberzeugung. Während sie das ECHO beklopfte, schlug ich vor, das ECHO solle sie zurückführen zu ihrer frühesten Erinnerung daran, dass sie das Gefühl hatte, nichts richtig machen zu können. Diesmal war sie sechs Jahre alt und stand vor ihrer Mutter, die ihr vorhielt, was sie alles falsch gemacht hatte. Ein engelsgutes Kind und ständig bemüht, der Mutter ja alles recht zu machen, bekam Shirley ihre ganze Kindheit über doch immer wieder zu hören, was für eine Enttäuschung sie war. Sie erhielt die Erlaubnis ihres ECHOs, es zu beklopfen, und fing dabei an, sich mit ihm zu unterhalten. Sie versicherte ihm, dass es ein hübsches, liebenswertes Kind sei und dass der Fehler bei der Mutter lag. Ihr ECHO hatte das Gefühl der Verlassenheit mit sich herumgeschleppt, das sich beim Beklopfen vollständig auflöste.

Nachdem sich die intensiven Gefühle verflüchtigt hatten, wollte Shirleys ECHO an den Strand. Es wollte einige Zeit mit Shirley verbringen und dabei Liebe und Bestätigung erfahren. Ich bat Shirley herauszufinden, ob ihr ECHO gerne andere Menschen kennenlernen wollte, die Shirley heute liebten, wie zum Beispiel ihren Sohn, ihren Enkel und ihre Schwiegertochter oder auch Freunde. Das ECHO wollte aber mit Shirley alleine sein und ihre Liebe spüren, ganz und gar, wie die Liebe zwischen einem Elternteil und einem Kind. Als es dieses Erlebnis voll ausgekostet hatte, sandten wir das Bild an Shirleys Körperzellen und Herz und projizierten es zurück hinaus in das Feld.

Dann bat ich Shirley, zu dem ECHO in der Arztpraxis zurückzukehren und nachzusehen, ob es immer noch das Gefühl hatte, dass es nichts richtig machen konnte. Zuerst war alles still, dann erfolgte ein emotionaler Ausbruch von Shirley: »Nein, ich *habe* alles richtig gemacht, denn durch mein Handeln habe ich ihm das Leben gerettet. Wenn er sich die Spritze irgendwo anders gesetzt hätte, wäre niemand da gewesen, um ihm das Leben zu retten.«

Als sie die ursprüngliche Erinnerung wieder ablaufen ließ, existierten keine Spuren der Intensität mehr. Stattdessen empfand sie tiefes Mitgefühl für den Heroinsüchtigen. Mehrere Wochen lang hatte sie sich über ihre Entscheidung den Kopf zermartert, doch nun erkannte sie, dass sie unter den gegebenen Umständen die beste Entscheidung gefällt hatte. Sie beschloss auch, bei der nächsten Personalversammlung das Thema anzusprechen, wie man mit Leuten umgehen solle, die auf der Herausgabe des Toilettenschlüssels bestünden, und entsprechende Vorkehrungen zum Schutz des Personals zu treffen.

Shirley liebte ihre Arbeit in der Arztpraxis. Und dieser Vorfall zernagte nun nicht länger ihr Selbstvertrauen, sondern entfachte ihre Freude und ihr positives Gefühl bei ihrer Arbeit neu.

Die Gefühlsintensität eines früheren ECHOs auflösen

Manchmal muss man erst die Situation um ein ECHO aus einer früheren Erinnerung bereinigen, bevor das ECHO in einer gegenwärtigen Erinnerung Befreiung finden kann.

Jane und der Strand

Janes Problem: Sie fand sich nicht liebenswert. Bei der Arbeit daran kam als Erstes eine Erinnerung an die Oberfläche, wie sie sich als Siebenjährige am Strand verlaufen hatte. Aus der Tatsache, dass ihre Eltern dieses »Verlorengehen« zuließen, zog ihr ECHO den Schluss, dass sie sie nicht wirklich liebten.

Karl arbeitete mit Janes ECHO am Strand, aber es lehnte die Auflösung des Problems ab. Plötzlich tauchte eine Erinnerung der zweijährigen Jane auf: Wie sie einmal alleine gelassen worden war. Es schien ratsam, zunächst einmal diese erste Erinnerungssituation aufzulösen, und so wurde Janes zweijährigem ECHO das Gefühl von Liebe und Geborgenheit vermittelt.

Als Jane zu ihrem ECHO an den Strand zurückkehrte, lächelte sie, und die Auflösung gelang. Sie sah die gesamte Situation nun mit anderen Augen und meinte, allzu lange sei sie wohl gar nicht auf sich allein gestellt gewesen. Das neue Bild wurde in das

Feld hinausgesendet, und Jane fühlte sich in der Gegenwart viel liebenswerter.

Sollten sich also Schwierigkeiten beim Erlösen des Traumas bei einem aktuellen ECHO ergeben, dann prüfen Sie nach, ob da nicht irgendwo noch eine Vorgängererinnerung zum selben Thema existiert, an der zuerst gearbeitet werden muss. Wenn Sie damit fertig sind, müssen Sie aber unbedingt zum Ausgangs-ECHO zurückkehren. Janes siebenjähriges ECHO benötigte keine weitere Behandlung, doch das ist nicht immer der Fall. Manchmal muss man zu mehreren früheren Erinnerungen hingehen und dann wieder zur letzten zurückkehren, bevor das Problem bewältigt ist. Aus diesem Grund kann die Arbeit mit Matrix Reimprinting auch nicht immer linear verlaufen. Vielschichtige Fälle, bei denen man in der Zeit rückwärts- und vorwärtsspringen muss, sollten besser in die Hände eines erfahrenen Matrix-Reimprinting-Behandlers gelegt werden.

Was tun, wenn eine Person ein ECHO nicht visualisieren kann?
Eine ganze Reihe von Menschen kann ihre ECHOs überhaupt nicht visualisieren. Bei der Arbeit mit ihnen (und auch bei der an sich selbst, falls Sie zu dieser Kategorie gehören) reicht es aus, anstelle eines klaren Bildes ein Gefühl für das ECHO zu entwickeln. Wenn Sie also mit jemandem aus der Kategorie der »Nichtvisualisierer« arbeiten, verändern Sie den Dialog ein wenig. Beispielsweise so:

- *Behandler:* »Hast du ein klares Bild deines jüngeren Selbst vor dir?«
- *Behandelte Person:* »Nein, es ist kein klares Bild, es ist verschwommen.«
- *Behandler:* »Es ist aber etwas da? Mehr so ein Gefühl?«
- *Behandelte Person:* »Ja, ich kann es deutlich spüren.«
- *Behandler:* »Gut. Dann stell dich selbst vor, lass das ECHO wissen, wer du bist. Versuch gefühlsmäßig nachzuvollziehen, dass du es beklopfst. Spürst du das, obwohl du es nicht sehen kannst?«

- *Behandelte Person:* »Ja. Ich glaube schon.«
- *Behandler:* »Gut, dann halte an diesem Gefühl, dass hier direkt vor dir ist, die ganze Zeit über fest.«

Passen Sie die jeweilige Technik immer an, entweder an sich, wenn Sie alleine arbeiten, oder aber an die Person, mit der Sie arbeiten.

Das Aufspüren blockierter Erinnerungen

Blockierte Erinnerungen sind meist traumatisch, es ist also unwahrscheinlich, dass Sie als Anfänger in die Verlegenheit kommen, nach dergleichen suchen zu müssen. Dieser Abschnitt richtet sich demnach hauptsächlich an erfahrene Behandler.

Blockierte Erinnerungen lassen sich mithilfe der Matrix-Rückholtechnik (siehe S. 168) oder durch Matrix Reimprinting des Vorbewusstseins (siehe S. 216) aufspüren. Man kann den Klienten auch bitten, in die Energie der blockierten Erinnerung zu gehen. Wo im Körper fühlt er sie? Welche Farbe hat sie? Welche Form? Danach soll er damit beginnen, das Gefühl zu beklopfen und sich geistig dafür zu öffnen, dass es sich in Form blitzartig aufscheinender Erinnerungsfetzen entlädt.

Sobald sich ein Erinnerungsbruchstück manifestiert hat, mit dem man arbeiten kann, gehen Sie wie gewöhnlich in das Bild hinein und beklopfen Sie das ECHO, um die emotionale Intensität herunterzufahren. Bitten Sie dann das ECHO, Sie durch den Rest der Erinnerung zu führen. Sasha tut dies, indem sie das ECHO zuallererst an einen ganz sicheren Ort geleitet. Nachdem sie das ECHO gefragt hat, was ihm das Gefühl von Sicherheit vermitteln könnte, bringt sie eine Vielzahl von Schutzmechanismen an. Ist es an diesem sicheren Ort angelangt, arbeitet man das Geschehen mit der behandelten Person durch. Bei jeder Anwendung der Methode konnte Sasha blockierte Erinnerungen aufdecken, selbst in Fällen von Missbrauchserinnerungen, die seit der frühesten Kindheit blockiert waren.

KAPITEL 9

PROTOKOLLE ZUR VERÄNDERUNG DER LEBENSEINSTELLUNG

Die drei Protokolle zur Veränderung der Lebenseinstellung sind Kernüberzeugung-Matrix-Reimprinting, Kernthemen-Matrix-Reimprinting, und Gesetz-der-Anziehung-Matrix-Reimprinting. In diesem Kapitel wird noch eine weitere spezielle Technik vorgestellt, das Rückhol-Matrix-Reimprinting (oder kurz: die Rückholtechnik), die dabei hilft, sich in Erinnerungen einzufühlen, die mit Kernüberzeugungen und Kernthemen verknüpft sind.

Kernüberzeugung-Matrix-Reimprinting

Wie wir bereits ausgeführt haben, beeinflussen Ihre Kernüberzeugungen Ihre Gesundheit und Lebenseinstellung, Ihr Verhalten, Ihre Interaktionen mit anderen und so gut wie jeden Ihrer Gedanken und Gefühle. Wäre es daher nicht sehr hilfreich, wenn Sie imstande wären, Ihre negativen Kernüberzeugungen rasch und dauerhaft loszulassen? Mithilfe des Kernüberzeugung-Matrix-Reimprinting lässt sich das leicht erreichen.

Diese Arbeit erfolgt am besten mit einem Partner, da eine Konfrontation mit den eigenen negativen Kernüberzeugungen einem bis zu ihrer Auflösung stark aufs Gemüt schlagen kann, vor allem dann, wenn man viele davon in sich trägt. Beginnen Sie mit dieser Arbeit daher nur, wenn Sie innerlich ausgeglichen sind, und konsultieren Sie – wie immer – einen erfahrenen Matrix-Reimprinting-Behandler, wenn Sie eine ganze Reihe tief verwurzelter negativer Kernüberzeugungen auflösen müssen.

1. Schritt: Wählen Sie eine Kernüberzeugung aus

Wählen Sie zunächst die Kernüberzeugung, an der Sie arbeiten wollen. Falls Sie sich Ihrer selbstbeschränkenden Kernüberzeugungen genau bewusst sind, entscheiden Sie sich für eine davon. Sollten sie Ihnen nicht bewusst sein, dann lesen Sie sich die folgende Liste durch und ziehen Sie diejenige heraus, die am ehesten auf Sie zutrifft:

- »Ich bin nicht liebenswert.«
- »Ich habe viele Fehler.«
- »Ich bin unbedeutend.«
- »Die anderen müssen gut von mir denken.«
- »Ich bin ein hoffnungsloser Fall.«
- »Mein Leben ist hoffnungslos.«
- »Ich muss immer alles unter Kontrolle haben.«
- »Ich schaffe das nicht.«
- »Ich bin unfähig.«
- »Ich bin schlecht.«
- »Irgendetwas Schlimmes wird passieren.«
- »Die Welt steckt voller Gefahren.«
- »Die anderen werden mich ausnutzen.«
- »Die anderen haben es auf mich abgesehen.«
- »Es ist ungerecht.«
- »Was ich getan habe, ist unverzeihlich.«
- »An mir muss sich etwas ändern, sonst bin ich nicht in Ordnung.«
- »Ich bin hilflos.«
- »Ich muss perfekt sein, um geliebt zu werden.«
- »Ich bin nicht gut genug.«

Bitte beachten Sie: Das ist keine vollständige Liste, falls Ihnen also eine andere Kernüberzeugung stimmiger erscheint, so nehmen Sie diese.

Auch wenn Sie Einzelsitzungen mit Klienten abhalten, brauchen Sie ihnen für diese Arbeit keine Liste mit Kernüberzeugungen vorzulegen (obwohl Sie es natürlich machen können; bei Personen, deren Probleme nicht ohne Weiteres erkennbar sind, bietet es sich sogar an). Im Allgemeinen werden Sie die Kernüberzeugungen Ihrer Klienten aus den Gesprächen mit ihnen heraushören, etwa anhand der Art und Weise, wie sie über sich und andere sprechen. Auch einfühlsame Sätze können Sie weiterbringen, wie beispielsweise: »Lassen Sie mich das jetzt einfach einmal fragen – sind Sie vielleicht davon überzeugt, dass die Welt voller Gefahren steckt?« Wenn Sie eine gute Beziehung zu der behandelten Person haben, wird diese mit größter Erleichterung reagieren, wenn Sie eine Kernüberzeugung entdecken, deren Vorhandensein und Wirken ihr selbst vielleicht noch gar nicht zu Bewusstsein gekommen ist. Und wie glücklich wird sie erst sein, wenn Sie ihr dabei helfen, diese negative Kernüberzeugung aufzulösen.

Vielleicht müssen Sie sich mit einer großen Zahl solcher Negativüberzeugungen befassen, wobei es ratsam ist, sich jede einzeln vorzunehmen und jeweils so lange daran zu arbeiten, bis sie »erledigt« ist.

2. Schritt: Bestimmen Sie den subjektiven Wahrheitswert (SWW)

Sobald Sie die Kernüberzeugung ausgewählt haben, an der Sie arbeiten möchten, bestimmen Sie deren subjektiven Wahrheitswert (SWW) (engl. *Validity of Recognition*) in Prozent. Der SWW hilft Ihnen dabei, herauszufinden, wie sehr ein Problem Sie akut belastet. Mithilfe dieses Werts können Sie aber auch Ihre Fortschritte während des Behandlungsverlaufs kontrollieren, denn wenn Sie unterschiedliche Erinnerungen rund um eine Kernüberzeugung auflösen, verringert sich der SWW. »Ich bin vollkommen überzeugt, dass das auf mich zutrifft«, wäre beispielsweise der Ausdruck für 100 Prozent. 10 Prozent würden etwa heißen: »Das ist für mich nur ein kleines Problem.« Notieren Sie sich den jeweiligen SWW.

Möglicherweise müssen Sie an einer ganzen Menge Erinnerungen arbeiten, die mit einer bestimmten Kernüberzeugung in Zusammenhang stehen. Die Auflösung jeder einzelnen wird wahrscheinlich den SWW reduzieren. Bisweilen ist auch eine Erinnerung alleine für eine Kernüberzeugung verantwortlich – ist sie erst einmal aufgelöst, dann bricht auch die entsprechende Kernüberzeugung in sich zusammen. In anderen Fällen erzielen Sie vielleicht durch die Arbeit an einer bestimmten Erinnerung eine Verringerung des SWW der Kernüberzeugung um – sagen wir – 2, 5 oder 10 Prozent.

Unterschätzen Sie dabei jedoch nicht die große Wirkung, die schon eine kleine Reduktion des SWW haben kann. Jede Senkung des Werts verändert Ihren Anziehungspunkt, stärkt Ihr Selbstwertgefühl und verringert den Einfluss der negativen Überzeugung.

3. Schritt: Die Rückholtechnik

Vielleicht kennen Sie die Erinnerungen, an denen Sie im Zusammenhang mit Ihrer destruktiven Kernüberzeugung arbeiten müssen. Wenn ja, wenden Sie Matrix Reimprinting an, um diese Erinnerungen zu verändern. Immer wenn Sie eine Erinnerung aufgelöst haben, notieren Sie Ihren SWW. Jedes Mal, wenn Sie eine mit Ihrer Kernüberzeugung verknüpfte Erinnerung aufgelöst haben, sollte der Wert abnehmen.

Wenn Sie nicht wissen, welchen Erinnerungen Sie sich vorrangig zuwenden sollen, versuchen Sie es mit dem Rückhol-Matrix-Reimprinting (einer Technik, die in Abwandlung von Silvia Hartmanns S-L-O-W EFT entwickelt wurde), und zwar wie folgt: Benutzen Sie zunächst jene Kernüberzeugung, an der Sie gerade arbeiten, als generellen Einstimmungssatz und beklopfen Sie dabei drei Mal den Karatepunkt, während Sie sagen:

»Obwohl ich überzeugt bin, dass *[einschränkende Kernüberzeugung]*, liebe und akzeptiere ich mich voll und ganz.«

Zum Beispiel:

- »Obwohl ich perfekt sein muss, um geliebt zu werden …«
- »Obwohl sich bei mir etwas ändern muss, damit ich in Ordnung bin …«

Dann schließen Sie die Augen. Beklopfen Sie einen Meridianpunkt mehrere Minuten lang und wiederholen Sie dabei im Geist gelegentlich Ihren Erinnerungssatz. Lautete Ihr Einstimmungssatz etwa »Obgleich sich bei mir etwas ändern muss, damit ich in Ordnung bin…«, würden Sie gelegentlich in der Stille und mit geschlossenen Augen wiederholen: »Bei mir muss sich etwas ändern, damit ich in Ordnung bin.« Dabei beklopfen Sie einen Meridianpunkt, beispielsweise Ihren Scheitelpunkt, ein paar Minuten lang. Anschließend gehen Sie zum nächsten Punkt über. Fahren Sie damit fort, bis in Ihnen eine wichtige Erinnerung aufsteigt.

4. Schritt: Lösen Sie die Erinnerung auf

Sobald Ihnen eine solche wichtige Erinnerung in den Sinn gekommen ist, wenden Sie wieder Matrix Reimprinting an, um an dieser Erinnerung zu arbeiten.

5. Schritt: Überprüfen Sie immer wieder den subjektiven Wahrheitswert (SWW)

Notieren Sie nach der Auflösung einer negativen Erinnerung die Veränderung des SWW. Diese sollte jedes Mal abnehmen, wenn Sie eine mit der Negativüberzeugung verbundene Erinnerung geklärt haben.

6. Schritt: Wiederholen Sie den Ablauf

Wiederholen Sie die Schritte 3 bis 5 so oft wie erforderlich, bis die negative Kernüberzeugung, an der Sie gerade gearbeitet haben, den SWW von 0 Prozent erreicht hat.

Wie Sasha feststellte, hat ihre Arbeit an den Kernüberzeugungen sowohl sie selbst, als auch viele ihrer Klienten und Workshopteilnehmer von jahrelang gehegten zerstörerischen Überzeugungen befreit. Beim Schreiben dieses Abschnitts für das Buch drängte sich ihr immer wieder ein (beinahe ungläubiges!) Lächeln auf, hatte sie doch nur wenige Jahre zuvor, als Karl sie erstmals in die Arbeit an Kernüberzeugungen einführte, noch immer zu 80 Prozent geglaubt, nicht liebenswert zu sein. Sie musste eine Reihe von Erinnerungen aus vergangenen Beziehungen klären, darunter die aus einer mehrjährigen Beziehung mit einem Mann, der nicht fähig war, seine Liebe zu ihr in Worte zu fassen, sowie die aus einer Beziehung mit einem anderen Mann, der ihr gesagt hatte: »Ich liebe dich schon, aber einfach nicht genug.« Da aber die meisten Kernüberzeugungen – natürlich – in ihrer Kindheit entstanden waren, musste Sasha Matrix Reimprinting auch anwenden, um ihrem jüngeren Selbst, ihrem ECHO, das Erlebnis zu verschaffen, etwas Freizeit mit ihrem Vater zu verbringen. Als sie ein Kind war, hatte seine Alkoholkrankheit solchen schönen Stunden mit ihr im Weg gestanden. Doch seitdem sie diese neuen »Erinnerungen« an die Stelle der alten gesetzt hatte, fand die Überzeugung, sie sei nicht liebenswert, keinen Widerhall mehr in ihr. Und das hatte natürlich drastische Auswirkungen auf ihre aktuelle Partnerbeziehung wie auch auf ihr Selbstwertgefühl ganz allgemein.

Kernthemen-Matrix-Reimprinting

Diese Technik kommt zur Anwendung, wenn Sie in einem Ihrer Lebensbereiche nicht Ihr volles Potenzial ausschöpfen können.

1. Schritt: Wählen Sie ein Kernthema

Werfen Sie einen Blick auf die folgende Auflistung und zeigen Sie auf, in welchem Bereich Ihres Lebens Sie derzeit nicht Ihr volles Potenzial ausschöpfen können.

- Familie und Beziehungen
- Finanzen
- Zuhause und häusliches Umfeld
- Arbeit und Karriere
- Freizeit und Vergnügen
- Sozialkontakte
- Spiritualität
- Kreativität

2. Schritt: Finden Sie heraus, was in Ihrem Leben nicht klappt

Was läuft für Sie in diesem bestimmten Lebensbereich nicht wunschgemäß? Zum Beispiel:

- Finanzen: Liegt es daran, dass Sie Ihr Geld zu rasch ausgeben, dass Sie den Eindruck haben, nicht genug verdienen zu können, oder daran, dass Sie immer Schulden haben?
- Beziehungen: Haben Sie kein Glück in der Liebe? Suchen Sie sich immer wieder die falschen Partner aus? Werten Sie sich innerhalb Ihrer Beziehungen selbst ab?
- Spiritualität: Sind Sie in diesem Bereich blockiert? Empfinden Sie sich selbst als vom Universum getrennt? Oder sind Sie vielleicht so stark spirituell orientiert, dass es für Sie schwer ist, mit beiden Beinen fest auf dem Boden zu bleiben?

3. Schritt: Bestimmen Sie den SWW Ihres Kernthemas

Durch die Bestimmung des subjektiven Wahrheitswerts Ihres Kernthemas (siehe S. 167) können Sie Ihre Fortschritte besser verfolgen. Wie sehr ist beispielsweise der Bereich Geld ein negativ belastetes Kernthema für Sie? Dabei stehen 100 Prozent für ein vollkommen negativ besetztes Thema und 10 Prozent für ein nur wenig negatives.

4. Schritt: Spüren Sie frühe, mit diesem Thema verknüpfte Erinnerungen auf

Ihre Kernthemen, welcher Art auch immer sie sein mögen, sind durch Ihre Lebenserfahrungen bestimmt. Also besteht Ihre Aufgabe darin – wie bei jeder Arbeit mit Matrix Reimprinting –, herauszufinden, welche Lebenserfahrungen Ihre Probleme verursacht haben und welche Glaubenssätze Sie damals entwickelt haben, und diese dann mithilfe von Matrix Reimprinting aufzulösen.

Ziehen wir das Thema Geld als Beispiel heran: Welche Einstellung hatte Ihre Familie in Ihrer Kindheit und Jugend zum Geld? Was haben Sie damals über Geld gelernt und von wem?

Vielleicht haben Sie Erinnerungen, die dieses Thema berühren. Wenn nicht, wenden Sie die Matrix-Rückholtechnik an (siehe S. 168).

5. Schritt: Lösen Sie die mit dem Thema verbundenen Erinnerungen auf

Lösen Sie jede Erinnerung zu diesem Thema einzeln auf, bis der SWW bei 0 Prozent liegt und Sie rund um dieses Thema keine negative emotionale Intensität mehr empfinden.

Gesetz-der-Anziehung-Matrix-Reimprinting

Hierbei handelt es sich nicht um ein Protokoll, sondern um einen Prozess. Wie wir schon an früherer Stelle (in Kapitel 1) ausgeführt haben, lehrt uns das Gesetz der Anziehung, dass die Bilder in unseren Feldern entsprechende in unser Leben hineinziehen. Aus der Sicht von Matrix Reimprinting wandelt jede Veränderung unserer negativen Bilder auch den Anziehungspunkt in unseren Feldern.

Nach Gary Craig, dem Begründer von EFT, liegen die Bedeutung und der Wert der Arbeit an all unseren negativen Erinnerungen aus der Vergangenheit darin, unsere Gesundheit und unser Wohlbefinden in der Gegenwart zu verändern. Er entwickelte ein Verfahren, den sogenannten Persönlichen Friedensprozess, dem gemäß man mit der EFT-Filmtechnik an einer Erinnerung pro Tag arbeitet, bis alle destruktiven und negativen Lebenserinnerungen von ihrer emotionalen Intensität befreit sind. Dieses äußerst wirksame Verfahren hat bereits Tausenden Menschen dabei geholfen, ihr Leben umzuwandeln.

Mit Matrix Reimprinting gehen wir noch einen Schritt weiter: Statt die ursprünglichen Erinnerungen lediglich aufzulösen, ersetzen wir diese alten durch »neue Erinnerungen« und erschaffen uns unterstützende Bilder in unserem Feld. Da das unseren Anziehungspunkt entscheidend verändert, benannte Karl die Methode in Gesetz-der-Anziehung-Matrix-Reimprinting um.

Wenn Sie nicht wissen, wo Sie beim Gesetz-der-Anziehung-Matrix-Reimprinting beginnen sollen, schlagen wir ihnen vor, all jene Bereiche aufzulisten, die Ihnen in Ihrem Leben derzeit Probleme bereiten. Anschließend klären Sie die damit verknüpften Erinnerungen und lösen sie mithilfe von Matrix Reimprinting auf. Denken Sie daran, dass Sie die Rückholtechnik von Matrix Reimprinting heranziehen können (siehe S. 168), falls Ihnen das Aufspüren der betreffenden Erinnerungen Schwierigkeiten bereitet.

KAPITEL 10

PROTOKOLLE ZUR VERÄNDERUNG VON BEZIEHUNGEN

Die Protokolle zur Veränderung von Beziehungen umfassen das Beziehungs-Matrix-Reimprinting und das Auflösungs-Matrix-Reimprinting. Mit diesen beiden einfachen Protokollen gelingt es Ihnen auf eindrucksvolle Art und Weise, Ihre vergangenen wie auch gegenwärtigen Beziehungen umzuwandeln.

Beziehungs-Matrix-Reimprinting

Dieses Protokoll wurde entwickelt, um Ihnen bei der Bewältigung von Problemen in aktuellen Beziehungen zu helfen.

1. Schritt: Legen Sie fest, an welcher Beziehung Sie arbeiten wollen

Gibt es in Ihrem Leben zurzeit eine konfliktbeladene oder sonst wie schwierige Beziehung? Konzentrieren Sie sich auf eine Person, mit der Sie gegenwärtig Beziehungsprobleme haben. Dies kann Ihr Partner sein, ein Vorgesetzter, Kollege oder Freund.

2. Schritt: Bestimmen Sie die Stärke des Konflikts

Orientieren Sie sich an dem SWW (siehe S. 167), um festzustellen, wie sehr Sie dieser Konflikt im Augenblick belastet, wobei 10 Prozent für die geringste Stärke und 100 Prozent für ein ganz großes Problem stehen. Anhand dieser Werte können Sie Ihre Fortschritte bei der Arbeit mit diesem Protokoll verfolgen.

3. Schritt: Überlegen Sie, worum es bei dem Konflikt wirklich geht

In einem Konflikt geht es nur selten um denjenigen Menschen, der Sie zurzeit triggert, d.h. ins Negative abkippen lässt, sondern für gewöhnlich um jemanden, der früher einmal eine Irritation o. Ä. bei Ihnen ausgelöst hat. In diesem Fall besteht Ihre Arbeit darin, eine frühere oder die früheste Erinnerung überhaupt aufzuspüren, die Sie im Zusammenhang mit diesem Gefühl haben. Stellen Sie sich folgende Fragen:

- »An wen erinnert mich diese Person?«
- »Welche Gefühle löst sie in mir aus?«
- »Wo in meinem Körper spüre ich die Irritation?«
- »Wann habe ich dieses Gefühl zum ersten Mal im Leben gehabt?«

Wenn Sie sich währenddessen ständig beklopfen, werden Sie sich bestimmt auf eine Erinnerung einstimmen.

4. Schritt: Lösen Sie die frühen Erinnerungen zu diesem Thema auf

Verwenden Sie Matrix Reimprinting, um diese früheren Erinnerungen aufzulösen, die mit dem Gefühl oder der Irritation von heute verbunden sind.

5. Schritt: Testen Sie Ihre Ergebnisse

Überprüfen Sie Ihr Ergebnis, indem Sie sich die betreffende Person vor Ihr inneres Auge holen oder Zeit mit ihr verbringen. Wie sieht es jetzt mit dem SWW aus? Steigt sie in bestimmten Situationen mit dieser Person noch immer? Woran erinnern Sie diese Situationen? Gehen Sie dem Problem weiter nach und lösen Sie alles auf, bis Sie in Gegenwart des betreffenden Menschen keine oder eine nur mehr geringe Irritation verspüren.

Auflösungs-Matrix-Reimprinting

Das Auflösungs-Matrix-Reimprinting ist eine einfache Technik, mit der Sie ungute Gefühle gegenüber Menschen auflösen können, die nicht mehr an Ihrem gegenwärtigen Leben teilhaben, wie mittlerweile Verstorbene, ehemalige Beziehungspartner, zu denen der Kontakt abgebrochen ist, oder Menschen, mit denen man sich früher einmal im Konflikt befunden hat. Das Protokoll ist vor allem auf Menschen ausgerichtet, mit denen Sie zwar keinen realen Kontakt mehr haben, zu denen aber aufgrund der ungelösten Probleme und Themen trotzdem eine Art von Verbindung besteht.

1. Schritt: Wählen Sie die Person aus

Konzentrieren Sie sich innerlich auf die Person aus Ihrer Vergangenheit, mit der Sie arbeiten wollen.

2. Schritt: Wählen Sie eine bestimmte Situation aus

Holen Sie sich eine bestimmte Situation in die Erinnerung zurück, die das unaufgelöste Problem/die unbewältigten Konflikte mit der betreffenden Person repräsentiert.

3. Schritt: Gehen Sie in das Erinnerungsbild hinein

Gehen Sie als Ihr heutiges Selbst in das Erinnerungsbild hinein und beginnen Sie damit, Ihr jüngeres Selbst zu beklopfen. Lassen Sie es wissen, dass Sie kommen, um ihm zu helfen, seine Gefühle bezüglich der Situation zu verändern.

4. Schritt: Geben Sie Ihrem jüngeren Selbst Gelegenheit, seine Gefühle auszudrücken

Kündigen Sie Ihrem jüngeren Selbst dies als Gelegenheit an, sich so zu verhalten, wie es das in der damaligen Situation gerne getan hätte. Es kann offen seine Meinung äußern, sich in einem Gefühlsausbruch Luft machen oder jede andere Form für seinen Selbstausdruck wählen, die ihm passend erscheint. Geben Sie ihm dazu ausreichend Zeit.

5. Schritt: Erschaffen Sie ein neues Bild

Sie können ein neues Bild erschaffen, je nach Wunsch und Gefühl entweder mit oder ohne die betreffende Person, mit der das Problem bestand.

6. Schritt: Senden Sie das neue Bild hinaus in das Feld

Nehmen Sie das Bild in Ihr Gehirn auf, schicken Sie es an alle Zellen Ihres Körpers und Ihr Herz, und senden Sie es von Ihrem Herzen aus hinaus in das Feld, so wie immer.

7. Schritt: Testen Sie Ihre Arbeit

Rufen Sie sich das Originalbild noch einmal in Erinnerung und prüfen Sie, ob Sie dabei noch eine negative Schwingung verspüren. Wenn ja, gehen Sie in die Matrix zurück und machen Sie mit Ihrem Selbstausdruck weiter, bis sich alles Negative verflüchtigt hat. Alternativ dazu können Sie auch eine andere Situation von früher mit derselben Person aufrufen und an dieser arbeiten.

Eric und seine Vorgesetzte

Eric war etliche Jahre als Schulrat und Rektor tätig. In einer verantwortlichen Stellung hatte er eine besonders destruktive und dominante Vorgesetzte gehabt, die Erics Autorität und die einiger seiner Kollegen mit voller Absicht untergrub. Eric arbeitete mit Sasha, um die negativen Gefühle um diese frühere und inzwischen verstorbene Vorgesetzte herum aufzulösen.

- ▷ *Sasha:* »Also, Eric, an welchem Punkt willst du ansetzen und mit deiner ehemaligen Vorgesetzten sprechen? Welche Situation muss deinem Gefühl nach am dringendsten bereinigt werden?«
- ▷ *Eric:* »An dem Punkt, als ich bei einem Meeting versehentlich zu einem falschen Treffpunkt gefahren bin. Als ich sie schließlich in ihrem Büro aufsuchte, um ihr von meinem Irrtum zu berichten, hat sie doch tatsächlich gesagt: ›Wenn Ihnen das noch einmal passiert, bringe ich Sie um.‹«

Erics Stimme klingt tief bewegt.

- ▹ *Sasha:* »Kannst du den jüngeren Eric jetzt an der Stelle stehen sehen, wo er stand, als sie ihm sagte, sie würde ihn umbringen, wenn er so einen Fehler noch einmal begeht?«
- ▹ *Eric:* »Ja.«
- ▹ *Sasha:* »Geh jetzt in das Bild hinein. Erzähl deinem jüngeren Selbst, wer du bist und weshalb du gekommen bist. Fang an, den jüngeren Eric zu beklopfen. Ist er damit einverstanden?«
- ▹ *Eric:* »Ja. Er hat keine Probleme damit.«
- ▹ *Sasha:* »Lass uns jetzt seine gefühlsmäßige Anspannung etwas abbauen, bevor er ihr sagt, was er ihr zu sagen hat. Wo in seinem Körper spürt er die Emotion?«
- ▹ *Eric:* »Es ist eine dunkelrote Angst in der Magengrube, die sich schnell um sich selbst dreht.«
- ▹ *Sasha:* »Beklopfe seinen Karatepunkt und wiederhole mit mir: ›Obwohl du diese dunkelrote Angst in der Magengrube hast, die sich dreht und dreht, liebst und akzeptierst du dich selbst.‹«

Eric wiederholt die Einstimmungs- und Erinnerungssätze und beklopft sein ECHO, bis die Intensität des Gefühls nachlässt.

- ▹ *Sasha:* »Gut, was möchte er jetzt tun?«
- ▹ *Eric:* »Er hat sich damals nicht verteidigt, deshalb will er ihr jetzt sagen, wie er sich fühlt.«
- ▹ *Sasha:* »Willst du das im Stillen oder laut tun? Schließlich hat man ihm damals den Mund verboten.«
- ▹ *Eric:* »Still ist in Ordnung.«
- ▹ *Sasha:* »Gut, lass dir Zeit.«

Sasha fährt fort, Eric zu beklopfen, wobei sichtbar wird, dass er eine ganze Skala von Emotionen durchläuft, manchmal zittert er auch dabei.

- ▹ *Eric:* »Gut, jetzt hat er ihr gesagt, wie er sich fühlt. Er ist sogar richtig wütend geworden.«

- ▹ *Sasha:* »Muss sonst noch etwas geschehen, Eric?«
- ▹ *Eric:* »Nein, ich glaube, diese Situation ist bereinigt: Er hat alles gesagt, was zu sagen war.«
- ▹ *Sasha:* »Wo würde der jüngere Eric jetzt gerne hingehen?«
- ▹ *Eric:* »Es gibt da einen idyllischen Ort in Irland, den er gerne besuchen würde. Es ist einfach himmlisch dort – ganz ruhig und beschaulich.«
- ▹ *Sasha:* »Gut, dann geh mit ihm dorthin.«

Eric nimmt sein ECHO mit nach Irland, erschafft in seinem Geist ein neues Bild und sendet ein Signal an alle seine Körperzellen, um sie wissen zu lassen, dass der Konflikt bewältigt ist. Dann nimmt er das neue Bild tief in seinem Herzen auf, verstärkt es dort und sendet es hinaus in das Feld.

- ▹ *Sasha:* »Gut, jetzt geh noch mal zurück in das ursprüngliche Bild.«
- ▹ *Eric:* »Es ist alles in Ordnung.«
- ▹ *Sasha:* »Was hatte sie gleich noch mal zu dir gesagt? ›Wenn Ihnen das noch einmal passiert, bringe ich Sie um.‹ Waren das ihre genauen Worte?«
- ▹ *Eric:* »Ja, aber jetzt macht es mir nicht mehr das Geringste aus.«
- ▹ *Sasha:* »Keine dunkelrote Angst mehr, die in deiner Magengrube herumtobt?«
- ▹ *Eric:* »Nichts. Alles geklärt. Vielen Dank – ich habe die Erinnerung an dieses Erlebnis jahrelang mit mir herumgetragen!«

Ella und ihr Ex

Ella hatte einen neuen Lebenspartner. Überschattet war diese Beziehung davon, dass ihre vorige Beziehung auf ziemlich miese Art in die Brüche gegangen war. Sie hatte ihren Ex-Freund damals zur Rede stellen wollen, aber der hatte sich einfach nicht in ihrer Nähe blicken lassen, weshalb sie ihm nie hatte sagen können, was sie empfand.

Da sie sich oft über das Ende dieser Beziehung grämte, arbeitete Karl mit Ella nach dem Protokoll des Auflösungs-Matrix-Reimprinting. Sie beklopfte ihr ECHO, während das ECHO all seinen unausgesprochenen Gefühlen Luft machte. So konnte sie schließlich ihr Trauma um das hässliche Ende dieser Beziehung erlösen.

Einige Tage später begegnete sie ihrem Ex-Freund auf der Straße und konnte ganz ohne die früheren Gefühle an ihm vorbeigehen. Viel besser noch: Ihre aktuelle Beziehung entwickelte sich sehr positiv, es tat ihr gut, dass Ella nicht länger das traumatische Bild vom Ende ihrer vorigen Beziehung in ihrem Feld festhielt.

KAPITEL 11

PROTOKOLLE BEI ABHÄNGIGKEIT UND SUCHTVERHALTEN

Sasha entwickelte das Protokoll Gewohnheiten-Matrix-Reimprinting als Antwort auf ihre eigenen lebenslangen Schwierigkeiten in puncto Suchtverhalten. Mit Ende 20 hatte sie die Abhängigkeit von Tabletten, Alkohol, Koffein und Zigaretten überwunden – fast zehn Jahre bevor sie diese Protokolle schuf. Vor diesem Zeitpunkt geriet sie aber doch immer wieder in leichtere Abhängigkeiten, beispielsweise in die von Schokolade oder Zucker. Mit dem Gewohnheiten-Matrix-Reimprinting kann man sich aus allen möglichen Abhängigkeiten befreien – das Spektrum reicht von Schokolade über Kaffee, Essen, dem Internet, Einkaufen, Sex, Alkohol, Tabak bis hin zu Cannabis, Kokain und Heroin. Außerdem kann man Gewohnheiten-Matrix-Reimprinting dazu verwenden, um ein gewohnheitsmäßiges, negatives oder selbstzerstörerisches Verhalten umzuwandeln.

Das Gewohnheiten-Matrix-Reimprinting-Protokoll ist ein ganzer Prozess, denn wenn Ihre Abhängigkeiten tief gründen oder Sie schon seit Langem selbstzerstörerischen Verhaltensweisen nachgehen, ist es höchst unwahrscheinlich, dass Sie dieses Problem in einer einzigen Sitzung auflösen können. Das Protokoll verlangt außerdem einiges an Engagement. So ist es zum Beispiel empfehlenswert, bei einer kleineren Sucht 21 Tage lang am Stück an sich zu arbeiten, bei einer schweren Sucht sollten es drei bis sechs Monate sein. Wenn Sie sich von Ihrer Tabletten- oder Alkoholabhängigkeit befreien wollen oder tief reichende psychische Probleme haben, sollten Sie auf jeden Fall einen für die Arbeit an dieser Art von Aufgaben qualifizierten Matrix-Reimprinting-Behandler aufsuchen.

Beachten Sie bitte, dass diese Techniken nur funktionieren können, wenn Sie Ihre Suchtmittel auch tatsächlich aufgeben *wollen.*

Um herauszufinden, ob die Techniken selbst bei mangelndem Enthusiasmus und Engagement wirken, hat Sasha mit Menschen gearbeitet, die nur halbherzig bei der Sache waren. Bisher lautet die Antwort: Nein. Wie bei allen Suchttherapien muss zuallererst das innere Verlangen, der innere Wunsch vorhanden sein, und zwar der des Suchtkranken, nicht der seiner Familie oder seines Partners.

Wie funktioniert also Gewohnheiten-Matrix-Reimprinting? Es gründet auf der Erkenntnis, dass jede Sucht ihre Wurzeln in verborgenen emotionalen Problemen hat. Ganz gleich, ob es sich um Schokolade, Kaffee, Alkohol, Cannabis, Kokain oder Heroin handelt, üblicherweise soll uns der Konsum dieser Substanzen ein Wohlgefühl verschaffen. Die eigentliche Arbeit besteht also darin, festzustellen, weshalb es dem betreffenden Menschen vorher nicht gut ging.

Sasha hat etliche Menschen in Matrix Reimprinting ausgebildet, die professionell mit Alkohol- und Drogensüchtigen arbeiten. Diese waren mit ihr einig: Das wahre Problem ist nicht die Substanz als solche, sondern die Art, wie die Substanz dazu eingesetzt wird, um bestimmte Gefühle abzublocken.

Von Sashas Seminarteilnehmern hat sich vor allem Brett Moran auf dem Gebiet der Suchtbetreuung hervorgetan. Er hat Matrix Reimprinting bei seinen Klienten ausgiebig angewendet und dabei zum Teil hervorragende Ergebnisse erzielt.

Gewohnheiten-Matrix-Reimprinting/Suchtverhalten-Matrix-Reimprinting

Die Technik besteht aus drei Teilen. Zunächst werden Traumata aus früheren Jahren erlöst, dann wird das Bild im Feld, das Sie von sich selbst haben, verändert. Meist sieht man sich selbst als einen von bestimmten Substanzen Abhängigen oder als gewohnheitsmäßigen Selbstzerstörer. Schließlich schafft man anstelle des Bildes ein neues Feld, mit einem neuen Selbstverständnis im Zusammenhang mit dem Suchtverhalten.

1. Schritt: Wählen Sie die Sucht/schlechte Gewohnheit aus

Legen Sie als Erstes fest, welche Angewohnheit Sie verändern möchten. Sie können jede Art Sucht, destruktiven oder selbstsabotierenden Verhaltens auswählen. Es ist jedoch ratsam, immer nur an einer Abhängigkeit zu arbeiten, da Sie sich sonst zu viel Druck auferlegen und eventuell deshalb scheitern.

2. Schritt: Schätzen Sie den subjektiven Wahrheitswert ein

Vor Beginn legen Sie den SWW (siehe S. 167) fest, um zu bestimmen, wie stark Sie das Problem zurzeit beschäftigt. Ein kleineres Problem liegt bei 10 Prozent, während 100 Prozent für ein Problem stehen, das ihr Leben restlos beherrscht.

3. Schritt: Bei Suchtdruck wenden Sie traditionelles EFT an

Wenn Sie mit klassischem EFT (siehe Kap. 4) nicht vertraut sind, dann lernen Sie es und wenden Sie es an, um das Suchtverlangen in den Griff zu bekommen. Beklopfen Sie die Symptome, die das Verlangen in Ihrem Körper auslösen, sobald diese auftauchen. Beispielsweise so:

- »Obwohl ich dieses Brennen in der Brust habe, weil ich mich zudröhnen will …«
- »Obwohl mein Magen rumort, weil ich unbedingt etwas zu trinken brauche …«

Legen Sie dann für Notfälle einen Meridianpunkt fest, dessen Beklopfen sich besonders wohltuend anfühlt. Es kann jeder der Punkte sein. Wenn der Suchtdruck besonders stark wird, dann beklopfen Sie diesen Punkt, bis die Intensität nachlässt. In solchen Momenten brauchen Sie sich um Einstimmungs- oder Erinnerungssätze keine Gedanken zu machen – diese sind dazu da, um sich auf ein Problem einzustimmen, und bei großem Suchtdruck sind Sie das definitiv schon. Hat die Intensität dann nachgelassen, sollten Sie vielleicht konventionelles EFT einschließlich Einstimmungs- und Erinnerungssätzen rund um Ihre Gefühle anwenden.

4. Schritt: Lösen Sie Lebenstraumata auf

Der erste Teil dieses Protokolls betrifft das Auflösen sämtlicher Lebenstraumata. Das kann einige Zeit in Anspruch nehmen, ist aber ein wesentlicher Teil des Prozesses, da es wahrscheinlich in erster Linie die Gefühle aus diesen Lebenstraumata sind, die Sie eigentlich unterdrücken wollen. Bitte denken Sie immer daran, dass bei der Auflösung schwerer Traumata nur mit einem ausgebildeten Matrix-Reimprinting-Behandler gearbeitet werden sollte. Bei der Auflösung »alltäglicher« Traumata können Sie selbst Matrix Reimprinting anwenden.

Stellen Sie sicher, dass Sie auch sämtliche stressbeladenen und traumatischen Erinnerungen aus der Zeit, als Ihr Suchtverhalten begann, zur Auflösung bringen.

5. Schritt: Verändern Sie mit Matrix Reimprinting die ursprüngliche Gewohnheit (Sucht)

Der zweite Teil des Protokolls beinhaltet ein Umschreiben der Vergangenheit seit Beginn der Gewohnheit/des Suchtverhaltens und das Auswechseln all der Bilder, die Sie seither damit verknüpft haben. Machen Sie sich Notizen zum Zeitverlauf der Abhängigkeit seit ihren Anfängen, einschließlich aller bedeutenden Erinnerungen seither, die Sie mit dem Konsum der Substanz verbinden. Dann tauschen Sie diese Bilder mithilfe von Matrix Reimprinting aus. Wenn Sie sich zum Beispiel daran erinnern, wann Sie eine Droge zum ersten Mal genommen haben, gehen Sie mit Matrix Reimprinting in dieses Bild zurück und verändern es dahingehend, dass Sie die Droge verweigern und eine andere Bewältigungsstrategie entwickeln. Denken Sie immer daran: Sie bzw. wir leugnen nicht ab, wer und was Sie sind oder welchen Weg Sie gegangen sind, sondern erschaffen nur neue Bilder für Ihr Unterbewusstsein und Ihr Feld, damit Sie von nun an anders reagieren können.

Nehmen Sie sich jede Erinnerung vor, die Sie mit der Einnahme der Substanz verbinden, insbesondere die allerschlimmsten, als Sie den Konsum auf die Spitze getrieben hatten, und verändern Sie deren Ausgang. Sie könnten beispielsweise neue Bilder in Ihr Feld stellen, Situationen, in denen Sie Drogen ablehnen, statt sie zu nehmen, oder in denen Sie sich gesunde Lebensmittel statt Junk Food aussuchen oder eine Beziehung ausgeglichen angehen, während Sie sonst immer sehr besitzergreifend waren. Wenn Sie das Problem schon lange haben, dann kann diese Arbeit einige Zeit in Anspruch nehmen.

Falls Sie sich nicht an alle Bilder erinnern können, weil Ihre Sucht oder Ihr Verhalten Sie schon seit Jahren begleitet, dann nehmen Sie sich einige Bilder aus jedem Jahr der Abhängigkeit vor und wandeln Sie diese um. Ausgebildete Behandler oder in der Anwendung der Techniken schon sehr Fortgeschrittene können von ECHO zu ECHO gehen (siehe S. 159) und jedes ECHO darum bitten, sie ein Stück weiter zurück und näher an relevante Erinnerungen heranzubringen.

Falls Ihnen der Zugang zu Ihren Erinnerungen schwer wird, können Sie die Matrix-Rückholtechnik (siehe S. 168) dazu verwenden, sich darauf einzuschwingen. Verwenden Sie einen Einstimmungssatz wie: »Obwohl ich mich nicht daran erinnern kann, was passiert ist, als ich damals so sehr neben der Spur war, liebe und akzeptiere ich mich selbst voll und ganz.«

6. Schritt: Reinigen Sie das Feld von der Sucht

Der dritte Teil des Protokolls besteht aus etwa fünfminütigen Übungen, die mindestens drei Wochen und bis zu sechs Monate lang täglich wiederholt werden, je nach Stärke der Abhängigkeit bzw. der Gewohnheit. Vorher müssen Sie die Schritte 4 und 5 (Auflösen der Lebenstraumata und Austauschen der Bilder aus der Vergangenheit) vollständig absolviert haben, damit ein Teil des Negativen aus dem alten Feld beseitigt ist, bevor Sie sich auf ein neues Feld einschwingen.

Dieser Schritt ist ein wichtiger Teil Ihres inneren Wandels, denn je öfter wir ein Verhaltensmuster wiederholen, desto stärker wird das morphische Feld. Dies trifft insbesondere auf Abhängigkeiten zu, denn die jeweilige Substanz erzeugt starke Emotionen, die das Feld bei jeder Wiederholung des Verhaltens verstärken. Jetzt können Sie allmählich verstehen, weshalb Ihre Abhängigkeit möglicherweise so schwer zu beenden war. Zum einen ruft die Substanz auf der chemischen Ebene ein Verlangen in Ihren Zellen hervor, und zum anderen verstärken Sie mit jeder Wiederholung des Verhaltens das Feld. Die Feldveränderungstechnik hilft Ihnen, sich auf ein positiveres und besser unterstützendes Feld einzustellen.

Nicht nur das Feld wird durch Wiederholung verstärkt, sondern auch sämtliche Neuronenverbindungen in Ihrem Gehirn, das funktioniert ähnlich, wie man seine Muskeln mit Körperübungen trainiert. Je öfter Sie ein Gedankenmuster wiederholen, desto mehr stärken Sie die entsprechenden neuronalen Verbindungen und desto mehr wird das Gedankenmuster zur Gewohnheit.[1] Mit negativen Gedankenmustern haben Sie dies wahrscheinlich schon vielfach erlebt. Die tägliche Wiederholung der Feldveränderungstechnik bewirkt dann dasselbe mit positiven Gedankenmustern.

Die Feldveränderungstechnik

Diese Technik wurde von Sasha zusammengestellt, sie verbindet Matrix Reimprinting mit NLP (Neurolinguistischer Programmierung) und weiteren Techniken aus anderen Methoden der Energetischen Psychologie. Die Technik muss mindestens 21 Tage lang täglich angewendet werden – Forschungsergebnisse deuten darauf hin, dass sich in diesem Zeitraum neue neuronale Verbindungen im Gehirn aufbauen – bei schweren Suchtproblemen jedoch über drei bis sechs Monate. Nach neuesten Untersuchungen zum Suchtverhalten muss man 90 Tage für ein Wiederholungsprogramm veranschlagen, um ein Verhalten zu ändern.

Sie wissen schon, welche Gewohnheit Sie nicht mehr haben wollen, doch was wollen Sie an deren Stelle setzen? Wenn Sie an Esssucht leiden, würden Sie vielleicht gerne auf ausgeglichenere und gesündere Mahlzeiten umsteigen. Wenn Sie Drogen nehmen, möchten Sie clean werden. Sollten Sie ein Messie sein, dann möchten Sie Ordnung in Ihrem Leben schaffen. Ihre erste Aufgabe ist es also, das absolute Gegenteil zu Ihrem Suchtverhalten herauszufinden. Das verwenden Sie dann in Ihrem Einstimmungssatz, während Sie Ihren Karatepunkt beklopfen:

- »Obwohl ich nicht immer *[positives Verhalten]*, liebe und akzeptiere ich mich voll und ganz.«
- Wiederholen Sie das dreimal, zum Beispiel:
  »Obwohl ich mich nicht immer gesund ernährt habe …«
  »Obwohl ich nicht immer clean war …«
  »Obwohl ich nicht immer ordentlich war …«

Halten Sie die Augen während der übrigen Anwendung geschlossen (wenn Sie sich damit wohlfühlen). Beklopfen Sie sich weiter in dieser Abfolge:

Beklopfen Sie Ihren Scheitelpunkt und sagen Sie dabei: »Ich habe nicht immer *[positives Verhalten]*.«

Beklopfen Sie die Augenbraue und sagen dabei: »Ich möchte immer *[positives Verhalten]*.«

Beklopfen Sie die Seite Ihres Auges und sagen Sie dabei: »Ich werde immer *[positives Verhalten]*.«

Beklopfen Sie den Punkt unter Ihrem Auge und sagen Sie dabei: »Ich möchte immer *[positives Verhalten]*, weil …« und dann zählen Sie – laut oder im Stillen – alle Gründe auf, weshalb Sie sich auf diese positive Weise verhalten wollen.

Beklopfen Sie den Punkt unterhalb der Nase. Dabei fragen Sie sich, wie Ihr Leben wohl aussähe, wenn Sie sich immer auf diese positive Art verhielten. Fassen Sie das entweder in Worte oder rufen Sie in Gedanken sämtliche positiven Bilder auf, die Sie mit dem Verhalten in Verbindung bringen.

Beklopfen Sie den Punkt am Kinn. Dabei stellen Sie sich vor, was Sie wohl zu hören bekämen, wenn Sie sich immer so positiv verhielten. Welche Aussagen über sich würden Sie von anderen erwarten? Und was würden Sie selbst über sich sagen? Sie können all diese Statements auch laut aussprechen, wenn Sie sich so besser darauf einschwingen können.

Beklopfen Sie den Ansatz des Schlüsselbeins. Überlegen Sie, was Sie tun müssten, um sich immer so positiv zu verhalten. Sprechen Sie laut aus, was Ihnen dazu einfällt, oder führen Sie es sich innerlich vor Augen.

Beklopfen Sie sich unter dem Arm. Stellen Sie sich vor, wie Sie sich fühlen würden, wenn Sie sich immer so positiv verhielten. Sollte Ihnen das Schwierigkeiten bereiten, versuchen Sie, sich an Ihr Leben vor Ihrer Sucht oder der betreffenden Gewohnheit zu erinnern. Welche Unterschiede können Sie ausmachen? Lassen Sie sich das Gefühl des positiven Verhaltens in Ihrem ganzen Körper ausbreiten.

Beklopfen Sie Ihren Daumen. Dabei konzentrieren Sie sich auf ein Bild, das Sie mit dem positiven Verhalten assoziieren. Stellen Sie sicher, dass Sie in dem Bild sind, und nehmen Sie es in Ihren Geist auf.

Beklopfen Sie Ihren Zeigefinger. Stellen Sie sich dabei vor, wie sich alle Neuronen in Ihrem Gehirn neu verbinden, um dieses Bild Ihre Realität werden zu lassen.

Beklopfen Sie Ihren Mittelfinger. Senden Sie dabei ein Signal an jede Zelle Ihres Körpers, dass das positive Verhalten Ihre neue Realität ist.

Beklopfen Sie Ihren Ringfinger. Nehmen Sie dabei das neue Bild in Ihr Herz auf.

Beklopfen Sie Ihren kleinen Finger. Dabei lassen Sie die Farben in und um dieses Bild intensiver werden, machen Sie sie leuchtend und hell. Nehmen Sie alle positiven Gefühle auf, die Sie mit dem Bild verbinden.

Beklopfen Sie Ihr Handgelenk. Senden Sie dabei das neue Bild in das Feld hinaus. Bleiben Sie ein oder zwei Minuten lang dabei, damit ein starkes Gefühl für das neue Bild draußen entsteht.

Beklopfen Sie den Karatepunkt an der Hand. Machen Sie sich dabei alles bewusst, wofür Sie in Verbindung mit Ihrem neuen Verhalten

dankbar sein können. Zählen Sie diese Dinge stumm oder auch laut auf. Beschließen Sie das Ganze aus Dankbarkeit mit einem Freudentanz, entweder im Geist oder in Wirklichkeit, um die neue Überzeugung von sich selbst mit positiven Gefühlen zu besiegeln!
Wir danken David Hamilton für die Inspiration, eine positive Übung aus Dankbarkeit mit einem Freudentanz zu beenden, da Freude und Angst nicht gleichzeitig miteinander existieren können.

Und so könnte ein Protokoll konkret aussehen:

Beklopfen des Karatepunkts: »Obwohl ich nicht immer drei bis sechs Mal pro Woche mein Training durchgezogen habe, liebe und akzeptiere ich mich voll und ganz.«
Dreimal wiederholen.

Mit geschlossenen Augen:
Beklopfen des Scheitelpunkts: »Ich habe nicht immer drei bis sechs Mal pro Woche mein Training durchgezogen.«
Beklopfen der Augenbraue: »Ich will immer drei bis sechs Mal pro Woche mein Training durchziehen.«
Beklopfen der Seite des Auges: »Ich werde von nun an immer drei bis sechs Mal pro Woche mein Training durchziehen.«
Beklopfen unter dem Auge: »Ich liebe es, drei bis sechs Mal pro Woche mein Training durchzuziehen, weil ich mehr Energie dadurch bekomme, ich liebe es, fit zu sein, mein Kopf ist klarer, wenn ich trainiere, und ich liebe es, einen durchtrainierten Körper zu haben.«
Beklopfen unter der Nase: »Ich stelle mir vor, wie ich von jetzt an täglich um 5.30 ins Firnessstudio gehe und Ausdauer- und Gewichtstraining mache. Ich sehe mich schon mit einem gesunden, durchtrainierten Körper. Ich sehe auch schon, wie ich alle meine Aufgaben energischer anpacke.«
Beklopfen am Kinn: »Die anderen sagen, dass ich richtig fit und gesund aussehe. Ich sage mir, dass ich diesen neuen, durchtrainierten Körper genieße, und auch, dass ich jetzt massenhaft Energie habe.«

Beklopfen des Schlüsselbeinansatzes: »Ich muss unbedingt dafür sorgen, dass ich von nun an genügend Zeit für das Training habe und auch dass ich rechtzeitig ausreichend und gesund esse, damit ich nachmittags genügend Energie habe.«
Beklopfen unter dem Arm: »Wenn ich drei bis sechs Mal pro Woche trainiere, fühle ich mich stark und voller Energie. Diese Stärke sitzt in meinem Herzen, und ich kann es regelrecht spüren, wie sie meinen ganzen Körper durchdringt, wenn ich an sie denke.«
Beklopfen am Daumen: »Wenn ich an Training denke, habe ich ein Bild vor Augen, wie ich fit und gesund drei bis sechs Mal in der Woche auf dem Laufband trainiere.« *Dieses Bild nehme ich still tief in meinem Geist auf.*
Beklopfen am Zeigefinger: *Still und im Geist sehe ich, wie meine Neuronen bei dem Bild, wie ich auf dem Laufband trainiere, neue Verbindungen eingehen.*
Beklopfen am Mittelfinger: *Still und im Geist sende ich ein Signal an jede einzelne meiner Körperzellen, um ihr mitzuteilen, dass ich drei bis sechs Mal pro Woche trainieren werde.*
Beklopfen am Ringfinger: *Still und im Geist nehme ich dieses neue Bild tief in mein Herz auf.*
Beklopfen am kleinen Finger: *Still und im Geist stelle ich mir vor, wie ein starkes, weißes Licht das Bild umgibt, und ich spüre die damit verbundene Kraft und Energie in meinem Herzen.*
Beklopfen am Handgelenk: *Still und im Geist sende ich dieses Bild mit seinen neuen Farben und Gefühlen hinaus in das Feld.*
Beklopfen am Karatepunkt *(laut gesprochen):* »Ich bin dankbar dafür, dass mir alle benötigten Trainingsgeräte zur Verfügung stehen, dass ich einen Partner habe, der gelegentlich mit mir trainiert, dass ich weiß, was ich tun muss, um fit zu werden und die Energie für das Training aufzubringen.«

Beenden Sie das Ganze aus Dankbarkeit mit einem Freudentanz.

Sashas Arbeit an sich selbst

Nach mehr als zehn Jahren Berufserfahrung im Bereich »Persönlichkeitsentwicklung« war mir die Überwindung destruktiver Verhaltensweisen mehr als vertraut. Ich hatte mich selbst aus meiner Abhängigkeit von Tabletten, Alkohol, Zigaretten und Koffein sowie aus einer ganzen Reihe destruktiver Verhaltensmuster in Beziehungen befreit. Bei einigen Gewohnheiten war das allerdings nicht so einfach, egal, wie sehr ich mich beklopfte, mit Affirmationen positiv einstimmte, mich neu programmierte oder es einfach nur so versuchte. Wie ich heute weiß, lag es an der Stärke der Felder und daran, dass ich einfach nicht den richtigen Weg fand, um sie für immer zu verändern.

Als ich dieses Buch zu schreiben begann, hatte ich mit meinen Ess- und Trainingsgewohnheiten zu kämpfen. Schon in meiner frühen Jugend hat sich ein Verhaltensmuster eingeschlichen, wonach ich mich drei Wochen lang gesund ernähre und regelmäßig Ausgleichssport treibe, um dann sechs Wochen lang alles wild durcheinanderzufuttern und ganz willkürlich mal zu trainieren und mal nicht.

Jedes Mal, wenn ich gerade eine positive und gesunde Phase durchlebte, war ich restlos davon überzeugt, es diesmal endlich »geschafft« zu haben. Nach drei Wochen hatte ich dann das Gefühl, ich hätte mir jetzt wohl schon genügend Disziplin angeeignet, um mir einen Schokoriegel genehmigen zu dürfen, und ehe ich michs versah, machte ich mich schon wieder mit Heißhunger über Schokolade und Kuchen her! Das besonders Vertrackte an der Sache war, dass gerade diese Lebensmittel verheerend auf meinen Stoffwechsel wirkten. Da ich körperlich sehr empfindlich bin, wirkt Zucker auf mich ähnlich wie Kokain, während Trans-Fettsäuren mich müde und lethargisch machen. Fiel dann auch noch das Training flach, erlitt mein Körper bald heftige Energieeinbrüche, die mich wieder an den Ausgangspunkt zurückbrachten, bis ich schließlich den ganzen Prozess wieder von Neuem begann.

Als Erstes ging ich zurück in die Zeit, als dieses Verhaltensmuster zum ersten Mal auftrat – in meinen frühen Teenager-Jahren – und praktizierte Matrix Reimprinting mit meinem jüngeren Selbst. wobei ich versuchte, sein Selbstbewusstsein von innen her aufzubauen. Ich versuchte der jungen Sasha das Gefühl zu nehmen, dass sie ihrem Aussehen unheimlich hinterher sein und sich mittels einer strengen Diät und hartem körperlichem Training eine Superfigur abringen musste. Ich arbeitete alle Erinnerungen durch, erst die zu Abmagerungskuren, dann die zu Trainingseinheiten. Da ich zu dem Zeitpunkt schon alle Traumata aus jener Zeit aufgelöst hatte, brauchte ich Teil 1 des Gewohnheiten-Matrix-Reimprinting-Protokolls nicht mehr auszuführen. Bei Teil 2, der das sporadische Fitnesstraining betrifft, ging ich jedes einzelne Lebensjahr durch und visualisierte mich selbst als Menschen, der durchgängig dreimal pro Woche trainiert, beklopfte mich und veränderte die Bilder von mir als einer Person, die nur ganz sporadisch etwas für ihre Fitness tut. Dasselbe unternahm ich im Hinblick auf mein Essverhalten. Ich veränderte sämtliche Bilder in meinem Kopf, die mich mit unförmigem Körper zeigten, und ersetzte sie durch Bilder von mir, auf denen ich schlank und fit aussah. Außerdem half ich meinem jüngeren Selbst herauszufinden, aus welchen Gründen es überhaupt damit angefangen hatte, Junk Food zu essen. Es war seine Art, Selbstliebe auszudrücken – aber gleichzeitig hat es sich damit sabotiert.

Dann praktizierte ich drei Wochen lang die Feldveränderungstechnik, indem ich zwei getrennte Übungen zur Feldklärung – eine bezogen auf die Ernährung, die andere zum Thema Fitness – durchführte. Da ich sehr visuell und kreativ veranlagt bin, stellte ich mir eine ganze Bilderwand zusammen, wie mein positives Ziel aussehen würde, einschließlich der Dinge, die andere über mich sagen würden, und der Dinge, die ich über mich selbst sagen würde. Das gehört zwar nicht unbedingt zu dem Prozess, aber ich hatte einfach Freude daran.

Die Ergebnisse waren phänomenal. Sehr schnell hielt ich mich selbst für einen Menschen, der regelmäßig trainiert und sich gesund ernährt. Mein Feld schien sich fast sofort zu verändern. Allerdings fand ich heraus, wenn ich mit der Feldveränderungstechnik schon nach ungefähr einer Woche aufhörte, dass ich eine kurze Zeit auf das neue Feld eingestimmt blieb, mich dann aber wieder im alten Feld befand. Mit der psychologischen Erkenntnis im Hinterkopf, dass es etwa 21 Tage dauert, bis sich neue Neuronenverbindungen im Gehirn bilden, arbeitete ich drei Wochen lang täglich mit der Feldveränderungstechnik. Schon in der zweiten Woche war mir klar, dass ich sie nicht länger brauchte, machte dann aber trotzdem damit weiter, um ganz sicherzugehen. Nach der dritten Woche waren meine Ess- und Trainingsgewohnheiten durchgängig gesund und gut ausgeprägt – ein Ziel, das ich seit über zwanzig Jahren zu erreichen versucht hatte – ohne dauerhafte Ergebnisse. Nun hatte sich mein Feld komplett transformiert.

In Zeiten, in denen mein Leben richtig hektisch verlief, vor allem als ich beruflich viel auf Achse war und gleichzeitig dieses Buch beendete, kam es zu Störungen in meinem neuen Feld. Wie mir bewusst wurde, versuchte ich, die in dieser umtriebigen Zeit auftauchenden stressgeladenen Emotionen mithilfe der alten, negativen Verhaltensmuster zu unterdrücken. Sobald ich allerdings einige Tage lang die damit verknüpften Erinnerungen verändert und die Feldveränderungstechnik angewendet hatte, fiel es mir leicht, mich wieder auf das neue Feld einzustellen.

Sie können die Feldveränderungstechnik übrigens auch für Ziele einsetzen, die Sie ansteuern, oder Dinge, die Sie in Ihr Leben hineinziehen wollen. Sind keine Traumata oder mit Stress verbundene Erinnerungen vorhanden, die Ihnen den Weg zu diesem Ziel versperren, und auch keine negativen Gewohnheiten, die Sie erst beseitigen müssen, dann können Sie direkt zur Feldveränderungstechnik übergehen und für Ihr jeweiliges Ziel ein neues Feld erschaffen. Diese Technik eignet sich ausgezeichnet dazu, um Dinge zu offenbaren, und sie funktioniert prima, wenn Sie mit dem Gesetz der Anziehung und Manifestationen vertraut sind. Arbeiten Sie 21 Tage am Stück mit dieser Technik und lassen Sie dann los.

Die Feldveränderungstechnik hilft Ihnen auch bei der Transformation von Unwohlbehagen, Krankheit oder Allergien.

Auf Allergien werden wir in den Kapiteln 12 und 15 näher eingehen.

Billys Angst vor Kontrollverlust

Behandler: Brett Moran

Als Spezialist für Gewohnheiten- und Suchtverhalten-Matrix-Reimprinting hatte ich Matrix Reimprinting und EFT oft bei Tabletten- und Alkoholabhängigen angewendet, die sich aus ihrer Sucht befreien wollten. Zuvor hatte ich in einer Beratungsstelle für Abhängige auf Entzug gearbeitet und musste mich aufgrund fehlender Geldmittel oft auf eine kleine Anzahl von Sitzungen mit meinen Klienten beschränken. Den Luxus längerfristiger Behandlungen konnte ich meinen Klienten meist nicht bieten. In folgendem Fall führte ich nur Teil 1 der dreiteiligen Technik durch – und dennoch war das Ergebnis erstaunlich. Hier zeigt sich, was man alleine in drei Sitzungen erreichen kann.

Billy suchte mich auf, weil er Cannabis rauchte. Es beunruhigte ihn, dass seine Toleranzschwelle schon sehr hoch lag und er hochgradig abhängig war. Wie er mir berichtete, rauchte er seit über zehn Jahren Skunk Weed (eine extrem konzentrierte Form von Cannabis) und hatte es vor allem während seiner Studienzeit in großen Mengen konsumiert.

Er war nicht wegen Matrix Reimprinting oder EFT bei mir – er kannte beides nicht einmal dem Namen nach. Tatsächlich hatte er die Beratungsstelle aufgesucht, um den ganzen Entziehungssprozess mit Zielsetzung, Aufgabenstellung und einem Betreuungsplan in Gang zu bringen, was zu meinen Tätigkeiten als Sozialarbeiter gehörte. Da Billy jedoch ungeheuer angespannt war, wollte ich ihm mit EFT helfen, ein wenig herunterzukommen. Bei der ersten Sitzung gelang es ihm mit meiner Unterstützung, seine Nervosität etwas zu dämpfen und sich den anstehenden Problemen gegenüber etwas gelassener zu fühlen. Ich hatte gleich das Empfinden, dass dadurch einer künftigen Arbeit mit Matrix Reimprinting der Weg geebnet wurde.

Als Billy eine Woche später wieder erschien, ließ er mich wissen, er fühle sich beim Gedanken an die heutige Sitzung ganz wohl. Zwar rauchte er nicht weniger Cannabis als vorher, aber wir hatten bis jetzt ja auch nur an seiner Nervosität bezüglich der Sitzung gearbeitet. Aber eines hatte sich doch schon verändert: Billy wollte seine Drogensucht nun wirklich angehen und gestand sich selbst ein, wie sehr sie ihn deprimierte. Ich klärte ihn darüber auf, dass wir heute mit dem Beklopfen fortfahren würden, und wir stiegen sofort damit ein, an seinen Problemen mit Depression und Frustration zu arbeiten.

Wir vollendeten mehrere Zyklen konventionelles EFT zu diesen Themen. Beim genaueren Zuhören, fiel mir auf, dass Billys Angst vor Kontrollverlust über seine Gefühle wohl eines seiner Kernthemen war. Mir schien, als hätte es eine Zeit in seinem Leben gegeben, als er für sein Empfinden die Kontrolle verloren hatte, und dass das sein Unterbewusstsein immer noch beschäftigte. Also stellte ich ihm Fragen wie: »Wie lange warst du außer Kontrolle?« »Wann hast du deinem Gefühl nach das erste Mal die Kontrolle verloren?«

Obwohl Billys subjektiver Belastungslevel außerordentlich hoch war, brauchte er viel Zeit, um in eine bestimmte Erinnerung hineinzugehen. Wir beklopften das Gefühl des Kontrollverlustes eine Zeit lang weiter, und es verwandelte sich in Traurigkeit. Als wir uns nun auf die dahinterstehende Emotion einstimmen konnten, wusste ich, dass wir vorankommen würden. Ich fragte Billy, wo er das Gefühl lokalisierte und wie es sich anfühlte. Er beschrieb es als komisches dunkles Gefühl in seinem Herzen, das ihn schmerzte, wenn er daran dachte. Also fragte ich ihn, wann er das Gefühl zum ersten Mal verspürt hatte. Er ging zu einer Situation zurück, in der er als Kind Fußball gespielt hatte und für einen Fehlpass ausgelacht worden war. Er sagte, damals habe er seine Gefühle nicht beherrschen können und sei vom Spielfeld gerannt.

Wir fingen nun also mit Matrix Reimprinting an. Billy stellte sich seinem ECHO vor, erklärte, weshalb er da war, und begann, es zu beklopfen. »Obwohl du all diese Gefühle hattest und sie deinem Empfinden nach nicht in den Griff bekamst, bist du nach wie vor ein prima Junge.« »Obwohl du meinst, dich lächerlich gemacht und blamiert zu haben und deine Gefühle mit dir durchgegangen sind …« »Obwohl du davongerannt bist und das Gefühl hattest, die Beherrschung verloren zu haben …«

Wir veränderten das Bild und fragten das jüngere Selbst, was es tun wolle und wie. Sein ECHO antwortete, es wolle nicht von allen ausgelacht werden, aber vor allem den bewussten Fehler von vornherein gar nicht erst machen. Also spielten wir die ursprüngliche Erinnerung noch einmal ab, allerdings ohne den Fehler.

Nachdem wir damit fertig waren, fragte ich Billy, ob er und sein ECHO an Ort und Stelle bleiben oder lieber irgendwo anders hingehen wollten. Billy wollte sein ECHO in jenes Fußballstadion mitnehmen, in dem England Deutschland mit 4:0 geschlagen hatte. Er brachte ein paar Freunde und seinen Bruder mit in das Szenario hinein, und sie sahen sich alle gemeinsam das brillante Spiel an. Als sich das neue Bild vollständig anfühlte, wurde es in die Matrix hinausgesendet.

Obwohl wir das Bild neu geschaffen und schon viel Positives geleistet hatten, wusste ich intuitiv, dass zu den Themen Ausgelachtwerden, Kontrollverlust und Machtlosigkeit noch etliches an Arbeit auf uns zukommen würde – allerdings waren wir für diesen Tag bereits am Ende angelangt. Billy eröffnete mir jedoch, er freue sich schon auf die Sitzung in der folgenden Woche.

Bei unserem nächsten Treffen sagte ich ihm, wenn er wirklich ernsthaft mit dem Rauchen von Cannabis aufhören wolle, müsse er sich auch zu Hause und draußen in der realen Welt beklopfen. Ich arbeite mit vielen Klienten mit zum Teil gravierenden Problemen, schwersten Traumata und Abhängigkeiten. Ihre Motivation ist häufig sehr gering, doch wenn sie bereit sind, sich zu Hause zu beklopfen, sind sie meiner Meinung nach auch bereit, ihr Leben zu verändern. Billy war dazu bereit, an sich selbst zu arbeiten, und sagte mir, er rauche zwar immer noch, habe EFT aber in der vorausgegangenen Woche in anderen Situationen angewendet. Ich zeigte ihm, wie er ganz speziell bei Suchtdruck vorgehen sollte.

Nach dieser Einführung machten wir dort weiter, wo wir beim letzten Mal aufgehört hatten. Wir beklopften einige von Billys Problemen und Gefühlen, die mit dem Rauchen von Cannabis in Zusammenhang standen, und gingen das Ganze auch mit Humor an, um die negative Energie in ihm abzuschwächen. Das brachte uns direkt auf den Punkt. Während ich Billy und er sein ECHO beklopfte, fragte ich ihn, in was für Packungen er sein Skunk Weed kaufte. Es gibt mehrere Standardgrößen, wie ein Zehnerpack oder eine Achtelunze und so weiter. Er nannte mir seine bevorzugte Menge, woraufhin ich ihn fragte, wie es um seine Selbstbeherrschung stand, wenn er sich einmal gezwungen sah, mit einer kleineren Packung vorliebzunehmen. Sofort waren wir wieder bei seinem Gefühl von Kontrollverlust und Ohnmacht, was wiederum Traurigkeit, Frustration und Wut in Billy auslöste.

Es folgten weitere Durchgänge mit Beklopfen und intuitivem Befragen, bis wir zu einem Gefühl der Wut tief in seinem Herzen gelangten. Auf meine Anregung sollte Billy sich nun daran erinnern, wann er dieses Gefühl zum ersten Mal verspürt hatte. Es brauchte einige Zeit, bis er sich auf die Erinnerung einstimmen konnte, aber dann befanden wir uns plötzlich auf dem Pausenhof seiner Schule. Seine sogenannten Schulkameraden hatten ihn schikaniert, ihm Hosen nebst Unterhosen heruntergezogen und dabei andauernd Fotos von ihm gemacht. Unter seinen Peinigern befanden sich neben Jungen auch Mädchen, und Billy fühlte sich zutiefst gedemütigt.

Billy ging in das Bild, als einer der Bande ihm auf der Brust saß, während ihm die anderen die Hosen herunterzogen und wieder andere Fotos schossen. Er musste sein ECHO unbedingt sofort aus dieser Situation erlösen, also fror er das Bild ein und befreite sein ECHO, indem er es zu beklopfen begann.

Billy musste zunächst selbst gewalttätig werden, um seine tief empfundene Ohnmacht wieder auszugleichen. Selbstverständlich bin ich in der realen Welt gegen jede Form von Gewalt, aber Billy hatte in seinem Unterbewusstsein seit jenem Vorfall ständig zurückgeschlagen, weshalb er das auch ausagieren musste. Er tat also, was getan zu haben er sich all die Jahre lang gewünscht hatte: Er schlug physisch zurück. Außerdem ließ er seine sogenannten Kameraden wissen, wie falsch ihre Handlungsweise gewesen war und was er von ihnen hielt, nachdem sie ihn dermaßen misshandelt hatten. Sein erwachsenes Ich war die ganze Zeit über mit dabei. Er hatte das Bedürfnis, ihnen zu sagen, dass ihm klar sei, dass sie noch Kinder waren und Kinder manchmal unüberlegte Dinge taten. Als es diese Botschaft ausgesprochen hatte, ging es Billys ECHO gut, da es seine Wut vorher hatte abreagieren können.

Nachdem er die Kamera in tausend Stücke zerschlagen, den Film herausgerissen und zerstört hatte, war das Bild für Billys Empfinden komplett, und ich wusste, dass er sich nun an irgendeinen schöneren Ort seiner Wahl begeben konnte. Diesmal suchte er sich ein wunderschönes Strandhotel aus, scharte seine wahren Freunde um sich und sandte das neue Bild durch seinen Geist in sein Herz hinein und durch dieses ins Universum hinaus. Er testete das alte Bild und stellte fest, dass es sich vollständig gewandelt hatte. Damit war unsere Sitzung beendet.

Danach sah ich Billy einige Wochen lang nicht, erhielt aber eine Textnachricht von ihm: Er schrieb, er genieße das Leben und sei seinem Entschluss treu geblieben, kein Skunk Weed mehr zu rauchen.

Letzte Woche war ich gerade mitten dabei, diesen Fallbericht zu schreiben, als Billy höchstpersönlich in mein Büro spazierte. Er strahlte über das ganze Gesicht und wirkte viel ausgeglichener. Seiner Erzählung nach ging es ihm richtig gut, es gab zwar durchaus eine Reihe von Themen, die er noch bearbeiten wollte, doch seine Skunk-Weed-Abhängigkeit hatte er im Griff. Im Lauf des letzten Monats hatte er nur ein paarmal an einem Joint gezogen, und es hatte wirklich scheußlich geschmeckt, weshalb er selbst nicht mehr aktiv rauchte. Im Zuge all meiner Erfahrungen mit dieser Art von Klienten ist dies ein unglaubliches Ergebnis, vor allem da wir nur eine Sitzung mit konventionellem EFT und zwei Sitzungen mit Matrix Reimprinting abgehalten hatten. In einem Punkt bin ich mir sicher: Alleine mit Willenskraft hätten sich niemals dieselben Resultate erzielen lassen.

Es kommt aber noch besser: Billy beklopfte sich seither jeden Tag. Er beklopfte sich in Stressmomenten und hatte nach eigener Aussage eine viel positivere Lebenseinstellung. Außerdem war eine neue Frau in sein Leben getreten, und im Gegensatz zu früher fühlte sich Billy viel sicherer und wohler, als er das früher in weiblicher Gesellschaft getan hatte.

Ich ziehe daraus den Schluss, dass Billy weit mehr überwunden hat als nur seine Cannabis-Sucht. Er hat sein Selbstvertrauen wiedergewonnen, seine Selbstachtung und seine Selbstbeherrschung. An diesem Fall, wie auch an vielen ähnlich gelagerten, erscheint mir am erstaunlichsten, dass wir unseren Klienten dazu verhelfen, ihre selbst gesteckten Ziele zu erreichen. Die Klienten, mit denen ich arbeite und die eine Sucht überwinden wollen, erwarten sich von einer Droge immer eine sofortige Wirkung. Sie nehmen sie, um ein bestimmtes Gefühl oder eine Emotion loszuwerden. Deshalb bildet die Droge an sich nur das äußere Problem. Matrix Reimprinting und EFT helfen den Menschen, die zugrunde liegenden Kernprobleme aufzudecken – die Gründe dafür, weshalb sie überhaupt Drogen nehmen. Billy lieferte ein Paradebeispiel dafür, und seine Fortschritte machen mich sehr glücklich.

KAPITEL 12

SPEZIFISCHE AUFLÖSUNGSPROTOKOLLE

Die spezifischen Auflösungsprotokolle wurden zur gezielten Arbeit an ganz bestimmten Problemen entwickelt. Dazu zählen Trauma-Matrix-Reimprinting zur Auflösung schwerer Traumata und posttraumatischer Belastungsstörungen (PTSD), Phobien-Matrix-Reimprinting, um phobische Reaktionen zu transformieren, und Allergie-Matrix-Reimprinting zur Beseitigung allergischer Reaktionen.

Trauma-Matrix-Reimprinting

Trauma-Matrix-Reimprinting findet Anwendung bei extrem traumatischen Erinnerungen, wie etwa Vergewaltigungen, Kindesmissbrauch, Folter, Kriegserinnerungen, Katastrophen, Tragödien und vielem mehr. Es ist außerdem die effektivste Technik zur Beseitigung posttraumatischer Belastungsstörungen (PTSD).

> *Diese Technik können Sie nicht an sich selbst anwenden. Bei anderen dürfen Sie diese Technik grundsätzlich nur als ausgebildeter Therapeut und auf diesem Gebiet bereits hinreichend erfahrener Matrix-Reimprinting-Behandler anwenden.*

Beim Trauma-Matrix-Reimprinting beginnt man ganz am Ende einer Erinnerung , also an einem Punkt, an dem das Trauma bereits erlitten wurde und die emotionale Belastung nicht mehr ganz so hoch ist. Arbeiten Sie dort mit dem durch das betreffende Ereignis traumatisierten ECHO. Ist es Ihnen erst einmal gelungen, die Gefühlsintensität am Ende der Erinnerung ein Stück weit zu verringern, erleichtert das den Umgang mit der Erinnerung selbst: hineinzugehen und sie Stück für Stück durchzuarbeiten, wobei Sie die »Gefühlshöhepunkte« einzeln nacheinander abtragen.

Dazu noch ein Hinweis: Sollte die betreffende Erinnerung sich über Tage oder Wochen erstrecken, dann muss sie in verschiedene Einzelsequenzen aufgeteilt werden, die auch einzeln abgearbeitet werden. Wenn Sie sich in einem Fall nicht sicher sind, wo Sie anfangen sollten, beginnen Sie mit irgendeinem Teil der Erinnerung und bereinigen Sie die anderen in der Reihenfolge, die der Klient vorgibt.

Bei der Arbeit an schweren Traumata und PTSD raten wir dazu, nur dann mit den schlimmsten Erinnerungen zu beginnen, wenn dies der ausdrückliche Wunsch des Klienten ist. Normalerweise sollte man den Klienten anhand einer weniger traumatischen Erinnerung erleben lassen, wie diese bearbeitet und aufgelöst wird, bevor man die schwer belasteten Erinnerungen angeht. Das hilft Ihren Klienten dabei, Vertrauen in die Methode und den Behandler aufzubauen.

Falls beim Klienten keine bewusste Erinnerung an das Trauma besteht, arbeiten wir mit der Matrix-Reimprinting-Rückholtechnik (siehe S. 168) oder, sollte die Erinnerung aus dem Vorbewusstsein stammen, mit dem Matrix Reimprinting des Vorbewusstseins (siehe S. 216).

An dieser Stelle möchten wir Ihnen etwas noch einmal ganz dringend ans Herz legen: Falls Sie ein schweres Trauma erlitten haben oder an PTSD leiden, müssen Sie zur Arbeit an Ihren Erinnerungen unbedingt einen erfahrenen und qualifizierten Behandler aufsuchen. Unter gar keinen Umständen sollten Sie den Versuch unternehmen, diese Arbeit alleine durchzuführen, denn dabei könnten zwei Dinge geschehen: Zum einen verstärken Sie durch eine Re-Traumatisierung möglicherweise Ihre Symptome – denn beim Beklopfen steigen oft Erinnerungen hoch, die Sie abgeblockt oder vergessen hatten; zum anderen kommen Sie unter Umständen gar nicht an die relevanten Punkte heran, um die mit der Erinnerung verbundene emotionale Intensität aufzulösen, da Ihr Unterbewusstsein und Ihre ECHOs Sie zu stark vor der Erinnerung an das Geschehen abschotten. Arbeiten Sie jedoch mit einem

Matrix-Reimprinting-Behandler, können Sie – ganz gleich wie dramatisch und verheerend Ihre Erlebnisse waren – absolut sicher sein, Ihren inneren Frieden zu finden.

Phobien-Matrix-Reimprinting

Zur Ausbildung einer Phobie kommt es, wenn unser Unterbewusstsein die Erinnerung an einen stressbelasteten oder traumatischen Moment festhält und die Angstreaktion wieder auslöst, sobald der Grund bzw. der Gegenstand der Phobie im späteren Leben wieder aufscheint. Phobien sind eine Art Schutzstrategie des Unterbewusstseins uns gegenüber. So haben wir deshalb Angst vor Hunden, weil wir einmal gebissen wurden, oder vor Spinnen, weil jemand (meist eine nahe Verwandte) beim Anblick eines solchen Spinnentiers einmal entsetzt aufgeschrien hat. Unseren Ängsten liegt immer etwas zugrunde, sie wurzeln in unseren Lebenserfahrungen. Wir können diese Reaktion des Unterbewusstseins verändern, auch ohne den Schmerz einer Konfrontationstherapie (bei der man sich mit dem Auslöser seiner Angst konfrontieren muss).

Konventionelles EFT verzeichnet bei der Beseitigung von Phobien außerordentliche Erfolge. Mithilfe dieser Technik können Sie an den Symptomen der Phobie arbeiten, ebenso wie mit den frühesten Erinnerungen an ihre Auslöser. Den Behandlungserfolg bei einer Phobie testet man normalerweise dadurch, dass man eine Abbildung des Objekts betrachtet, das die Phobie normalerweise auslösen würde (beispielsweise eine Schlange), und später den »echten« Gegenstand. Phobien-Matrix-Reimprinting geht noch einen Schritt weiter. Ein ganz einfaches Protokoll, das jedoch zu tief greifenden Ergebnissen führt.

Wir empfehlen Ihnen, besser nicht alleine an Ihrer Phobie zu arbeiten, sondern immer mit einem Partner. Falls Sie unter einer sehr starken, schnell auslösenden Phobie leiden, sollten Sie auf jeden Fall einen Matrix-Reimprinting-Behandler konsultieren, um Ihr Leiden zu beenden.

1. Schritt: Entscheiden Sie sich für eine Phobie

Wählen Sie die Phobie aus, an der Sie arbeiten wollen. Es kann jede beliebige sein.

2. Schritt: Bauen Sie die Intensität ab

Meist sorgt schon alleine die Erwähnung der Angst für einen Anstieg der emotionalen Intensität. Verwenden Sie konventionelles EFT, um den subjektiven Belastungslevel auf den Wert von etwa drei herunterzufahren.

3. Schritt: Verändern Sie die ursprüngliche Erinnerung

Kann der Behandelte sich an den ursprünglichen Auslöser der Phobie erinnern, dann arbeiten Sie mit dieser Erinnerung. Sollte die Erinnerung hingegen »verschüttet« sein, dann befördern Sie diese mit der Matrix-Rückholtechnik (siehe S. 168) zurück ins Bewusstsein; falls die Erinnerung der frühesten Kindheit entstammt, ziehen Sie das Matrix-Reimprinting des Vorbewusstseins (siehe S. 216) heran. Sie können auch von ECHO zu ECHO gehen (siehe S. 159), wobei Sie das ECHO der jüngsten mit der Phobie verknüpften Erinnerung beklopfen und es bitten, Sie zur allerältesten Erinnerung zurückzuführen, dorthin, wo die Phobie zum ersten Mal in Erscheinung trat.

An der ursprünglichen Erinnerung angelangt, wenden Sie Matrix Reimprinting an, um die Reaktion auf das phobische Ereignis umzuwandeln. An diesem Punkt sollten Sie das ECHO jedoch noch nicht an einen neuen Ort in Ihrem Geist führen und auch noch kein neues Bild in das Feld hinaussenden. Diese Schritte müssen warten, bis der Test der Arbeit erfolgreich verlaufen ist.

4. Schritt: Testen Sie die Arbeit mithilfe des ECHOs

Das ECHO wird die Arbeit an der Phobie für Sie testen. Wenn Sie also innerlich ausgeglichen sind und sämtliche ursprünglichen Ängste abgebaut haben, dann lassen Sie das ECHO die Schlange anfassen oder über den Rand eines Hochhausdaches hinunterblicken oder die Ratte streicheln oder was auch immer es war, das Ihnen zuvor so große Angst einjagte. Sollten noch Reste emotionaler Intensität vorhanden sein, beklopfen Sie diese oder bringen Sie neue Ressourcen ins Spiel, bis alle Ängste restlos beseitigt sind.

5. Schritt: Erschaffen Sie das neue Bild im Feld

Wenn das ECHO keine Anzeichen der Phobie mehr zeigt, erschaffen Sie ein neues Bild davon, eines, in dem das ECHO freimütig mit dem früheren Angstobjekt umgeht. Für einen Klaustrophobiker könnte dies beispielsweise ein winziges Zimmer sein, für einen Menschen mit Furcht vor Spinnen die Gegenwart einer Spinne im selben Raum. Senden Sie dieses neue Bild hinaus in das Feld.

6. Schritt: Lösen Sie damit verbundene Erinnerungen auf

Überprüfen Sie als Nächstes, ob es mit dem Thema verknüpfte bzw. ähnlich gelagerte Erinnerungen gibt, deren Intensität gemildert werden sollte. Wurde das Trauma beispielsweise ausgelöst, als die Mutter des Behandelten beim Anblick einer Spinne entsetzt aufschrie, könnte ein weiteres Trauma entstanden sein, als jemand ihm selbst einmal eine Spinne in den Kragen gesteckt hat. Bitten Sie die behandelte Person, sich sämtliche anderen möglicherweise in diesen Kontext gehörenden Traumata bewusst zu machen, und wiederholen Sie bei jedem einzelnen die oben beschriebenen Schritte. Bedenken Sie dabei jedoch eines: Die Beseitigung der intensiven Emotionen in Verbindung mit dem Ursprungstrauma könnte bedeuten, dass die Nachfolgetraumata keinen emotionalen Resonanzboden mehr vorfinden, weshalb diese letzten Schritte vielleicht gar nicht mehr erforderlich sind.

7. Schritt: Testen Sie das Ergebnis an einer realen Situation

Treffen auch die Nachfolgetraumata nicht mehr auf irgendeine Resonanz, dann testen Sie das Ergebnis zunächst mithilfe eines Bildes und danach – wenn möglich – anhand einer realen Situation.

Allergie-Matrix-Reimprinting

Allergien sind vielschichtig, sie können als Folge eines zu hohen Säurehaushalts im Körper oder einer geschädigten Darmflora entstehen, die ihrerseits möglicherweise durch eine unzureichende Ernährung und/oder Antibiotika hervorgerufen wurde. Als Ursache kommen jedoch auch seelische Gründe infrage. Wie bei Phobien handelt es sich dabei um Reaktionen des Körpers auf etwas, das ihm irrigerweise gefährlich erscheint. Das kann sich folgendermaßen zutragen: Eine Person isst gerade irgendetwas, als plötzlich eine Stresssituation eintritt. Daraufhin assoziiert der Körper das betreffende Lebensmittel mit Gefahr oder Stress und reagiert im Anschluss negativ darauf. Beispiele dafür bieten die Frau, die gerade Orangen aß, als sie entdeckte, dass ihr Vater gestorben war, oder eine andere, deren Käseallergie darauf zurückzuführen war, dass sie in einer Phase, als sie an der Universität todunglücklich war, die ganze Zeit Käse futterte. Karl hat im Lauf der Jahre vielen Klienten und EFT-Seminarteilnehmern geholfen, ihre Allergien mithilfe von EFT und Matrix Reimprinting zu überwinden. Ein solches Beispiel finden Sie auf Seite 289, wo eine lebensbedrohliche Kaffeeallergie binnen einer 30-minütigen Sitzung zum Verschwinden gebracht wurde.

Ein weiteres wesentliches Merkmal von Allergien ist die Stärke ihrer Felder. Sie basieren häufig auf Angst. Deshalb kann das, was als unbedeutende Allergie begann, mit jedem Auftreten einer allergischen Reaktion immer gravierender werden, da das Gehirn dem Körper die Botschaft übermittelt, die betreffende Substanz sei gefährlich. Auf diese Weise verschlimmert sich die Allergie zusehends.

Allergien können auch mit bestimmten Überzeugungen und Glaubenssätzen verbunden sein. Als sie mit EFT und Matrix Reimprinting begann, hatte Sasha über 20 Allergien! Bei ihrer ersten EFT-Schulung mit Karl musste sie gezwungenermaßen ein Selbstversorger-Appartement außerhalb des Seminarzentrums anmieten, da sie ohne die Ausstattung mit ihren eigenen speziellen Nahrungsmitteln nicht hätte teilnehmen können.

Sollte Ihre Allergie ausschließlich gefühlsbedingt sein, lässt sie sich leicht mit Matrix Reimprinting auflösen. Hat sie hingegen physiologische Ursachen – wenn beispielsweise der Säurehaushalt Ihres Körpers erhöht oder Ihre Darmflora geschädigt ist –, können Sie diese Techniken immer noch dazu heranziehen, um negative Erinnerungen an heftige allergische Reaktionen zu entschärfen und somit Ihre Symptome zu lindern.

Vorsicht jedoch bei Anaphylaxien, das sind lebensbedrohliche allergische Reaktionen! Wenden Sie diese Techniken auf keinen Fall alleine ohne einen ausgebildeten und erfahrenen Matrix-Reimprinting-Behandler an, da das Beklopfen der betreffenden Erinnerungen die Symptome der Anaphylaxie wiederherstellen kann.

1. Schritt: Entscheiden Sie sich für eine Allergie

Bestimmen Sie, mit welcher Allergie Sie sich beschäftigen wollen. Sollten Sie mehr als eine Allergie haben, arbeiten Sie bitte immer nur an jeweils einer. Ursächlich für diese Allergie kann alles Mögliche sein: Nahrungsmittel oder andere Substanzen, Haustiere, Chemikalien und vieles mehr.

2. Schritt: Rufen Sie sich die erste Erinnerung an die Allergie ins Gedächtnis

Falls Sie sich daran erinnern können, wann Sie zum ersten Mal allergisch reagiert haben, arbeiten Sie mit dieser Erinnerung. Arbeiten Sie zusätzlich an allen im selben Zeitraum aufgetretenen traumatischen oder stressbeladenen Erinnerungen.

Wenn Sie sich nicht an Ihre erste allergische Reaktion erinnern können, dann holen Sie sich möglicherweise blockierte Erinnerungen mit der Matrix-Rückholtechnik (siehe S. 168) ins Bewusstsein zurück; sollte die Erinnerung aus frühester Kindheit stammen, arbeiten Sie mit dem Matrix-Reimprinting des Vorbewusstseins (siehe S. 216) daran. Sie können auch von ECHO zu ECHO gehen (siehe S. 159), wobei Sie das ECHO der jüngsten mit der Allergie verknüpften Erinnerung beklopfen und es bitten, Sie zur allerältesten Erinnerung zurückzuführen, dorthin, wo die Allergie das erste Mal auftrat.

3. Schritt: Verändern Sie die ursprüngliche Erinnerung an die Allergie

Haben Sie die ursprüngliche Erinnerung aufgespürt, dann wenden Sie Matrix Reimprinting an, um die Intensität der allergischen Reaktion abzumildern. Sorgen Sie dafür, dass Sie das ECHO wirklich so lange beklopfen, bis der Behandelte die ursprüngliche allergische Reaktion losgelassen hat.

Erschaffen Sie als Nächstes eine neue Erinnerung, wobei das ECHO das Allergen einnimmt oder damit in Kontakt kommt, ohne dass dadurch eine allergische Reaktion ausgelöst wird.

Senden Sie nun ein friedvolles und positives Bild des ECHOs mit dem vormaligen Allergen durch Ihren Geist an alle Zellen Ihres Körpers (ein bedeutsamer Schritt, für den Sie sich bitte ausreichend Zeit nehmen sollten), dann an Ihr Herz und schließlich hinaus in die Matrix.

4. Schritt: Verändern Sie mögliche weitere stressbelastete oder traumatische Erinnerungen im Zusammenhang mit der Allergie

Sollten noch weitere mit der Allergie verknüpfte Erinnerungen vorhanden sein, schwere Anfälle, die Erfahrung, an irgendwelchen Ereignissen nicht teilnehmen zu können, oder komplett verdorbene Tage etc., dann verändern Sie diese Erinnerungen in der üblichen Weise.

5. Schritt: Überprüfen Sie, ob Sie das Feld verändern müssen

Mitunter reichen die ersten vier Schritte aus, um der Allergie ein für alle Mal den Garaus zu machen. In anderen Fällen werden Sie jedoch das Feld der Allergie verändern müssen, um sie restlos zu beseitigen. Dazu sollten Sie die 21 Tage dauernde Feldveränderungstechnik (siehe S. 186) heranziehen, und zwar mit dem Einstimmungssatz: »Obwohl es mir nicht immer möglich war, *[das Allergen]* zu essen/zu trinken/einzuatmen/zu berühren, liebe und akzeptiere ich mich voll und ganz.«

Zum Beispiel so:

- »Obwohl es mir nicht immer möglich war, Orangen zu essen, liebe und akzeptiere ich mich voll und ganz.«

6. Schritt: Testen Sie Ihre Arbeit

Hierbei sollten Sie nicht mit den üblichen Testmethoden arbeiten. Wir schlagen stattdessen vor, die Arbeit im Rahmen Ihres normalen Alltagslebens zu überprüfen und die allergische Reaktion nicht eigens aktiv herbeizuführen. Wenn Sie die Feldveränderungstechnik anwenden, sollten Sie die allergische Reaktion auf keinen Fall vor Ablauf der bewussten 21 Tage testen. In Fällen sehr schwerer allergischer Reaktionen dürfen Sie definitiv keinen Test machen.

KAPITEL 13

PROTOKOLLE ZUR VERÄNDERUNG VERGANGENER LEBEN UND DES ZUKÜNFTIGEN SELBST

Die Protokolle für Veränderungen des Selbst in vergangenen Leben wie auch in der Zukunft umfassen das Zukunfts-Matrix-Reimprinting, mit dessen Hilfe man an Zukunftsängsten arbeitet und auch daran, wie man von seinem zukünftigen Selbst lernen kann. Und sie umfassen das Vergangenheits-Matrix-Reimprinting, das der Arbeit an ECHOs aus früheren Leben dient.

Matrix Reimprinting für frühere Leben

Wenn Sie bereits mit Problemen aus früheren Leben befasst sind oder falls welche auftauchen, können Sie Matrix Reimprinting durchaus darauf anwenden. Nach Karls und Sashas Meinung liefert die Beschäftigung mit dem gegenwärtigen Leben allerdings ausreichend Arbeitsmaterial – zumal unbewältigte Probleme aus früheren Leben, wie es aussieht, ohnehin im gegenwärtigen Leben wieder in Erscheinung treten. Karl und Sasha halten es daher für ausreichend, wenn man diesen Problemen im gegenwärtigen Leben zu Leibe rückt.

Das ist jedoch Karls und Sashas persönliche Meinung, und sie respektieren die Wünsche derer, die Rückführungen in frühere Leben machen. Außerdem haben beide schon mit Klienten gearbeitet, die sich in Therapiesitzungen mit Problemen aus vergangenen Leben auseinandergesetzt haben, und sie sind grundsätzlich immer bereit, mit dem Stoff zu arbeiten, der in der jeweiligen Sitzung ausgebreitet wird. Sollten also Probleme aus vergangenen Leben hochsteigen, dann wird daran gearbeitet, und wenn Sie sich sowieso schon mit dergleichen beschäftigen, dann haben Sie mit dem Vergangenheits-Matrix-Reimprinting ein weiteres geeignetes Werkzeug zur Hand, um an sich selbst oder mit Klienten zu arbeiten.

1. Schritt: Entscheiden Sie sich für ein Bild oder eine Erinnerung

Rufen Sie sich das Bild oder die Erinnerung Ihres Selbst aus einem vergangenen Leben, das Sie verändern wollen, vor Ihr geistiges Auge.

2. Schritt: Gehen Sie in das Bild hinein

Beginnen Sie wie üblich: Stellen Sie sich dem ECHO vor, erklären Sie ihm, wer Sie sind, beklopfen Sie das ECHO und fragen Sie es, wie es sich in der damaligen Situation gefühlt hat.

3. Schritt: Ergründen Sie die Lebenslehre

Welches war die Lektion aus der damaligen Situation? Prüfen Sie, ob Sie sich immer noch daran halten. Haben Sie einen Glaubenssatz gebildet?

4. Schritt: Lösen Sie alles auf

Lassen Sie die gesamte negative Energie um das Bild oder die Erinnerung herum los. Beziehen Sie, falls nötig, neue Ressourcen mit ein, und ermöglichen Sie der Situation einen vollständig anderen Ablauf, der sich ganz an den Bedürfnissen des ECHOs orientiert.

5. Schritt: Erschaffen Sie ein neues Bild im Feld

Erschaffen Sie wie üblich ein neues Bild und senden Sie es an Ihre Körperzellen und Ihr Herz, um es anschließend in das Feld zu projizieren.

6. Schritt: Testen Sie die Arbeit

Überprüfen Sie die ursprüngliche Erinnerung oder das Bild, um festzustellen, ob Sie immer noch in Resonanz dazu gehen.

Zukunfts-Matrix-Reimprinting

Methode und Techniken von Matrix Reimprinting beschränken sich keineswegs auf die Beschäftigung mit Ereignissen in der Vergangenheit. Es kann Ihnen auch dazu dienen, Ihre Zukunft selbst zu gestalten. Dies lässt sich auf unterschiedliche Arten bewerkstelligen.

Zuallererst können Sie Matrix Reimprinting gegen Zukunftsängste einsetzen.

Ein negatives Zukunftsbild durch ein positives ersetzen

Ist in Ihrer Vorstellung schon einmal eine Film-Endlosschleife mit Ihren Zukunftsängsten abgelaufen? Manchmal üben wir eine destruktive Zukunft ein, die nur unseren Anziehungspunkt für negative Begegnungen und Ereignisse stärkt. Zukunftsängste gehören aber in unserer westlichen Kultur dazu, sie sind derart weit verbreitet, dass sie schon zur Norm wurden. Nur allzu häufig fragen wir uns: »Was passiert, wenn …?« und malen uns dann alle möglichen Schreckensbilder und Horrorszenarien aus.

Sollte Ihnen das bei sich selbst oder anderen noch nicht aufgefallen sein, dann führen Sie einmal folgendes Experiment durch: Beobachten Sie einmal eine Woche lang ganz nebenbei, wie stark eine negative Zukunftshaltung sowohl bei Ihnen selbst als auch bei den Menschen um Sie herum ausgeprägt ist. Achten Sie auf Gespräche im Bus, am Arbeitsplatz oder im Fernsehen. Sie werden einigermaßen überrascht sein, wie häufig Sie dieser inneren Einstellung bzw. dieser Verhaltensweise begegnen.

Sollten Sie also gerade wieder einmal dabei sein, das Schlimmste anzunehmen, dann arbeiten Sie mit Matrix Reimprinting und verwandeln Sie die Erinnerung oder das Bild in eine unterstützende, positivere Version.

Sie können auch Ihr zukünftiges Selbst bitten, Sie zu einer früheren Erinnerung zurückzuführen, die Sie an diese Angst erinnert. Das ermöglicht Ihnen vielleicht auch den Zugriff auf Erinnerungen im Umkreis von Themen, die Ihnen vorher unzugänglich gewesen waren. Hier ein Beispiel:

- ▷ *Jenny:* »Ich sehe das immer und immer wieder vor mir: Mein Freund Paul verlässt mich.«

- ▹ *Sasha:* »Hast du da ein deutliches Bild oder eine Szene vor Augen?«
- ▹ *Jenny:* »Ja, es ist jedes Mal dasselbe. Paul geht mit gesenktem Kopf fort, und ich liege da, habe mich eingerollt und weine.«
- ▹ *Sasha:* »In Ordnung, beklopf deinen Karatepunkt und sprich mir dreimal nach: ›Obwohl ich sehen kann, dass Paul mich verlässt, liebe und akzeptiere ich mich voll und ganz.‹«
- ▹ *Jenny:* »Das löst eine totale Panik in mir aus.«
- ▹ *Sasha:* »Welchen Wert würdest du ihr geben?«
- ▹ *Jenny:* »Eine glatte Zehn.«

Jenny beklopft sich zusammen mit Sasha, um die Panik auf eine Zwei herunterzubringen.

- ▹ *Sasha:* »Gut. Kannst du dieses zukünftige Bild von dir sehen, auf dem du daliegst, eingerollt wie ein Embryo?«
- ▹ *Jenny:* »Ja.«
- ▹ *Sasha:* »Geh in das Bild hinein. Lass sie wissen, dass du gekommen bist, um ihr aus ihrer Traurigkeit heraus zu helfen, damit es ihr besser geht, und wenn sie es akzeptiert, dann beklopfe sie. Frag sie, was los ist.«
- ▹ *Jenny:* »Sie sagt, sie ist nicht gut genug, und deshalb hat Paul sie verlassen.«
- ▹ *Sasha:* »Bitte sie, dich zu einer früheren Erinnerung zu führen, einer, die dich an diese Situation erinnert.«
- ▹ *Jenny:* »Das glaube ich jetzt nicht! Sie hat mich zu einer Erinnerung gebracht, in der ich 14 bin und nach zwei Wochen von diesem Typen James sitzen gelassen wurde. Daran habe ich schon seit Jahren nicht mehr gedacht.«
- ▹ *Sasha:* »Frag sie, ob sie damit einverstanden ist, dass du sie beklopfst. Sag ihr, du kommst aus der Zukunft und willst ihr helfen, sich besser zu fühlen. Was empfindet sie?«
- ▹ *Jenny:* »Eine dunkle Traurigkeit im Herzen.«

Sasha führt Jenny durch mehrere Sequenzen von: »Obwohl du diese dunkle Traurigkeit im Herzen fühlst …«, wobei Sasha Jenny beklopft und Jenny ihr jüngeres Selbst.

- ▹ *Sasha:* »Frag sie, was sie jetzt braucht.«
- ▹ *Jenny:* »Sie wünscht sich einen Freund, der eine ganze Zeit lang bei ihr bleibt. Es passiert ihr immer wieder, dass ihr Männer nach ein paar Tagen oder Wochen den Laufpass geben.«
- ▹ *Sasha:* »Wünscht sie sich einen neuen Freund? Frag sie, mit wem sie zusammen sein möchte.«
- ▹ *Jenny:* »Sie kennt da einen super Typen, Jez, mit dem wäre sie unheimlich gerne zusammen.«
- ▹ *Sasha:* »Ist sie damit einverstanden, dass wir das durchspielen?«
- ▹ *Jenny:* »Ja.«
- ▹ *Sasha:* »Gib mir Bescheid, wenn sie glücklich ist.«

Sasha beklopft Jenny weiter, während Jenny vor ihrem geistigen Auge das neue Szenario erstehen lässt.

- ▹ *Jenny:* »Ja, jetzt hat sie eine herrliche Zeit mit ihm gehabt.«

Sie senden das Bild von Jenny und Jez zusammen in Jennys Geist, von dort aus durch ihr Herz hindurch und dann wieder hinaus in das Feld. Jenny testet die ursprüngliche Erinnerung, in der sie von James sitzen gelassen wurde, und wie sich zeigt, ist an deren Stelle das Bild ihrer Beziehung mit Jez getreten.

- ▹ *Sasha:* »Gut, mit diesem neuen Bild von Jez im Kopf beklopfe sie und frage sie, ob du mit ihr noch woandershin schauen solltest.«
- ▹ *Jenny:* »Sie geht zu einer Erinnerung zurück, da war ich sechs Jahre alt. Mein Vater hat gerade meine Mutter verlassen.«

Sasha führt Jenny durch einen Prozess, bei dem sie ihr jüngeres Selbst beklopft, während ihr Vater bei ihnen bleibt und die Probleme mit ihrer Mutter klärt, anstatt einfach davonzulaufen. Jenny hatte geglaubt, dass die beiden sich ihretwegen stritten, und daraus den Schluss gezogen, nicht gut genug zu sein. Die neuen Bilder werden auf die übliche Weise in das Feld hinausgesandt.

- ▷ *Sasha:* »Gut, jetzt zurück zu deinem zukünftigen Selbst.«
- ▷ *Jenny:* »Oh, wer hätte das gedacht! Sie sitzt Paul gegenüber und unterhält sich mit ihm. Beide machen einen richtig lebhaften Eindruck.«
- ▷ *Sasha:* »Kannst du das frühere Bild wieder aufrufen, die Szene, als sie weinte und Paul fortging?«
- ▷ *Jenny:* »Nein, es ist nicht mehr da! Es ist komplett verschwunden!«

Wie wir sehen, werden unsere Zukunftsängste oft aus vergangenen Erlebnissen und Erfahrungen gespeist. Wenn wir also unserem verschreckten zukünftigen Selbst erlauben, uns zu jenen Momenten zurückzuführen, als diese Erlebnisse stattfanden, kann uns das helfen, unsere Zukunftsängste aufzulösen.

Aus Sicht der Quantenphysik eröffnen sich uns ungezählte mögliche Versionen der Zukunft, und wenn wir uns eine positive Zukunft »ausmalen«, dann werden wir diese auch eher anziehen und uns darauf zubewegen.

Von einem positiven Zukunftsbild lernen

Eine weitere wirksame Technik besteht darin, einem positiven zukünftigen Selbst einen Besuch abzustatten und es zu fragen, was die jeweilige Person tun sollte, um sich eine positive Zukunft zu erschaffen. Diese Technik eignet sich hervorragend zur Überwindung einer langwierigen und/oder schweren Krankheit, wenn der betroffene Mensch herausfinden muss, wodurch er eine Besserung seines Zustands erzielen könnte.

Mit zu dieser Technik gehört, sich ein positives zukünftiges Selbst vorzustellen, sich in dieses Bild zu begeben; dort beklopft das zukünftige Selbst das gegenwärtige Selbst und lässt es wissen, was es für seine Hinwendung zum Positiven tun muss.

Jonathan und der goldene Schlüssel

Jonathan war schon 20 Jahre krank. Sasha hatte mit ihm etliche seiner Lebenstraumata bearbeitet und bereits einige großartige Erfolge erzielt. In einer Sitzung schlug sie ihm vor, einmal seinem zukünftigen, vollständig geheilten Selbst zu begegnen und es zu fragen, was er zu tun habe, um in diesen Zustand zu gelangen.

Jonathan folgte Sashas Anregung, und sein zukünftiges Selbst beklopfte ihn und ließ ihn wissen, was zu tun sei. Es sagte ihm, er müsse Geduld lernen, seine Situation akzeptieren und aufhören, gegen die Krankheit anzukämpfen.

Das zukünftige Selbst reichte Jonathan einen goldenen Schlüssel, und sie gingen gemeinsam durch ein goldenes Tor. Dieses Tor stand am Anfang seines Genesungsweges.

Diese ausschlaggebende Sitzung bedeutete noch nicht das Ende, und es lag immer noch viel Arbeit vor ihm. Doch die Begegnung mit seinem zukünftigen Selbst gab ihm die Hoffnung, irgendwann in der Zukunft wieder ganz gesund zu werden, und das war ein wichtiger Teil seines Genesungsprozesses.

KAPITEL 14

PROTOKOLLE ZUR GEBURT UND ZU DEN ERSTEN LEBENSJAHREN

Matrix Reimprinting kann auch dazu dienen, Erinnerungen aus dem Vorbewusstsein (aus jenen frühen Kindheitstagen, an die man keine bewusste Erinnerung besitzt) wie auch den gesamten Geburtsvorgang zu transformieren. Matrix Reimprinting des Vorbewusstseins findet Anwendung bei der Arbeit mit Traumata, die schon im Mutterleib, während der Geburt und in den ersten Lebensjahren erlitten wurden. Außerdem lässt sich Matrix Reimprinting des Vorbewusstseins spezifisch dafür einsetzen, um die Erfahrung des Geburtsvorgangs zu verändern.

Matrix Reimprinting des Vorbewusstseins

Dieses Protokoll wird herangezogen, wenn Ihnen die bewusste Erinnerung an ein bestimmtes Ereignis fehlt, Sie es aber entweder im Gespür haben oder eine Art inneres Wissen in sich tragen, dass Ihnen in jener Zeit etwas widerfahren ist. Das schließt eine unendliche Vielzahl von Erlebnissen im Mutterleib, in vorbewusster Zeit oder in der frühen Kindheit ein. Vielleicht wissen Sie aus Erzählungen Dritter, dass Sie sehr jung eine Operation hatten über sich ergehen lassen müssen oder jemand aus der nahen Verwandtschaft starb, als Sie noch klein waren. Manche Menschen haben eine eher unbestimmte Ahnung dessen, was Ihnen im Mutterleib oder in früher Kindheit widerfahren ist, dazu gehört etwa das Gefühl, unerwünscht zu sein oder Streitigkeiten zwischen den Eltern, Familientraumata oder -tragödien. Ein Baby nimmt das zwar gefühlsmäßig wahr, doch natürlich versteht es noch nichts; es kann auch sein, dass die Mutter während ihrer Schwangerschaft Alkohol trank, Tabletten nahm oder Zigaretten rauchte. Solche Vorfälle hinterlassen Störungen im Feld und prägen das Selbstverständnis. Mit

Matrix Reimprinting des Vorbewusstseins lassen sich diese Erinnerungen aber neu ausrichten.

1. Schritt: Entscheiden Sie sich für ein bestimmtes Problem

Wählen Sie beispielsweise etwas Ähnliches wie:

- »Als kleines Kind wurde ich nicht geliebt.«
- »Mein Vater starb, als ich noch ein Baby war.«
- »Unsere Familie hat eine furchtbare Tragödie erlitten, als ich noch in den Windeln lag.«

2. Schritt: Beklopfen Sie das Problem umfassend

Beginnen sie mit ein paar Durchgängen, in denen die behandelte Person sich selbst beklopft und dabei einen allgemeinen Einstimmungssatz wiederholt, zum Beispiel:

- »Obwohl ich als kleines Kind nicht geliebt wurde, liebe und akzeptiere ich mich so, wie ich bin.«
- »Obwohl mein Vater starb, als ich noch ein Baby war …«
- »Obwohl meine Familie eine furchtbare Tragödie erlitten hat, als ich noch in den Windeln lag …«

Das dient dazu, etwas von der Energie oder den Gefühlen um das betreffende Problem aus der Matrix in die Erinnerung zurückzuholen.

3. Schritt: Finden Sie Näheres über die Energie um das jeweilige Problem heraus

Fragen Sie die behandelte Person, wo in ihrem Körper sie die Energie um das Problem lokalisiert.

Wo fühlt sie sie am meisten?
Welche Farbe, Form oder welchen Klang hat sie?

Wie fühlt sie sich an?
Woraus besteht sie?

Wenn die behandelte Person das Gefühl sehr intensiv spürt, hat sie vielleicht schon Zugang zu einem ECHO gefunden. In diesem Fall bitten Sie sie, aus dem ECHO herauszutreten und das Bild von außen zu betrachten. Gehen Sie anschließend zum 5. Schritt über.

4. Schritt: Steigen Sie in die vorbewusste Erinnerung ein

Während sich die behandelte Person auf die Energie im Körper einstimmt, bitten Sie sie, zur frühesten Erinnerung an die Energie und die damit verbundenen Sinneseindrücke zurückzugehen. Was kann sie dort sehen oder fühlen? Kann sie Stimmen oder Geräusche hören, Gerüche oder auch Geschmackserlebnisse wahrnehmen? Bitten Sie die Person, alles ganz ausführlich zu beschreiben.

5. Schritt: Leiten Sie die behandelte Person dazu an, ihr ECHO in der Erinnerung zu beklopfen

Bitten Sie die Person, ihrem ECHO verständlich zu machen, dass Sie aus der Zukunft kommen, um ihm dabei zu helfen, diese bedrückenden Gefühle loszulassen. Außerdem soll sie herausfinden, ob das ECHO mit dem Beklopftwerden einverstanden ist. Selbst wenn das ECHO noch nicht sprechen kann, wird die behandelte Person erspüren, ob es sich beklopfen lassen will. Das ECHO des Babys in der Gebärmutter lässt sich in der Vorstellung des Behandelten auf dieselbe Art beklopfen wie das ECHO eines Kindes. Fordern Sie die behandelte Person auf, mit dem Beklopfen ihres ECHOs in derselben Weise zu beginnen, wie Sie die Person beklopfen. Wenn es sich um einen Fötus handelt, beklopfen Sie diesen an irgendeinem Punkt.

6. Schritt: Finden Sie heraus, was das ECHO fühlt

Fordern Sie die behandelte Person dazu auf, ihr ECHO über seine Gefühle zu befragen. Auch hier wird das ECHO der behandelten Person seine Gefühle vermitteln können, selbst wenn ihm die sprachlichen Mittel dazu noch fehlen. Lassen Sie das ECHO beschreiben, welche Farbe das Gefühl hat, und leiten Sie dann die behandelte Person dazu an, den Karatepunkt des ECHOs zu beklopfen, während Sie den Karatepunkt der Person beklopfen. Wenden Sie dann bei dem ECHO konventionelles EFT an. Zum Beispiel so:

- »Obwohl du diese schwarze Traurigkeit im Herzen trägst, bist du ein wunderbares Kind/Baby.«
- »Obwohl du diese rote Wut in der Brust trägst …«, etc.

Fahren Sie fort, bis Ihr inneres Kind die Gefühle losgelassen hat.

7. Schritt: Beziehen Sie neue Ressourcen ein

Lassen Sie die behandelte Person das ECHO fragen, was es benötigt, um die Situation anders wahrzunehmen. Fühlt es sich ungeliebt, möchte es vielleicht Liebe von anderen Personen erfahren, oder es braucht die Unterstützung von jemandem, der die Eltern miteinander versöhnen kann, damit sie dem ECHO die Liebe geben können, die es braucht. Fühlt sich das ECHO nicht in Sicherheit, dann bedarf es vielleicht eines Engels oder einer spirituellen Gestalt, die ihm hilft, sich geborgen zu fühlen. Vielleicht will es auch nur in eine kuschelige Decke gehüllt werden oder Kraft aus einer externen Quelle schöpfen. All dies sind nur Beispiele, und wie immer bei Matrix Reimprinting kommen die Antworten grundsätzlich von dem Behandelten selbst.

Bitten Sie die Person, ihr ECHO die ganze Zeit über zu beklopfen, so wie Sie die Person während des Prozesses beklopfen. Die Transformationsarbeit findet normalerweise in aller Stille statt.

8. Schritt: Verändern Sie das Bild weiter

Sie können das Bild weiter verändern, indem Sie das innere Kind an einen anderen Ort bringen. Sofern sich Ihr inneres Kind jedoch noch im Mutterleib befindet und Sie dort eine Szene bearbeitet haben, sollten Sie ein neues Bild mit neuer Energie im Mutterleib entwickeln. Bereits geborene innere Kinder können sich einen neuen Ort aussuchen oder eine andere Person, die sie zum Beispiel hält. Häufig sind die inneren Kinder bereits sehr zufrieden, wenn sie sich in den Armen des heutigen Selbst sicher und geborgen fühlen.

9. Schritt: Versenden Sie das neue Bild

Wenn sich Ihr inneres Kind sehr gut fühlt und das Bild perfekt ist, dann schicken Sie es wie immer an alle Körperzellen und das Herz, um es von dort hinaus in die Matrix zu senden.

10. Schritt: Testen Sie die Arbeit

Überprüfen Sie Ihre Arbeit anhand des ursprünglichen Problems – fordern Sie die behandelte Person zum Beispiel auf zu sagen: »Ich wurde als kleines Kind nicht geliebt«, und stellen Sie fest, ob dabei noch eine negative Resonanz spürbar wird. Es könnten ja noch mehr Erinnerungen aus vorbewusster Zeit existieren, die mit dem betreffenden Problem verknüpft sind. Arbeiten Sie also weiter, bis der Satz keinerlei negative Schwingung mehr auslöst.

Johns Operation

Mit John arbeitete Sasha über das Telefon. Er war 45 und hatte vier Jahre zuvor erfahren, dass man ihn im Alter von 18 Monaten einer Bruchoperation unterzogen hatte. Damals, in den 1960er-Jahren, hatte man noch wenig Ahnung davon, wie man im Umfeld von Operationen auf die Bedürfnisse von Kindern eingehen sollte, deshalb machte John eine extrem traumatisierende Erfahrung: Während und nach der OP hatte man ihn festgebunden, und seine Eltern durften kaum nach ihm sehen. Seine Mutter hatte ihm erzählt, man habe seine Schreie durch das ganze Krankenhaus gehört, und das Ganze sei für alle Beteiligten sehr bedrückend gewesen.

Obwohl sich John des Ereignisses an sich nicht bewusst gewesen war, schien ihm, als erkläre das viel von seinem Verhalten und seiner Lebenseinstellung.

Er war selbst ein erfahrener EFT-Anwender und hatte schon vorher versucht, seine Erinnerungen mithilfe von konventionellem EFT aufzuspüren, war jedoch an die damit verbundenen Gefühle nicht herangekommen. Als John über das Geschehen nachdachte, empfand er einen dumpfen Schmerz in der Leistengegend ebenso wie eine Art Runzeln auf der Stirn.

Damit er Zugang zu seinen Erinnerungen finden konnte, schlug ich ihm vor, den dumpfen Schmerz in seiner Leistengegend zu beklopfen. Er beschrieb ihn als »schwarze Leere«. Sehr schnell konnte er die Verbindung zu der Hilflosigkeit und Verzweiflung herstellen, die mit dem Schmerz einhergingen.

Ich bat ihn, in die Zeit zurückzugehen, als der Schmerz zum ersten Mal auftrat, und sehr bald schon hatte er ein klares Bild seiner selbst im Alter von 18 Monaten. Sein jüngeres Selbst war an ein Krankenhausbett festgeschnallt und vollkommen verschreckt. Während er sich in der Gegenwart beklopfte, beklopfte John auch sein 18 Monate altes ECHO. Das ECHO empfand um Kopf, Gesicht und Leistengegend herum ein schwarzes Angstgefühl, und John konnte diese Angst ebenfalls spüren. Er beklopfte sich und sein ECHO eine ganze Zeit lang. Seine Angst verwandelte sich bald in Wut, und es wurde klar, die beste Art des Loslassens würde darin bestehen, Johns ECHO von den Fesseln zu befreien, die ihn auf dem Bett niederhielten. Als Befreier wählte er seinen Vater, er sollte kommen und ihn losbinden. Zu diesem Zeitpunkt schäumten John und sein ECHO vor Wut, und ich ermutigte John, sein ECHO weiterhin zu beklopfen, bis sie beide ihre gesamte aufgestaute Wut und Frustration herausgelassen haben würden.

Ein Problem für Johns ECHO bestand darin, dass es seine Wut nicht in Worte kleiden konnte, also beklopften wir den Satz: »Obwohl dich niemand hören kann, …«, und das beseitigte die von Johns ECHO empfundene Blockade um den lautstarken Ausdruck seiner Wut.

Wir fragten das ECHO, ob es gerne noch jemand anderen bei sich im Zimmer haben wollte, und es entschied sich für einen Engel, der es die ganze Zeit über beschützen sollte. Außerdem wünschte es sich seine Mutter herbei, und wir verbrachten einige Zeit in Gesellschaft des Engels und seiner Eltern, während wir das ECHO beklopften, damit es sein Gefühl in die Tiefe gehender Verstörtheit überwinden konnte.

Die Lehre, die der kleine John aus der Situation gezogen hatte, lautete: »Auf Menschen ist kein Verlass.« Obwohl er eigentlich offen, warmherzig und Menschen gegenüber aufgeschlossen war, schien er sich immer noch irgendwie an diese innere Überzeugung zu halten. Wir beklopften die Auf-Menschen-ist-kein-Verlass-Energie in der Herzgegend seines ECHOs.

Als die Intensität nachließ, brachte John sein ECHO an einen Strand, wo es Sandburgen baute und ein Gefühl von Freiheit und Spielfreude empfand. Dieses Bild wurde dann auf die übliche Weise in das Feld hinausprojiziert.

Als wir die Arbeit testeten, empfand John beim Anblick seines jüngeren Selbst im Krankenhaus noch immer eine Spur von Traurigkeit. Wir beklopften die Traurigkeit noch ein paar Durchgänge lang, bis John sagte, er fühle sich nun in Frieden mit dem Bild. Trotzdem hatte ich eine Ahnung, dass es noch etwas aufzulösen galt. Wir hatten jedoch das zeitliche Ende unserer Sitzung erreicht, also bat ich John, mich innerhalb der folgenden 48 Stunden wieder anzurufen, um das Ergebnis zu überprüfen.

Nach der Sitzung hatte John eine Reihe interessanter Erlebnisse. Zunächst wallte eine ungeheure Wut in ihm auf. Als er sich hinlegte und beklopfte, bekam er die Befreiung von dem Trauma physisch zu spüren, wobei sein ganzer Körper unkontrolliert zitterte. Während der nächsten 24 Stunden stieg die Wut immer von Neuem in ihm hoch. Als wir später darüber sprachen, schlossen wir daraus, dass er seinem ECHO nicht genügend Zeit gelassen hatte, die gesamte Wut herauszulassen, die ihn erfasst hatte, nachdem er angeschnallt worden war.

In Johns Familie galten starke Gefühle als unpassend. Und John wurde bewusst, dass er sein ECHO und sich selbst beruhigt hatte, anstatt die Wut voll herauszulassen. Dadurch hatte er die Energie, die das ECHO so lange für ihn festgehalten hatte, in sich aufgenommen.

Ein paar Tage darauf brachte ich John zurück zu dem Bild seines jüngeren Selbst im Krankenhausbett, und er stellte fest, dass sein ECHO immer noch festgeschnallt und stinkwütend war. Er sagte, es sehe aus wie die Karikatur eines Wüterichs. Er beklopfte es und sprach gleichzeitig sanft und begütigend darauf ein. Er bestätigte dem ECHO, dass es jedes Recht dazu hatte, wütend zu sein, und dass man etwas Falsches mit ihm gemacht hatte. Er versicherte ihm, es dürfe seine Wut auf jede gewünschte Art zum Ausdruck bringen und so lange es wolle, und dass er, John, für es da sein wolle.

Sein ECHO riss sich die Gurte herunter und schrie und schlug eine ganze Weile um sich. John ermutigte es dabei und blieb ihm die ganze Zeit über zugewandt.

Danach war Johns ECHO ganz durcheinander, also beklopften wir die schwarze, verwirrende Energie, die ihm im Gesicht stand. Wir luden auch den Engel zur Rückkehr ein. John erklärte seinem ECHO, genau so, wie er es auch bei einem seiner Kinder getan hätte, dass die Leute im Krankenhaus nur versuchten, seine Schmerzen zu lindern. Als er seinem ECHO auf diese Weise viel Liebe und Zuwendung gegeben und sich alle Energie um die Erinnerung herum verflüchtigt hatte, wollte das ECHO gerne mit John und dem Engel zu den Schaukeln gehen.

Nachdem es sich einige Zeit mit Schaukeln vergnügt hatte, meinte John, sowohl er als auch sein ECHO fühlten sich zufrieden, aber trotzdem irgendwie von der Quelle der universalen Liebe abgeschnitten. Er zog alle Menschen hinzu, die ihn jemals geliebt hatten, sie bildeten einen Kreis um ihn und sein ECHO und badeten beide in hellem Licht. Doch irgendwie fanden John und sein ECHO keinen Zugang zu der Liebe, die diese Menschen ihnen schenkten. Er spürte, da war diese Blockade hinter der Stirn, eine schwarze Energie, die sie von der Quelle trennte. Also wurde der Engel gebeten, diese Sperre aufzuheben, während wir beide gleichzeitig beklopften. Erst als das geschehen war, konnten John und sein ECHO die Liebe der Menschen um sie herum fühlen, und dieses Bild wurde durch den Geist und das Herz geleitet und wie üblich in das Feld hinausgesendet.

Nach dieser Sitzung empfand John ein überwältigendes Gefühl von Frieden und Mit-allem-Verbundensein. Als er nun das Bild seines kleinen Selbst im Krankenhausbett visualisierte, hatte es sich vollkommen verändert, sein ECHO saß dort auf dem Bett und schaute ganz friedlich drein.

Geburts-Matrix-Reimprinting

Wir können nicht nur unsere Erinnerungen aus der vorbewussten Zeit verändern, sondern sogar das gesamte Geburtserlebnis. Sharon King hat dieses Protokoll entwickelt – als Ergebnis ihrer Erfahrung mit diversen Heilweisen, die auch Techniken zu Geburt und den ersten Lebensjahren einschlossen. Sie kombinierte diese mit Matrix Reimprinting, um dadurch einen neue Möglichkeit zu schaffen, wie wir unsere Geburtserfahrung verändern können.

Sharon veranstaltet auch in Deutschland Workshops zu dem Thema, wie sich die Geschichte unserer Geburt auf unser Leben auswirkt. Bei ihrer Arbeit betont sie, wie entscheidend uns die Empfängnis, die Zeit im Mutterleib, die Geburt und die ersten sechs Lebensjahre prägen und wie sich unser »Glaubenssystem«, unsere Grundeinstellungen und Überzeugungen während dieser Zeit ausbilden. Zur Bedeutung der natürlichen Geburt sowie der Mutter-Kind-Bindung existiert inzwischen auch eine Unmenge wissenschaftlicher Untersuchungen.

Mit dem Protokoll Geburts-Matrix-Reimprinting lassen sich alle Probleme um Geburt und Mutter-Kind-Bindung angehen und transformieren. Weitere Themen in diesem Bereich, wie beispielsweise Adoption, der Verlust eines Kindes, Unfruchtbarkeit, Schwangerschaft, Geburtstraumata und vieles mehr, können ebenfalls bearbeitet werden. Inzwischen hat Sharon ein eigenes Buch mit dem Titel *Heile deine Geburt, heile dein Leben* geschrieben,

0das detailliert über dieses Thema berichtet und gespickt ist mit Fallbeispielen.

Wissenschaftliche Erkenntnisse im Protokoll Geburts-Matrix-Reimprinting

Es ist wissenschaftlich erwiesen, dass die Art, wie Schwangerschaft und Geburt erlebt werden, die Entwicklung des Kindes wie auch die Entwicklung seines Gehirns beeinflussen. Während der Schwangerschaft überträgt sich die Art, wie die Mutter ihre Umwelt wahrnimmt, auf chemischem Weg durch die Plazenta auf das Kind. Auch die Erfahrungen des Vaters haben Auswirkungen auf das Kind. Der Film von Bruce Lipton (auf seiner DVD *Biology of Belief »Lite«*) mit den Aufnahmen eines Ungeborenen, das im Mutterleib vor Schreck zusammenfährt, als seine Eltern zu streiten beginnen, demonstriert das auf großartige Weise.

Während der Schwangerschaft durchläuft das Gehirn des Fötus mehrere Entwicklungsstadien. In den ersten drei Monaten entsteht das Reptiliengehirn, das die grundlegenden Lebensfunktionen steuert. Während der nächsten drei Monate bildet sich das limbische System aus, jener Teil des Gehirns, in dem die Verarbeitung von Emotionen stattfindet. In den letzten drei Monaten entwickelt sich der Neocortex, Sitz des Denkens und der Sprache. Im ersten Lebensjahr nach der Geburt formt sich der präfrontale Cortex, der für den zivilisierten Geist[1] des Kindes verantwortlich ist. Er wird von der Umwelt und den ersten Lebenserfahrungen des Kindes geprägt.

Permanente oder wiederkehrende Gefühle beeinflussen die Entwicklung des Gehirns, während der Schwangerschaft wie auch darüber hinaus. Lebt die Mutter in ständiger Todesangst, wird das Kind ein überdurchschnittlich großes Reptiliengehirn mit stärkerem Überlebensinstinkt ausbilden. Kampf- oder Fluchtreaktionen werden schneller ausgelöst, während die Aufmerksamkeit in ihrem Umfang beeinträchtigt wird, da das Kind seine Umwelt andauernd beobachtet und nach Gefahren absucht. Dies vermindert sowohl die

Konzentrationsfähigkeit als auch die Intelligenz. Bei einem solchen Kind erhöht sich die Wahrscheinlichkeit, dass es als Teenager gewalttätig wird.

Wächst das Kind dagegen in einer Umwelt auf, die liebevoll und unterstützend wirkt, können sich der präfrontale Cortex und der Neocortex besser entwickeln und somit auch die Intelligenz.

Wird ein Kind ungeliebt und unerwünscht geboren, bildet es wahrscheinlich schon ganz früh eine große Anzahl negativer Grundhaltungen aus, wie beispielsweise »die Welt ist ein gefährlicher Ort«, »ich bin unerwünscht«, »ich bin nicht gut genug«, »ich bin nicht liebenswert«, »ich bin wertlos«, »ich bin ein Versager«, »am liebsten wäre ich tot«. Diese Überzeugungen bleiben während der ganzen Kindheit und im späteren Leben bestehen und können zu einer ganzen Reihe ernsthafter Probleme führen: Depression, Selbstmord im Kindes- oder jungen Alter, Aggression und Gewalttätigkeit, Missbrauch, zum Gefühl des Getrenntseins und der Isolation, mentalen Störungen, Überängstlichkeit und Unruhe sowie Ekzemen und Hautproblemen.

Das ideale Geburtserlebnis

In ihrem bahnbrechenden Werk *What Babies Want* beschreibt Debby Takikawa die wesentlichen Elemente des Geburtsvorgangs, die bei den sterilen, klinischen Entbindungspraktiken der westlichen Welt vollständig verloren gegangen sind.

Nach der Geburt erweckt der Bindungsinstinkt den Gyrus cinguli im Säugling. Dieser Teil des limbischen Systems spielt bei der Entwicklung von Gefühlen und Kontrolle über aggressives Verhalten eine Rolle. Verschiedene Stimuli aktivieren den Gyrus cinguli und wirken sich positiv darauf aus, wie zum Beispiel gestillt werden, im Arm gehalten werden, Augenkontakt mit der Mutter und die Stimme der Mutter hören. Auf natürliche Weise geschieht dies aber nur in einem kurzen Zeitraum nach der Geburt. Die ideale Geburt findet zu Hause statt, im Kreis der Familie, die dem Neugeborenen das Gefühl der Geborgenheit vermittelt. Der Vater oder ein anderes Familienmitglied sollte das Neugeborene in Empfang nehmen und es der Mutter in den Arm legen. Das Neugeborene sollte Augenkontakt haben und die Bindung an die Mutter spüren. Wenn Sie in der westlichen Welt geboren sind, haben Sie wahrscheinlich eine ganz andere Geschichte erlebt. Mit dem Geburts-Matrix-Reimprinting können Sie sich jedoch das gesamte Geburtserlebnis neu erschaffen und das Trauma Ihrer Geburt erlösen.

Wie sich das Protokoll Geburts-Matrix-Reimprinting von den Grundtechniken unterscheidet

Das Protokoll Geburts-Matrix-Reimprinting unterscheidet sich in einigen wichtigen Aspekten von der Matrix-Reimprinting-Grundtechnik. Zum einen umfasst die Technik zur Veränderung der Geburt einen zusätzlichen Schritt zur Überprüfung, ob noch Probleme aus früheren Leben bestehen, die beseitigt werden müssen. Wie in Kapitel 13 erläutert, machen wir uns üblicherweise nicht auf die Suche nach Problemen aus vergangenen Leben, doch bei der Ausarbeitung dieses Protokolls erschien Sharon das unverzichtbar. In Anbetracht ihrer großartigen Erfolge und des Feedbacks, das sie nach der Anwendung dieses Protokolls von anderen erhält, gibt ihre Ansicht den Ausschlag, und daher ist die Arbeit mit vergangenen Leben ein Teil dieses Prozesses geblieben.

Auch der zweite Unterschied widerspricht einem der Grundsätze von Matrix Reimprinting: Zwar wird die ganze Arbeit mit dem ECHO im Mutterleib wie gewöhnlich in einem dissoziierten Zustand ausgeführt (d.h. das ECHO wird von außen beklopft), doch wenn es an das Geborenwerden geht, verbindet sich die behandelte Person mit ihrem ECHO, was bedeutet, dass sie im Körper ihres ECHOs ist und die Welt durch seine Augen wahrnimmt. Auf diese Weise erleben das ECHO und der gegenwärtige Mensch den Geburtsvorgang gemeinsam – als Einheit.

Als Sasha und Karl Sharon bei dieser Arbeit erstmals zusahen, waren sie von ihrem Protokoll fasziniert, es erschien ihnen aber nicht zwingend notwendig, den Behandelten während der Neugeburt mit seinem ECHO zu verbinden. Darüber führten sie längere Diskussionen zu dritt. Sharon erläuterte die wissenschaftliche Auffassung dahinter. Ihrer Ansicht nach muss die behandelte Person mit dem ECHO zusammengehen, um die chemischen Substanzen im Gehirn zu aktivieren, die bei der vorausgegangenen traumatischen Geburtserfahrung vermutlich nicht aktiviert worden waren. Karl und Sasha hielten dagegen und meinten, falls das ECHO das Trauma festhalte, müsse es ausreichen, die Geburtserinnerung des ECHOs zu verändern, um auf diese Weise die betreffende chemische Reaktion in der behandelten Person zu erzeugen. Sie waren beide schon vertraut mit den chemischen Veränderungen, die im Körper einer behandelten Person stattfinden, wenn ihr ECHO ein Trauma heilt.

An diese Diskussion knüpfte Sasha im darauffolgenden Monat eine »Experimentierphase« an. Wie sich bei diesen Experimenten herausstellte, lag Sharon anscheinend richtig, und es war tatsächlich notwendig, die behandelte Person bei der Neugeburt mit ihrem ECHO zu verbinden. Unterblieb dies, waren die Erfolge weit weniger durchschlagend. Deshalb ist die Verbindung der behandelten Person mit ihrem ECHO weiterhin Teil dieses Protokolls, obwohl dies eigentlich den Grundlagen von Matrix Reimprinting widerspricht. Doch uns liegen die Ergebnisse am Herzen, nicht das Festklammern an starre Abläufe.

Das Protokoll Geburts-Matrix-Reimprinting

Zur Anwendung dieser Technik bei einer anderen Person müssen Sie unbedingt ausgebildeter Matrix-Reimprinting-Behandler sein. Das Protokoll wird hier nur zur Information und der Vollständigkeit halber aufgeführt.

1. Schritt: Ein ECHO im Mutterleib finden

Diese Technik funktioniert dann am besten, wenn der betreffenden Person bekannt ist, wie der Geburtsprozess bei ihr abgelaufen ist. Weit schwieriger gestaltet es sich in jenen Fällen, wo zwar die Kenntnis der Umstände fehlt, die Geburt jedoch gefühlsmäßig

Ursache einiger gegenwärtiger negativer Einstellungen der jeweiligen Person ist.

Wenn man nicht weiß, wie der Geburtsvorgang vonstattenging, in der Person aber das Gefühl des Getrenntseins, der Isolation oder Verlassenheit vorherrscht, sollte sich die behandelte Person auf dieses Gefühl konzentrieren. Der Behandler stellt dann eine Reihe von Fragen, um diese Gefühle bis in den Mutterleib zurückzuverfolgen, etwa so:

- *Behandler:* »Hast du das Gefühl schon vor fünf Jahren gehabt?«
- *Behandelte Person:* »Ja.«
- *Behandler:* »Und vor zehn Jahren?«
- *Behandelte Person:* »Bestimmt.«
- *Behandler:* »Hat es auch schon vorgeherrscht, als du Anfang zwanzig warst?«
- *Behandelte Person:* »Ich glaube schon. Ja, definitiv.«
- *Behandler:* »Schon als Teenager?«
- *Behandelte Person:* »Ja.«
- *Behandler:* »Als du zehn warst?«
- *Behandelte Person:* »Ja, da auch schon.«
- *Behandler:* »Und als du fünf Jahre alt warst?«
- *Behandelte Person:* »Ganz sicher.«
- *Behandler:* »Kannst du dich daran erinnern, ob das Gefühl schon da war, als du zwei Jahre alt warst?«
- *Behandelte Person:* »Ja.«
- *Behandler:* »Hast du es schon im Mutterleib verspürt?«

Mithilfe dieser Art von Befragung kann ein erfahrener Behandler den Klienten meist zu seinem ECHO im Mutterleib zurückführen. Meist will der Klient sich sofort mit dem ECHO verbinden, was jedoch zu diesem Zeitpunkt noch nicht angebracht ist. Fordern Sie Ihren Klienten dazu auf, sich zunächst auf die Betrachtung des ECHOs von außen zu konzentrieren, da die Verbindung erst gegen Ende des Protokolls notwendig wird.

Eine andere Art, Zugang zum ECHO im Mutterleib zu finden, ist das schrittweise Vorgehen von ECHO zu ECHO (siehe S. 159) mit der Matrix-Rückholtechnik (siehe S. 168) oder das Matrix Reimprinting des Vorbewusstseins (siehe S. 216).

2. Schritt: Beklopfen Sie das ECHO im Mutterleib

Ist ein Bild des ECHOs im Mutterleib entstanden, beklopft die behandelte Person dieses in ihrer Vorstellung. Damit soll das Gefühl des ECHOs im Mutterleib verändert werden. So lassen sich beispielsweise Form oder Größe des Mutterleibs verändern, um mehr Raum zu schaffen, man kann den Mutterleib sicherer machen oder potenzielle Ängste des ECHOs beklopfen.

3. Schritt: Fragen Sie nach dem Lebensthema

Nun sollten Sie eine Kommunikationsebene mit dem ECHO finden, um dahinterzukommen, welche Lebensthemen es beherrschen. Übernimmt das ECHO von der Mutter etwa Stress, innere Unruhe oder das Gefühl, unerwünscht zu sein, dann fühlt es sich möglicherweise sogar schon in diesem frühen Lebensstadium unwert oder nicht dazugehörig. Beklopfen Sie diese Gefühle und helfen Sie dem ECHO dadurch, sie loszulassen. Finden Sie heraus, ob weitere Schritte notwendig sind, damit es sich im Mutterleib geborgen fühlt.

4. Schritt: Leiten Sie den Klienten dazu an, sich mit dem ECHO zu verbinden

Fühlt sich das ECHO nun wohl genug, um auf die Welt zu kommen, kann sich der Klient mit ihm vereinen (d.h. die Welt durch seine Augen wahrnehmen).

5. Schritt: Verändern Sie das Geburtserlebnis des ECHOs

Klient und ECHO erleben nun gemeinsam die Geburt neu. Dabei beklopft der Behandler den Klienten nur, falls negative Gefühle in diesem hochsteigen. Ansonsten findet die Neugeburt ohne Beklopfen statt – in Form einer geführten Meditation. Wir schlagen vor, der Mutter das Neugeborene auf den Bauch zu legen, damit es sich vom Geburtsvorgang erholen kann. Mutter oder Vater helfen ihm dann zur Brust hinauf. Während es gestillt wird, nimmt das Baby dann über sämtliche Sinne Verbindung mit seiner Mutter auf, hauptsächlich durch den Augenkontakt.

6. Schritt: Senden Sie das neue Bild in das Feld

Das neue Bild der Geburt wird, wie üblich, durch den Kopf an das Gehirn und an alle Körperzellen geschickt, anschließend an das Herz und von dort in das Feld hinausgesandt.

7. Schritt: Testen Sie die ursprünglichen Gefühle oder Bilder um die Geburt herum

Ist die behandelte Person so weit, dann bitten Sie sie, ihre Augen zu öffnen und in die Gegenwart zurückzukehren. Überprüfen Sie die Arbeit auf die übliche Weise, indem Sie sie Bilder oder Gefühle, die mit der Geburt in Zusammenhang stehen, in Erinnerung rufen lassen. Sollten Sie dabei noch unerlöste Aspekte rund um den Geburtsvorgang oder die Zeit im Mutterleib entdecken, dann gehen Sie zurück und lösen Sie diese in der bekannten Weise auf.

8. Schritt: Prüfen Sie, welche Probleme in den ersten sechs Jahren aufgetreten sind

Entweder in dieser oder in nachfolgenden Sitzungen sollten Sie herausfinden, ob Arbeit an den ersten sechs Lebensjahren der behandelten Person nötig ist.

Die individuelle Anpassung des Geburts-Matrix-Reimprinting

Wie bei allen Techniken und Protokollen von Matrix Reimprinting orientiert sich auch diese Arbeit an den Klienten und ihren ECHOs. Sollte Ihnen zu irgendeinem Zeitpunkt ein Schritt nicht angebracht erscheinen, können Sie diesen überspringen oder Ihren Bedürfnissen entsprechend modifizieren.

Bezüglich dieser Technik sind etliche weiter reichende Überlegungen in Betracht zu ziehen. So kann es beispielsweise vorkommen, dass ein ECHO und sein Klient von ihrer Pflegemutter geboren werden wollen, oder auch, dass ein ECHO die Brust verweigert, weil es weiß, dass es zur Adoption freigegeben werden soll und es sich für das betreffende ECHO nicht stimmig anfühlt, sich unter diesen Umständen an die Mutter zu binden.

Carolines Geburtstraumata

Behandler: Sharon King

Caroline hatte zwei nette Söhne, Luke und Jamie; bei unserer Sitzung war sie mit ihrem dritten Kind in der 34. Woche schwanger. Die beiden vorausgegangenen Geburten waren absolut traumatisch verlaufen. Keines der Babys hatte Anstalten gemacht, von alleine zum Vorschein zu kommen, daher hatte man bei beiden den Geburtsvorgang einleiten müssen. Ebenfalls bei beiden Kindern waren zahlreiche medizinische Interventionen nötig gewesen – und sowohl Caroline als auch ihre beiden Jungen waren geschockt und traumatisiert aus dem jeweiligen Erlebnis hervorgegangen. Auch das Stillen gestaltete sich in beiden Fällen schwierig, weshalb sie sich als Versagerin fühlte. Nun hatte sie Angst, die dritte Geburt würde genauso verlaufen.

Wir begannen die Sitzung damit, an ihren Ängsten und Vorstellungen bezüglich der dritten Geburt zu arbeiten und sie aufzulösen. Anschließend befassten wir uns mit der Geburt ihres älteren Sohnes Luke. Es gelang ihr, eine gute Verbindung mit ihrem damaligen ECHO herzustellen. Es waren Angst und das Gefühl der Ohnmacht im Spiel, weil sie nicht wusste, was auf sie zukommen würde, und auch nicht auf alles Einfluss hatte, was man mit ihr anstellte. Ich fragte sie, ob sie jemanden einladen wolle, der ihr das Gefühl von Sicherheit und Geborgenheit vermitteln könnte. Caroline erschien ein Engel, und dank seiner Unterstützung konnten wir mit Carolines ECHO arbeiten. Während des Beklopfens erklärten wir dem

ECHO, was vor sich ging. Wir beklopften den Herzschlag des Babys auf dem Monitor, der immer wieder einmal aussetzte, was weitere Ängste erzeugte. Diese unregelmäßigen Töne verwandelten sich in das beruhigende Geräusch an den Strand rollender Wellen.

Gegen Ende der Geburtsvorbereitung hatte Caroline das Gefühl gehabt, die Geburt stehe kurz bevor, doch die Hebamme sagte ihr, der Muttermund sei eine Viertelstunde zuvor gerade erst 6 cm weit geöffnet gewesen, weshalb ihr noch mindestens zwei Stunden starke Wehen bevorstünden. Diese Behauptung bewegte Caroline dazu, sich eine Epiduralanästhesie legen zu lassen – und dann stellte sich heraus, dass die Öffnung schon 10 cm groß war und sie auch ohne Betäubungsmittel hätte gebären können. Wir beklopften ihre Frustration und ihre Verärgerung darüber, dass sie wegen der Anästhesie die Geburt nicht richtig miterleben konnte, und auch darüber, dass man sich nicht auf die Auskünfte seiner Mitmenschen verlassen kann.

Als wir mit dem ECHO so lange gearbeitet hatten, dass es die mit dem Geburtsereignis verbundenen negativen Gefühle loslassen konnte, war es möglich, Luke und Caroline zusammen durch einen natürlichen Geburtsvorgang zu leiten, so wie er eigentlich hätte ablaufen sollen. Caroline gelang es, Lukes ECHO vor der Geburt zu beklopfen, um ihn auf seinen Weg vorzubereiten und ihm zu sagen, wie sehr sie ihn liebte. Sie zeigte ihm den wundervollen Jungen, der er heute war, und so brachten wir ihn auf die Welt mithilfe des Engels und Carolines Mann, der auch dabei war. Als man ihr Luke auf die Brust legte und er sogleich anfing zu saugen, spürte Caroline, wie eine tiefe gefühlsmäßige Bindung zwischen ihr und ihrem neugeborenen Sohn entstand.

Anschließend hatte Caroline das Bedürfnis, ihre eigene Geburt neu zu erleben. Sie arbeitete mit ihrem eigenen ECHO im Mutterleib. Es steckte fest und wollte nicht heraus. Auch bei ihr war die Geburt eingeleitet worden, und Carolines ECHO nahm die Angst ihrer Mutter in sich auf. Wir beklopften ihr ECHO bezüglich ihrer Angst und des Gefühls festzustecken. Außerdem arbeiteten wir mit ihrer Mutter an deren eigener Angst. Diese holte wiederum ihre eigene Mutter als Unterstützung hinzu. Carolines ECHO zeigte ihr, was bei ihrer Geburt passiert war. Es waren eine Menge Leute im Raum gewesen, und es schien Panikstimmung zu herrschen. Wir beklopften diese Gefühle und setzten sie frei. Mithilfe des Engels erschufen wir die Erinnerung an die Geburt neu. Dann ließen wir Caroline Zeit, um die Bindung an ihre Mutter aufzubauen.

Doch nach der Geburt fühlte Caroline sich noch immer isoliert, denn sie hatte hinterher zwei Wochen lang in einem Inkubator liegen müssen. Ihre Mutter war zwar während dieser Zeit bei ihr gewesen, konnte aber nur tagsüber da sein. Abends musste sie heimgehen und sich um Carolines Bruder kümmern. Die Krankenschwestern fütterten Caroline die Milch, die ihre Mutter für sie abgepumpt hatte. Wir beklopften Carolines ECHO erneut – mit Bezug auf ihr Verlassenheitsgefühl – und erklärten ihr, weshalb ihre Mutter abends immer nach Hause gehen musste. Caroline wünschte sich, der Engel solle bei ihr bleiben, damit sie sich beschützt fühlte.

Dann gingen wir über zu Jamies Geburt – und stellten zu unserem Erstaunen fest, dass wir daran kaum noch etwas zu bearbeiten brauchten, weil die meisten negativen Emotionen durch die Arbeit an Lukes Geburt schon bereinigt worden waren. Wir arbeiteten an Jamies Schock, der entstanden war, als die Hebamme seinen Kopf verdreht hatte. Wir beklopften sein ECHO, um die Schockerfahrung aufzulösen, und erschufen sein Geburtserlebnis neu. Caroline gab ihm gleich die Brust und berichtete ihm von seinem großen Bruder, der zu Hause auf ihn wartete.

Dann machten wir uns auf in die Zukunft, zu dem Zeitpunkt, als das neue Baby, Archie, geboren werden sollte. Wir visualisierten eine leichte Geburt, während wir ständig weiter beklopften. Caroline sprach mit Archie, erzählte ihm von seinen Brüdern und ließ ihn wissen, wie sehr sie ihn liebte. Sie zeigte ihm die positive Erfahrung des Geborenwerdens. Wir sahen, dass der gesamte Vorgang auf natürliche Weise ablief und die richtigen Leute um sie herum waren, um sie nötigenfalls zu unterstützen. Carolines Mann Paul war zugegen, ebenso wie ihre Schwangerschaftsberaterin und natürlich der Engel.

Nach dieser Sitzung beobachtete Carolines Mann eine Veränderung an seiner Frau: Sie sah der bevorstehenden Geburt nun so gelassen entgegen, dass dies die Dynamik innerhalb der ganzen Familie veränderte. Archies Geburt verlief fast genau so, wie wir es visualisiert hatten. Es war auch nur ein kleiner medizinischer Eingriff notwendig gewesen, und zwar, um Carolines Fruchtblase zu sprengen, und darüber war sie froh gewesen. Fast sofort nach der Geburt war sie wieder auf den Beinen und konnte Archie problemlos stillen. Er ist ein sehr glückliches, ruhiges und ausgeglichenes Baby.

Da wir an ihrer Zeit im Inkubator gearbeitet hatten, empfindet Caroline nun auch nicht länger diese Beunruhigung, wenn ihr Mann fern von zu Hause arbeiten muss. Sie verspürt ein starkes Gefühl der Erfüllung, weil sie endlich ein Kind so auf die Welt gebracht hatte, wie sie sich das immer erträumt hatte.

KAPITEL 15

DIE ARBEIT AN LANGZEITERKRANKUNGEN UND SCHWEREN KRANKHEITEN

An dieser Stelle fügen wir ein Kapitel über Matrix Reimprinting für Langzeiterkrankungen und schwere Krankheiten ein. Es ist zwar kein Protokoll im eigentlichen Sinne, enthält jedoch einiges an Informationen, die für die Arbeit mit betroffenen Klienten oder gegebenenfalls an sich selbst wichtig sind.

Bei der Arbeit an langwierigen und schweren Erkrankungen müssen Sie eines immer im Gedächtnis behalten: Auch wenn Sie von Spontanheilungen durch Matrix Reimprinting, EFT und andere Techniken aus dem Bereich der Energetischen Psychologie gehört haben – die Heilung von Langzeit- oder schweren Erkrankungen erfolgt kaum jemals auf der Stelle. Meist ist es ein steiniger Weg, auf dem es eine Vielzahl von Problemen und Schwierigkeiten zu überwinden gilt.

Als Sasha von ihrer ME/ihrem chronischen Erschöpfungssyndrom gesundete, machte sie zwar binnen kürzester Zeit enorme Fortschritte und erlebte eine ans Wunderbare grenzende Besserung ihrer Symptome, doch ihre vollständige Heilung mithilfe von Matrix Reimprinting und EFT sollte fast ein ganzes Jahr dauern. Außerdem ging Sasha ihre Krankheit auf vielfältige Weise an: Sie veränderte beispielsweise ihre Ernährung, nahm Nahrungsergänzungsmittel hinzu, ließ sich Lymphdrainagen verabreichen und wandte eine Technik aus der Energetischen Psychologie an, die von Robert M. Williams begründet wurde und unter dem Namen PSYCH-K® bekannt ist.

Für Ihre Arbeit an derartigen Krankheiten benötigen Sie also in jedem Fall Ausdauer und Geduld. Wer Besserungen erzielen will, muss sich auf die tägliche Anwendung dieser Techniken und eine ausgeglichene Lebensweise festlegen und beides unter einen Hut bringen. Unter einer ausgeglichenen Lebensweise verstehen wir eine basische Ernährung, hochwertiges Trinkwasser, ausreichend Ruhe, der körperlichen Verfassung entsprechenden Ausgleichssport, Nahrungsergänzungsmittel, regelmäßigen Schlaf, Verzicht auf Alkohol und Genussgifte wie auch auf weiche und harte Drogen, viel frische Luft und möglichst wenig Stress.

Außerdem sollten Sie bedenken, dass nicht wir als Matrix-Reimprinting-Behandler die Menschen heilen, sondern ihnen die Möglichkeiten zur Selbstheilung eröffnen. Wer die Verantwortung für die eigene Gesundheit übernehmen will, muss sich wirklich dafür einsetzen, und das über eine lange und mitunter schwierige Zeit. Nicht alle Menschen sind bereit, dieses Engagement aufzubringen, das ist dann ihre Entscheidung und ihr Weg – und wir können sie nicht heilen. Manche behaupten zwar, sie wollten sich voll einsetzen, bringen dann jedoch das zur Selbstheilung erforderliche Engagement nicht auf. Das kann mehrere Gründe haben, einige davon werden wir im Folgenden ansprechen. Wer sich jedoch mit allen Konsequenzen auf die Behandlung einlässt, dem winkt die frohe Botschaft, dass sich mit den beschriebenen Techniken oftmals außerordentliche Fortschritte erzielen lassen.

Beachten Sie bitte noch eines: Einen Menschen darin zu bestärken, die Verantwortung für seine eigene Gesundheit zu übernehmen, heißt keinesfalls, ihm die Schuld an seiner Krankheit zuzuschieben. Anhand der Erkenntnisse und der Informationen aus der Neuen Biologie lässt sich eindeutig ablesen, wie Krankheiten durch Stress, Traumata und negative innere Grundhaltungen bzw. Überzeugungen verursacht werden. Diese Erkenntnisse sind jedoch relativ neuen Datums und noch keineswegs allgemeiner Standard, sie sollen dazu dienen, die Menschen über ihren jeweiligen Zustand aufzuklären, und nicht dazu, diesbezügliche Schuldgefühle in ihnen hervorzurufen.

Erwägungen bei Langzeiterkrankungen und schweren Krankheiten

Die folgenden Fragen beleuchten diejenigen Schwierigkeiten, denen wir üblicherweise bei der Heilung von Krankheiten begegnen. Wobei sich nicht alles auf alle Klienten gleichermaßen anwenden lässt, doch wenn Sie mit einem Klienten oder sich selbst an der Überwindung einer Krankheit arbeiten, sollten Sie diesen Fragenkatalog durchgehen, um herauszufinden, welche Hindernisse einer Heilung im Weg stehen.

Wurde die Krankheit medizinisch diagnostiziert?

Zunächst sollten Sie eine medizinische Diagnose einholen. Die Erhebung einer solchen umfassenden medizinischen Diagnose ist sehr wesentlich (wobei man durchaus schon mit Matrix Reimprinting zu arbeiten beginnen kann, während die Diagnose noch aussteht).

Wie steht es mit der Einnahme von Medikamenten?

Sicher haben Sie Ihre eigene Meinung zum Thema Medikamente. In der westlichen Gesellschaft vertrauen wir in überhöhtem Maß darauf und suchen Heilung eher außerhalb unseres Körpers anstatt in unserem eigenen Inneren. Natürlich gibt es auch notwendige Medikamente, wie etwa das Thyroxin zur Regulierung der Schilddrüse, andererseits wird unser Gesundheitssystem von einer profitgierigen Pharmaindustrie beherrscht.

Unabhängig von Ihrer eigenen Einstellung zu Medikamenten – als professioneller Matrix-Reimprinting-Behandler müssen Sie eines unbedingt im Auge behalten: *Sie verstoßen gegen das Gesetz, wenn Sie Klienten dazu auffordern, die Einnahme ihrer Medikamente zu reduzieren oder auszusetzen.* Als Behandler müssen Sie Ihre Arbeit parallel zu Medikamenten und medizinischen Eingriffen einsetzen, und nicht an deren Stelle. Wobei es durchaus vorkommen kann, dass sich die Notwendigkeit der Einnahme von Medikamenten nach Beginn der Arbeit mit Matrix

Reimprinting verringert. Beispielsweise konnten einige Diabetiker, die die Techniken angewendet haben, ihren Insulinbedarf beträchtlich senken. Daher sollten Sie Ihren Klienten unter Umständen zum Besuch ihres Arztes raten, damit dieser feststellen kann, ob die Medikamentendosis herabgesetzt werden kann. Dasselbe gilt, wenn Sie an sich selbst arbeiten: Lassen Sie Ihre Werte von einem Arzt kontrollieren.

Konventionelles EFT kann auch dazu dienen, mit Nebenwirkungen wie Entzugserscheinungen oder anderen Problemen im Zusammenhang mit Arzneimitteln fertigzuwerden (wobei man auch in solchen Fällen grundsätzlich als Erstes einen Arzt konsultieren sollte!).

Zum Beispiel so:

- »Auch wenn mir diese Tabletten den Magen umdrehen, liebe und akzeptiere ich mich so, wie ich bin.«
- »Auch wenn mein Herz rast, weil ich die Tabletten abgesetzt habe, …«

Es gibt allerdings ein paar Medikamente, die störend auf die Meridiane, die Energie-Leitbahnen, wirken, was die Arbeit mit Matrix Reimprinting schwierig gestalten kann.

Wie äußert sich die Krankheit?

Am Anfang einer Behandlung kann man seine Aufmerksamkeit erst einmal den Symptomen der betreffenden Krankheit zuwenden. Natürlich besteht die eigentliche Aufgabe darin, die zugrunde liegenden Probleme aufzuspüren und zu bearbeiten, also die Gründe dafür, dass sich die Krankheit überhaupt manifestiert hat. Doch bietet die Arbeit an den Symptomen einen ausgezeichneten Einstieg, denn oftmals lassen sich damit sofortige Ergebnisse erzielen oder wenigstens die Symptome leichter erträglich machen. An die Symptome geht man am besten mit konventionellem EFT heran. Zum Beispiel so:

- »Obwohl mein Blut verklumpt, liebe und akzeptiere ich mich so, wie ich bin.«
- »Obwohl ich diese Schilddrüsenunterfunktion habe, ...«
- »Obwohl mein Stoffwechsel so langsam arbeitet, ...«
- »Obwohl mein Blutzuckerspiegel so hoch ist, ...«

Die Symptome sollten wenigstens zehn Mal am Tag beklopft werden, wenn Sie bzw. Ihr Klient die Heilung von einer langwierigen oder schweren Erkrankung anstreben.

Sie können die Symptome auch kreativer angehen und sie mithilfe von Metaphern Gestalt annehmen lassen, vor allem wenn Schmerzen bestehen. Die Verwendung von Metaphern hilft Ihnen oder Ihrem Klienten bei der Feststellung spezifischer Veränderungen, also beispielsweise zu erkennen, ob die Schmerzen oder Symptome sich verändern, verlagern, schwächer werden etc.

Veranschaulichen Sie den Schmerz, fassen Sie ihn in Begriffe, mit denen Sie seine Form, Farbe, Größe, Material, Beschaffenheit, sein Geräusch bzw. seinen Ton usw. beschreiben. Zum Beispiel so:

- »Obwohl mir diese brennende Säure hinten an den Beinen herunterläuft, liebe und akzeptiere ich mich so, wie ich bin.«
- »Obwohl dieser tiefblaue Kreis in meiner Brust rotiert, ...«
- »Obwohl ich diesen Maschendraht in meinem Rücken habe, ...«

Die Illustration der Symptome anhand von Metaphern hilft Ihnen oder Ihrem Klienten außerdem dabei, die Konzentration zu bewahren, wenn dieselben Probleme über längere Zeit hinweg beklopft werden müssen.

Bestehen der Heilung gegenüber negative innere Einstellungen?
Manchmal verhindern negative Denkmuster zu einer Krankheit die Heilung, Denkmuster, die möglicherweise durch das Gesundheitssystem vermittelt wurden. Der Körper hört zu, vor allem dann, wenn Ihre inneren Überzeugungen tief in der westlichen Medizin verankert sind. Sollte Ihnen also ein Allgemeinmediziner eine düs-

tere Prognose gestellt haben, dann ziehen Sie Matrix Reimprinting heran, um die Erinnerung zu transformieren. Matrix Reimprinting kann auch angewendet werden, um den mit einer Diagnose verbundenen Schock aufzulösen, wie es uns Sasha hier an diesem Fallbeispiel zeigt:

Wie Saskia den Schock ihrer Diagnose verarbeitete

Während Saskia von ihrer Krebserkrankung genas, hatte ich viele Gelegenheiten, mit ihr zu arbeiten. Sie hatte ihre Heilung auf vielfältige Weise vorangetrieben – EFT und Matrix Reimprinting waren nur zwei der vielen Techniken, die dabei eine Rolle spielten. Als sie mir verkündete, sie sei nun vollkommen geheilt, freute mich das riesig.

Ein paar Monate später machte sie einen Termin für eine Sitzung mit mir aus. Sie war zwar vollständig gesund, hatte jedoch niemals an dem Schock gearbeitet, den ihr die Diagnose versetzt hatte. Sporadisch überfiel Saskia die alte Angst, der Krebs könnte zurückkehren.

In der Sitzung berichtete sie mir von jener Zeit, die der Abklärung der Diagnose vorausging. Während dieser acht bis zwölf Wochen dauernden Phase lag ihren Worten nach Krebs »in der Luft«. Diese Beschreibung weckte in mir das sehr deutliche Gefühl, dass sie mit »in der Luft« eigentlich »im Feld« meinte. Ich forderte sie auf, sich ein Bild ihrer selbst aus der Zeit vor der endgültigen Diagnose ins Gedächtnis zu rufen. Nachdem ihr das gelungen war, bat ich sie, ihr Feld zu beschreiben. Nach Saskias Eindruck war es von grauem Rauch erfüllt. Während wir Saskias früheres Selbst beklopften, wendeten wir das Mittel der kreativen Visualisierung an: Sie stellte sich vor, wie ein Engel diesen ganzen Rauch in einem Industriestaubsauger verschwinden ließ! Um das geschehen zu lassen, mussten wir das Bild von Saskia nach draußen unter freien Himmel bringen.

Als Nächstes bat sie einen Schamanen, er solle ihre Aura reinigen und sie mit einem Sprühnebel aus rosa Aurareiniger füllen. Das war rasch getan, und wir empfanden es alle beide ganz deutlich, dass sie ihr Feld dadurch wirklich »bereinigte«. Dieses Bild wurde durch ihren Geist in ihr Herz und von dort hinaus in das Feld gesandt.

Danach arbeiteten wir an dem ECHO des Moments, als sie der Telefonanruf mit der Tumor-Diagnose erreichte. Sie war alleine zu Hause gewesen und hatte auf der Couch gesessen, seltsamerweise genau dort, wo sie während unserer Sitzung saß, denn diese fand auch am Telefon statt. Sie beklopfte das ECHO, das durch das Trauma verursacht worden war, und erlaubte ihm, den mit dieser Erinnerung verbundenen Schock loszulassen. Außerdem bat sie noch eine enge Freundin zu sich, um beim Eintreffen der Nachricht nicht ganz alleine zu sein. Dann nahm sie ihr ECHO mit in die Zukunft und zeigte ihm ihr wieder vollständig gesundes Selbst, anschließend füllte sie auch sein Feld mit dem rosafarbenen Heilungssprühnebel aus dem ersten Bild.

Die nächste Erinnerung beinhaltete den Tag danach – als Saskia den Gynäkologen aufsuchte und die Krebsdiagnose offiziell erhielt. Wieder beklopfte sie das ECHO, hüllte es in Heilungssprühnebel ein und ließ es in die Zukunft blicken, damit es sehen konnte, dass sie wieder ganz gesund geworden war.

Auf meine Frage, was sie brauche, antwortete Saskia, sie wolle von all jenen Menschen umgeben sein, die sie auf ihrem Weg begleitet und zu ihrer Heilung beigetragen hatten. Daraufhin nahmen wir ihr ECHO mit in den Wald hinaus, wo ihre Freunde, Therapeuten, Bekannten und die Familie einen Kreis um sie herum bildeten. Die Intensität dieses Szenarios hätte man mit Händen greifen können, und wir sandten ein sehr positives Bild dieses Menschenkreises hinaus in das Feld. Diese Sitzung war für Saskia sehr wichtig gewesen, denn nun gelang es ihr endlich, den Schock ihrer Diagnose loszulassen.

Und mir brachte sie etwas zu Bewusstsein: Die Notwendigkeit einer solchen Befreiung für alle unsere Klienten, die eine schockierende Diagnose erhalten hatten. Davor hatte ich schon häufig an den Phasen gearbeitet, die einer Krankheit vorausgingen und darauf zuführten, doch bei schweren Erkrankungen ist es entscheidend, die aus der Zeit davor stammenden Felder wie auch die Energie um die Diagnose selbst zu bereinigen.

Wann trat das Problem zum ersten Mal auf und wie sah Ihr Leben zu jener Zeit aus?
Dies ist bei Matrix Reimprinting eine sehr wichtige Frage. Wir gehen davon aus, dass fast zu jeder körperlichen Erkrankung auch ein emotionaler Faktor seinen Beitrag leistet. Gab es bedeutsame Traumata, die zu diesem Zustand hinführten? Sie könnten die Krankheit ausgelöst haben.

Fertigen Sie eine Zeitschiene des Problems an – zeichnen Sie eine horizontale Linie, die den jeweiligen Zeitraum darstellt, und tragen Sie darauf verschiedene Punkte ein: wann das Problem anfing und wann es sich wie zuspitzte. Wenden Sie Matrix Reimprinting an, um diejenigen Probleme oder Traumata aufzulösen, die zu der Krankheit führten.

Gibt es Begleitumstände?
Langzeiterkrankungen werden oft von einer ganzen Reihe emotionaler Probleme begleitet. Dazu gehören beispielsweise das Gefühl der eigenen Wertlosigkeit, da man nicht arbeiten kann, folglich kein Geld verdient, finanzielle Sorgen, die Isolation vom sozialen Umfeld, eine infolge des Statusverlusts verringerte Selbstachtung und vieles mehr. Mit konventionellem EFT kann man diese Gefühle selbst beklopfen, die eigentliche Arbeit besteht jedoch darin, zu den Wurzeln dieser Gefühle vorzudringen. Natürlich basieren einige davon auf sehr realen Schwierigkeiten wie dem Verlust der Wohnung, Einkommenseinbußen und Ähnlichem. Trotzdem können die Probleme auch damit zusammenhängen, wie Sie mit diesen Dingen umgehen. Stellen Sie sich einmal folgende Fragen:

- »Ist eine überstarke Emotion im Zusammenhang mit diesen Themen vorhanden?«

- »Verhalte ich mich nach Mustern, die ich früher einmal gelernt habe?«
- »Gibt es spezifische Erinnerungen, die sich auf mein früheres Leben beziehen?«

Wenn Sie entsprechende Erinnerungen finden, lösen Sie diese in der üblichen Weise mit Matrix Reimprinting auf. Verwenden Sie die Matrix-Rückholtechnik (siehe S. 168), um sich auf themenbezogene Erinnerungen einzustimmen.

Welche negativen Kernüberzeugungen hegen Sie?
Kernüberzeugungen können zur Entstehung von Unwohlsein und Krankheiten beitragen. Um sie zu transformieren, sollten Sie das Kernüberzeugungs-Matrix-Reimprinting (siehe S. 165) anwenden. Das Ansprechen und Überwinden negativer Kernüberzeugungen ist eine der Basisstationen auf dem Heilungsweg.

Ein Beispiel: Als Sasha dabei war, sich von ihrer ME/ihrem chronischen Erschöpfungssyndrom zu erholen, wurde ihr bewusst, wie stark sie von der Kernüberzeugung »die Welt ist ein gefährlicher Ort« beherrscht wurde. Diese innere Grundhaltung wirkte sich auf ihren Körper aus. Ein Symptom des chronischen Erschöpfungssyndroms ist eine Hyperaktivität der HHN-Achse (Hypothalamus-Hypophysen-Nebennierenrinden-Achse). Wie wir in Kapitel 3 ausgeführt haben, ist die HHN-Achse mit unserer Stresswahrnehmung verbunden und sorgt für eine entsprechend hohe Adrenalinausschüttung. Als Sasha die Erinnerungen an jene Erfahrungen auflöste, die sie gelehrt hatten, die Welt sei ein gefährlicher Ort, veränderte sich auch ihr Körperhaushalt. Aufgrund von Sashas angstbesetzter Umweltwahrnehmung befand sich ihre HHN-Achse gewohnheitsmäßig im Alarmzustand. Nachdem Sasha ihre Wahrnehmung verändert hatte, funktionierte die HHN-Achse allmählich wieder normal, und Sasha begann sich zu erholen.

Sind blockierende Einstellungen vorhanden?

Blockierende innere Einstellungen können Ihre Heilung verhindern. Dazu zählen Überzeugungen und Glaubenssätze wie:

- »Ich werde für Taten aus einem früheren Leben bestraft.«
- »Wenn Gott mich wirklich lieb hätte, würde er mich heilen.«
- »Der Arzt hat gesagt, dass ich immer Medikamente würde einnehmen müssen.«
- »Ich habe diese Krankheit angezogen, denn ich soll sie zum Heil anderer überwinden.«
- »Ich werde nie mehr gesund.«
- »Eine solche Verletzung heilt nie.«
- »Ich weiß, dass XY diese Krankheit hatte und sie immer schlimmer wurde.«
- »Ich werde bestraft.«
- »Ich verdiene es nicht, einen gesunden Körper zu haben.«
- »Ich habe diese Krankheit angezogen oder ausgebildet, um etwas daraus zu lernen.«
- »Diese Krankheit beschützt mich oder andere in irgendeiner Weise.«

Noch einmal: Woher rühren diese Einstellungen? Welche Lebenserfahrungen und gebildeten Glaubenssätze haben Sie dazu veranlasst, dergleichen für bare Münze zu nehmen? Auch hier müssen Sie wieder an den Wurzeln dieser Glaubenssätze und Überzeugungen ansetzen und die Erfahrungen mithilfe der Grundtechniken verändern.

Haben Sie sich etwas geschworen?

Auch ein geleisteter Schwur kann einen Menschen mitunter krank machen. Etwa in dieser Art: »Ich werde meine Frau nie verlassen, denn meine Kinder sind mir das Wichtigste im Leben.«

Steht ein solches Gelübde im Widerspruch zum inneren Wesenskern eines Menschen oder seinem geistig-spirituellen Weg entgegen, kann das zu einer Krankheit führen. Stellen Sie folgende Fragen:

- »Weshalb wurde das Gelübde in erster Linie abgelegt?«
- »Welche Vorstellungen hatte ich vom Leben und meiner Rolle darin, als ich einen Schwur wie diesen geleistet habe?«
- »Wann entstand diese Einstellung?«

Wenden Sie auch hier wieder Matrix Reimprinting an, um die betreffenden Erinnerungen umzuwandeln.

Liegt ein Gewissenskonflikt vor?

Ähnlich wie bei einem Gelübde, kann auch ein Gewissenskonflikt zur Krankheit beitragen. Etwa bei der Einstellung: »Ich kündige diese Arbeitsstelle nicht, denn sie gibt mir Stabilität und Sicherheit, doch in Wahrheit würde ich lieber etwas tun, das meinen geistigen Interessen eher entspricht.«

Auch hier wieder: Wenn Sie entgegen Ihrem Wesenskern handeln, kann Sie das krank machen. Gehen Sie bei diesem Konflikt auf dieselbe Weise vor wie oben bei dem Gelübde.

Sabotieren Sie höchstpersönlich Ihren Erfolg?

Viele schwer kranke Menschen sabotieren ihre Heilung selbst – durch ihr Verhalten. Sie essen Dinge, die ihren Krankheitszustand verschlimmern, sie strengen sich an, wenn sie sich besser ausruhen sollten, sie stellen das Geldverdienen über die eigene Gesundheit und vieles mehr. Auch hier müssen Sie den Dingen auf den Grund gehen, untersuchen, weshalb sie geschehen. Dann beseitigen Sie die diesbezüglichen inneren Einstellungen, indem Sie die ihnen zugrunde liegenden Erinnerungen transformieren.

Wozu dient Ihnen Ihre Krankheit?

Ein Mensch mit einer Langzeit- oder schweren Erkrankung hat oft unbewusste Gründe dafür, an einer Krankheit festzuhalten, die sogenannten Primär- oder Sekundärgewinne. Dies ist ein ausgesprochen heikles Thema, bei dem man immer betonen muss, dass es sich bei diesen Primär- oder Sekundärgewinnen um unterbewusste Vorgänge handelt und es dafür keine Schuldzuschreibungen geben darf.

Ein Primärgewinn ergibt sich dann, wenn die Krankheit einem bestimmten wesentlichen Daseinszweck dient, d. h. der Körper verharrt im Krankheitszustand, um diesem Lebenszweck zu genügen. Karl arbeitete einmal mit einer Klientin, die an ME/dem chronischen Erschöpfungssyndrom litt. Sie war am Anfang ihrer Beziehung krank geworden, ihr Partner war aufgrund der Krankheit bei ihr geblieben. Er war zu ihrem Hauptbetreuer geworden. Durch die Arbeit mit Karl gelang es ihr, einige der Traumata zu beseitigen, die in ihr die Überzeugung geweckt hatten, sie brauche Betreuung. Nun sah sie sich auch in der Lage, ihre Krankheit loszulassen und von der Beziehung abzurücken. Wobei die Frau sich ihre Krankheit keineswegs nur eingebildet hatte – tatsächlich hatten ihre Traumata und Ängste ihren Körper in diesen Krankheitszustand versetzt.

Ein Sekundärgewinn sieht etwas anders aus: Hier erfüllt die Krankheit auf einer bestimmten Ebene ihren Zweck, der jedoch nicht ihre Hauptursache darstellt. Beispiele dafür sind Menschen, die nur dann Ruhe finden oder Zuwendung erfahren, wenn sie krank sind; mitunter spielen auch monetäre sowie mit der Kranken- oder Rentenversicherung verbundene Vorteile eine Rolle. Hat man die zugrunde liegenden Stressfaktoren und Ängste mithilfe von Matrix Reimprinting beseitigt, dann ist die betreffende Person oftmals imstande, loszulassen und die unterbewussten Sekundärgewinne aufzugeben, die den Körper im Krankheitszustand festhalten.

In einem solchen Fall kann man als Therapeut seinem Klienten gegenüber nicht vorsichtig genug sein. Sprechen Sie das Problem erst an, wenn Sie schon einige Zeit lang zusammengearbeitet und eine vertrauensvolle Beziehung aufgebaut haben. Man muss die Erkundigung nach Primär- und Sekundärgewinnen in leichtem, fragendem Ton vornehmen und darf den Klienten keinesfalls durch einen vorwurfsvollen oder gar anklagenden Beiklang vor den Kopf stoßen. Gute Fragestellungen in diesem Kontext könnten folgendermaßen lauten:

- »Angenommen, es gäbe einen wichtigen Grund, an der Krankheit festzuhalten, was könnte das für ein Grund sein?«
- »Angenommen, die Krankheit würde sich morgen in Luft auflösen, welche ungeliebten Handlungen oder Tätigkeiten müssten Sie dann ausführen?«

Wesentliche Punkte bei der Arbeit mit Langzeit- oder Schwerkranken

Wenn Sie professionell mit Menschen arbeiten, die an einer Langzeit- oder schweren Erkrankung leiden, versuchen Sie nicht, sie zu retten. Reichen Sie ihnen stattdessen das Handwerkszeug, womit sie sich selbst heilen können.

Manche Klienten sind noch nicht dazu bereit, diesen Weg zu gehen. Nehmen Sie das nicht persönlich, es hat überhaupt nichts mit Ihnen zu tun. Unterstützen Sie Ihre Klienten nach besten Kräften, wenn sie bereit sind, diesen Heilungsweg einzuschlagen, und falls nicht, lassen Sie einfach los. Wir können nie wissen, wie der geistig-spirituelle Weg eines Menschen verläuft oder sein Lebenszweck aussieht. Vielleicht ist der richtige Zeitpunkt zur Heilung in diesem Augenblick noch nicht gekommen – vielleicht muss der betreffende Mensch noch einiges aus seiner Krankheit lernen, bevor er wieder gesund werden kann.

Bei der Arbeit mit Klienten aus dieser Gruppe bestehen Sie immer darauf, dass diese ihre Hausaufgaben machen: Sie müssen sich wenigstens zehn Mal pro Tag nach den Regeln der konventionellen EFT beklopfen und sich obendrein verpflichten, jede Woche mehrere Erinnerungen mit Matrix Reimprinting aufzulösen. Lehnt ein Klient das ab, dann sollten Sie klugerweise nicht mit ihm arbeiten. Karl und Sasha haben beide ausgiebig mit Langzeit- oder schwerkranken Klienten gearbeitet und reichlich Erfahrungen gesammelt: Große Fortschritte ließen sich nur dann erzielen, wenn die Klienten zur Arbeit an sich selbst bereit waren.

Weisen Sie Ihre Klienten auch darauf hin, dass am Beginn der Behandlung eine Art »Erstverschlechterung« eintreten kann, bevor es dann aufwärtsgeht. Mitunter führt die Bearbeitung von Problemen mit Matrix Reimprinting dazu, dass die behandelte Person vorübergehend eine stärkere Müdigkeit verspürt, wenn der Körper loslässt und sich umstellt. Das heißt keineswegs, dass Matrix Reimprinting nicht funktioniert, sondern nur, dass der Körper Ruhe braucht, um sich zu heilen und zu verändern.

Jacks Kleiderschrank

Jack litt seit 20 Jahren an ME/am chronischen Erschöpfungssyndrom. Als Mensch mit einer geradezu unglaublich positiven Lebenseinstellung hatte er schon vor etlicher Zeit die Verantwortung für seinen persönlichen Heilungsweg übernommen und verschiedene Therapien angewandt, darunter EFT, den Lightning Process und PSYCH-K®. Obwohl er ausgiebig an sich selbst gearbeitet hatte, litt Jack immer noch an ME, wobei er sich selbst als zu 70 Prozent geheilt betrachtete.

Ihr Gespräch mit Jack ließ Sasha klar erkennen, dass er in seiner Kindheit verschiedene Traumata erlitten hatte, die er bei all seiner Arbeit an sich selbst bislang noch gar nicht berührt hatte. Als Spross einer außerehelichen Beziehung in einer katholischen Gemeinde war er als ganz kleines Kind zur Adoption freigegeben worden. Die Schrecken des Zweiten Weltkriegs, den er als Kind miterlebte, hatten ihn dann noch weiter traumatisiert. In einer ganzen Reihe von Sitzungen mit Sasha ging Jack diese sämtlichen Themen eines nach dem anderen an.

Anschließend arbeitete Jack an Kindheitserinnerungen, in denen er krank gewesen war. Er sah sich selbst als Zwölfjährigen im Bett liegen und hörte den Arzt sagen, er gedeihe nicht gut und benötige mehr Zuneigung. Sasha und Jack baten sein ECHO, sie zu einer früheren Erinnerung zurückzuführen, wo er Zuneigung brauchte. Das ECHO brachte sie zuerst zu einem fünfjährigen, dann zu einem dreijährigen Jack – einem vereinsamten und vernachlässigten kleinen Kerlchen, das sich verzweifelt nach Liebe und Zuneigung sehnte und den größten Teil seines jungen Lebens lang immer nur vom einen zum nächsten weitergeschoben worden war. Er konnte sich jedoch daran erinnern, dass eine seiner Pflegefamilien einen wundervollen Schäferhund besaß. Sein dreijähriges ECHO wollte gerne mit diesem Hund an den Strand gehen. Dem ECHO war auch noch nach einem Bruder, einer Schwester und einer Vaterfigur zumute, er nahm sie aus der betreffenden Familie und spielte mit ihnen am Strand, bevor er die neue Erinnerung in seinen Geist und dann in sein Herz aufnahm und sie schließlich in das Feld hinaussandte. Diese Erinnerung war sehr stark und gefühlsintensiv – nachdem er das Bild in die Matrix hinausgesandt hatte, gingen in Jacks Körper Veränderungen vor sich.

Jack schuf für sein fünfjähriges ECHO ein ähnliches Erlebnis, indem er sich wieder ein Bild mit der Familie und dem wundervollen Hund ausmalte. Am Ende dieser Erinnerung wollte Jacks ECHO jedoch noch sicherstellen, dass es die Familie mit dem Hund jederzeit wieder würde besuchen können. Es war rührend anzusehen, wie das ECHO im Leben des kleinen Jack einen Schlupfwinkel einrichtete – einen Kleiderschrank, ähnlich dem in der Kindergeschichte *Die Abenteuer im Wandschrank oder Der Löwe und die Hexe* von C. S. Lewis. Jacks ECHO wurde versichert, dass es seine »neue Familie« zu jeder beliebigen Zeit besuchen könne, es musste dazu nur in den Kleiderschrank steigen.

Nun kehrte Jack zu seinem zwölfjährigen ECHO zurück, das zuvor im Bett gelegen hatte, und nun plötzlich aufrecht darin saß. Um die Sitzung perfekt zu machen, wollte das ECHO vorher noch geheilt werden – durch die Mitglieder seiner neuen Familie. Der neue Vater, der Bruder und die Schwester betraten das Szenario. Alle drei legten sie ihre Hände auf Jack und spendeten ihm Heilung. Jacks ECHO brauchte zusätzlich noch die Gewissheit, dass auch künftig alles in Ordnung gehen würde. Also machte Jack mit ihm eine Zeitreise in die Zukunft, um ihm seine erfolgreiche Karriere zu präsentieren. Auch seine neue Familie nahm er mit, damit sie stolz auf ihn sein konnte.

Zwar stand Jack noch viel Heilungsarbeit bevor, doch die Beseitigung des Traumas aus seinen frühen Kindheitserinnerungen und die Einrichtung dieses Schlupfwinkels, in dem sein jüngeres ECHO Beziehungskontinuität erleben konnte, war ein wesentlicher Abschnitt seiner Heilungsreise.

KAPITEL 16

POSITIVE LEBENSERFAHRUNGEN UND LEITSTERNE

Bis hierher haben wir Ihnen das verbreitete therapeutische Modell vorgestellt, das von der Voraussetzung ausgeht, wir Menschen seien ursprünglich perfekte Schablonen, die durch vielfältige Lebenstraumata beschädigt würden. Als Therapeuten sind wir auf der Suche nach den Problemen, die es zu bewältigen gilt. Wir halten Ausschau nach Lebenstraumata, Geburtstraumata und vorgeburtlichen Traumata – und sogar nach Traumata, deren Wurzeln in frühere Leben zurückreichen. Wir haben gezeigt, wie wichtig das Aufspüren und Auflösen von Traumata ist – um die inneren Überzeugungen und Einstellungen eines Menschen zu verändern und damit seinen Gesundheitszustand. Doch gibt es bei der Arbeit an unseren Lebensthemen noch einen weiteren Aspekt, der oftmals übersehen wird: unsere positiven Lebenserfahrungen.

Positive Erlebnisse bilden die Grundlage einer glücklichen Existenz – völlig klar. Doch was geschieht, wenn wir eine Erfahrung machen, die so außerordentlich positiv ist, dass wir den Rest unseres Lebens mit dem Versuch zubringen, sie wiederzubeleben? Diese in sich abgeschlossenen vollkommenen Augenblicke sind auch als »Guiding Stars« (Leitsterne) bekannt; in ihrem Buch *The Advanced Patterns of EFT* schreibt Dr. Silvia Hartmann ausführlich darüber. Wir werden uns hier auch kurz damit beschäftigen, denn die »Leitsterne« können eine wesentliche Rolle dabei spielen, zerstörerische Verhaltensmuster zu verstehen und aufzulösen.

Leitsterne

Manchmal begegnet uns im Leben ein absolut vollkommener Augenblick, und wir gelangen in einen Zustand reiner Glückseligkeit. An dem Gefühl tief empfundener Liebe, tief empfundenen Verbundenseins und tief empfundenen Glücks ist an sich auch nichts verkehrt. Zum Problem wird es dann, wenn dieser Augenblick ähnlich wirkt wie ein ECHO, und ein Teil unseres Bewusstseins in Zeit und Raum eingeschlossen wird. Dann erwacht in uns das Bedürfnis, sämtliche Umstände im Zusammenhang mit dem Erlebnis wieder zu erschaffen, um dorthin zurückzukehren. Letztlich versucht das Unterbewusstsein, in einen Zustand der Glückseligkeit zurückzugelangen, und hat nur unser Bestes im Sinn. Doch der Weg zu dieser Glückseligkeit kann sehr destruktiv sein und weitreichende Konsequenzen haben.

Da dieses Verhalten automatisch abläuft, wissen wir im Allgemeinen nicht, weshalb wir es an den Tag legen oder wo seine Ursprünge liegen. So sagen wir doch beispielsweise eher selten: »Oh, ich versuche jenen perfekten Augenblick wieder zu erschaffen, den ich als Siebenjährige mit meinem Vater erlebte, als er mir seine Liebe zeigte.« Stattdessen hören wir uns vielleicht sagen: »Ich weiß auch nicht, warum ich mich Männern gegenüber immer so benehme. Das ist eine Art Automatismus. Ich wiederhole immer dasselbe Muster, ganz gleich, wie sehr ich mich auch bemühe, es abzustellen.« Auf diese Weise können unsere Leitsterne zu unseren ungeklärten Verhaltensweisen beitragen.

Leitsterne und Schwingungen

Wir erschaffen Leitsterne, denn wir sind Wesen aus Schwingung, aus Energie. Wir schwingen mit einer Unmenge verschiedener Frequenzen, abhängig von unseren Umgebungen, den Ereignissen und den daran Beteiligten etc. In Ihrem Leben wird es Momente geben, in denen Sie sich mit Ihrem gesamten Umfeld vollkommen »auf einer Wellenlänge« fühlen. In diesem Augenblick werden Sie empfinden, dass alles auf einer für Sie perfekten Frequenz schwingt. Und wenn dieser Moment ein extremes Glücksempfinden hervorruft, wird daraus vielleicht ein Leitstern hervorgehen.

Zum besseren Verständnis: Stellen Sie sich vor, Sie hätten gerade eine bestimmte Tonfolge, einen Akkord, vernommen, der wirklich mit Ihnen schwang. Tatsächlich hat er Sie mit einem bisher völlig ungekannten Glücksgefühl erfüllt. Er erzeugte einen Augenblick von überirdischer Schönheit – und solange er dauerte, war Ihrem Gefühl nach alles vollkommen.

Nehmen wir an, dieses Erlebnis sei beim Genuss von Beethovens Fünfter Symphonie in der Royal Albert Hall eingetreten, dann werden Sie – um dieses einmalige Gefühl aufzufrischen – vielleicht wieder in diesen Konzertsaal gehen, wenn dasselbe Orchester unter demselben Dirigenten spielt, Sie werden auf demselben Platz sitzen mit demselben Freund neben sich wie beim ersten Mal. Doch um das Gefühl wieder zu erschaffen, müssen Sie auch jeden einzelnen Umstand, unter dem Sie den Akkord gehört haben, wieder erschaffen. Das schlösse die Umgebung ein, die Instrumente, die Leidenschaft, mit der sie gespielt wurden, als Sie den Akkord hörten, und so weiter. All diese Variablen wieder unter einen Hut zu bringen ist unmöglich. Und es kommt noch etwas hinzu: Auch Sie selbst hätten sich seit jenem Augenblick verändert und würden wahrscheinlich auch auf einer völlig anderen Frequenz schwingen. Zwar könnte Ihr Bewusstsein das zweite Erlebnis als exakt dasselbe wahrnehmen, Ihr Unterbewusstsein hingegen würde die Unterschiede registrieren. Dies führte dann zu Enttäuschung und der fortgesetzten Jagd nach dem ursprünglichen Ereignis.

Diese Schilderung entspricht ziemlich genau dem, was geschieht, wenn wir so einen vollkommenen Leitstern-Augenblick erleben – wir versuchen unterbewusst andauernd, die Umstände des Ereignisses wieder zu erschaffen auf Kosten unseres Lebens in der Gegenwart.

Wenn man einen Leitstern entdeckt

Der Schock, der mit einer solchen Erkenntnis einhergeht, kann verheerend sein. Wenn ein Mensch realisiert, dass er sein ganzes Leben der Wiedererschaffung eines früheren Ereignisses gewidmet hat, kann er in eine tiefe Depression fallen. Falls Sie in Ihrem eigenen Leben einen Leitstern ausmachen, raten wir Ihnen, sich selbst mit

EFT zu behandeln und durch das Beklopfen die gesamte Gefühlsintensität herunterzufahren und anschließend einen erfahrenen Matrix-Reimprinting-Behandler aufzusuchen, der sich auf die Arbeit mit Leitsternen versteht.

Sollten Sie Matrix-Reimprinting- oder EFT-Behandler sein und den Verdacht hegen, dass Ihr Klient einem Leitstern folgt, nähern Sie sich dem Thema mit äußerster Vorsicht und stellen Sie sicher, dass Sie in der Sitzung bzw. hinterher reichlich Zeit zur Verfügung haben, für die Beschäftigung mit den emotionalen Konsequenzen, die Ihrem Klienten möglicherweise daraus entstehen.

Weitere Informationen über die Konsequenzen der Entdeckung eines Leitsterns finden Sie im oben genannten Buch von Frau Dr. Silvia Hartmann.

Beispiele für Leitsterne

Zahlreiche solche Beispiele lassen sich in unserem alltäglichen Dasein finden (wobei wir Ihnen dringend davon abraten, die betreffenden Menschen darauf hinzuweisen, denn das könnte weitreichende Folgen haben).

Ein Beispiel ist das einer jungen Frau, Tochter eines Alkoholikers, die immer wieder alkoholkranke Männer heiratete. Der Leitstern war jener Augenblick, als ihr Vater, eben betrunken aus dem Pub heimgekommen, sie auf sein Knie setzte und ihr zum ersten und einzigen Mal sagte, er habe sie lieb. Sie versuchte nun, diesen Moment nachzubilden, indem sie immer wieder Partnerschaften mit Alkoholikern einging.

In ihrem Buch *The Advanced Patterns of EFT* stellt Silvia Hartmann ein ähnliches Beispiel vor: Eine Klientin pflegte Erdbeereiscreme gleich eimerweise zu vertilgen und lehnte es ab, ihr Verlangen mit konventionellen EFT behandeln bzw. sich beklopfen zu lassen. Ihr Leitstern war entstanden, als sie sieben Jahre alt war: Ihr Vater hatte ihr am Strand ein Erdbeereis gekauft und seinen Arm um sie gelegt. Sie hatte wenig Verbindung zu ihm, da er ununterbrochen arbeitete, und ihre gesamte Kindheit hindurch blieb das die einzige

Gelegenheit, bei der sie fühlte, dass er sie lieb hatte. Als Konsequenz daraus unternahm sie unausgesetzt den Versuch, diesen Augenblick wieder zu erschaffen.[1]

Ein weiteres Beispiel bietet jener Leistungssportler, der seinen ersten Wettkampf an einem Schulsporttag gewonnen hatte und den Rest seines Lebens versuchte, das Gefühl neu zu erschaffen, indem er Jagd auf eine Goldmedaille machte.

Viele Drogenkonsumenten haben ebenfalls Leitsterne. Oftmals ist ihre erste Erfahrung mit einer Substanz dermaßen überwältigend, dass sich die betreffende Person diesen Stoff dann immer weiter zuführt im Versuch, an jenen Ort zurückzukehren, auch wenn das Gefühl nie wieder dasselbe ist wie beim ersten Mal.

Karls persönliche Erfahrung mit einem Leitstern

Von Karls eigenem Leitstern war in der Einführung zu diesem Buch schon einmal kurz die Rede gewesen, als er die Geschichte von seiner Erfahrung an jenem Strand in Spanien erzählte, wo er einen Moment der Erleuchtung erlebt hatte. Während der nächsten 20 Jahre hatte er dann versucht, dieses Ereignis wiederzubeleben, wurde ständig getrieben von dem Bedürfnis, zu reisen und Strände aufzusuchen. Dieser Leitstern wirkte sich schädlich auf sein ganzes Leben aus, bis sich Karl dessen bewusst wurde und er daran arbeitete.

Interessanterweise entdeckte Karl seinen Leitstern, als er sich just an jenem Strand aufhielt, wo er das ursprüngliche Erlebnis gehabt hatte, und – wie sonst auch – auf der Suche nach dem vollkommenen Augenblick war. Dort am Strand las er Silvia Hartmanns schon mehrfach genanntes Buch und kam zu dem Kapitel, das die Leitsterne behandelt. Wie ein Schock überfiel Karl die Erkenntnis, dass er nicht nur einen Leitstern hatte, sondern sich außerdem auch noch genau wegen dieses Leitsterns in diesem Moment an diesem Strand befand! Er hörte sogar dieselbe Musik (es war Kate Bushs *The Hounds of Love*), trank Cava, denn diesen spanischen Sekt hatte er auch im Moment seiner Erleuchtung getrunken, obwohl er üblicherweise etwas anderes vorzog, und er lag in einem Liegestuhl, der exakt so aufgestellt war wie jener, in dem er seine Erleuchtung hatte. Bis zu der Sekunde, als er realisierte, dass er einem Leitstern hinterherlief, war er sich nicht darüber bewusst gewesen, dass er die damalige Szene nachgestellt hatte. Sein Unterbewusstsein hatte ihn dazu getrieben.

Das Szenario an sich war ja nicht schädlich, doch Karls fortgesetzter Versuch, die frühere Erfahrung wieder aufleben zu lassen, ließ ihn innerlich nicht zur Ruhe kommen. Folglich war nicht der Strand das Problem, sondern Karls unterbewusste Anstrengung, die Szene neu zu erschaffen.

Diese Erkenntnis wurde zum entscheidenden Wendepunkt für Karl, denn er hörte ab sofort auf, Erleuchtung außerhalb seiner selbst zu suchen, und war dadurch imstande, sich ganz und gar auf sein Leben in der Gegenwart zu konzentrieren.

Sashas persönliche Erfahrung mit einem Leitstern

Sashas persönlicher Leitstern entstand um den Augenblick herum, als sie ihre GCSE-Ergebnisse (General Certificate of Secondary Education, entspricht etwa dem deutschen Realschulabschluss) erhielt und feststellte, dass sie sehr gut abgeschnitten hatte. Da sie aufgrund ihrer kränklichen Konstitution und ihrer emotionalen Probleme häufig in der Schule gefehlt hatte, waren ihr unterdurchschnittliche Noten vorausgesagt worden. Doch ihren Krankheiten und zahlreichen emotionalen Störungen zum Trotz hatte sie zu Hause hart gearbeitet und war einstimmig zur Jahrgangsbesten erklärt worden. Das war wirklich eine ungeheure Leistung, wofür sie Unmengen Lob und Bestätigung kassierte. Das wurde zu ihrem Leitstern. Als sie mit 34 Jahren von der Existenz der Leitsterne erfuhr, erkannte sie, dass sie die letzten 18 Jahre mit dem Versuch zugebracht hatte, diesen Augenblick aufleben zu lassen.

Als ihre Freunde von der Schule ab- und auf die Universität gingen, war Sasha auf der Schule geblieben, um ihre A-Levels (den höchsten Abschluss im englischen Schulsystem, entspricht dem

Abitur) zu wiederholen, weil sie mit ihren Ergebnissen nicht zufrieden war, und hatte extreme Anstrengungen aufgewendet, um weit überdurchschnittliche Ergebnisse zu erzielen. Sie hatte abgelehnt, ihr Universitätsstudium in dem Jahr abzuschließen, als sie die Prüfungen ablegen sollte, weil sie das Gefühl hatte, nicht genug Arbeit hineingesteckt zu haben, um die gewünschten Abschlussnoten zu erreichen. Folglich blieb sie ein weiteres Jahr an der Uni, um sicherzustellen, dass ihr Abschneiden ihren Wünschen entsprechen würde. Danach belegte sie – bis sie 34 Jahre alt war – weiterhin Seminare, um immer wieder hervorragende Bewertungen zu bekommen und Klassenbeste zu sein. Sie studierte sogar, als sie durch ihre ME schwer gehandicapt war und kaum laufen, lesen oder sich konzentrieren konnte! Sie besitzt zahllose Qualifikationen und Diplome und hat sich immer weitergebildet. Resultat war, dass sie sich selbst sehr hart behandelte und das Erbringen von Leistung über Freude und Spaß im Leben gestellt hat.

Als sie ihren Leitstern erkannte, war sie zutiefst geschockt und bestürzt und musste die Ergebnisse eine ganze Zeit lang beklopfen. Das liegt jetzt zwei Jahre zurück. Seitdem hat sie nie wieder das Bedürfnis verspürt, ein weiteres Diplom zu erwerben!

Wie man Leitsterne mit Matrix Reimprinting behandelt

Ebenso, wie man unterbewusste negative Grundüberzeugungen nicht allein durch Willenskraft verändern kann, ist auch Leitsternen nur sehr schwer beizukommen. Man geht dabei folgendermaßen vor: Da es verheerend auf Menschen wirken kann, wenn man ihnen vorschlägt, den perfekten Augenblick seiner Gefühlsintensität zu berauben, behandelt man nicht die jeweiligen Erinnerungen, in denen die Leitsterne entstanden sind. Das bedeutet, anstatt an dem Augenblick zu arbeiten, verwandelt man ihn. Zeigen Sie dem jeweiligen jüngeren Selbst in der Erinnerung, dass es die betreffende Erfahrung ja weiterhin machen kann, nur eben in anderen Situationen. So könnte beispielsweise das kleine Mädchen die Liebe ihres Vaters erfahren, ohne dass dieser in der Szene betrunken wäre, während Karl seine spirituelle Verbindung besser an anderen Orten suchen würde als am Strand. Auf diese Weise wird der Behandelte davon abgehalten, diesen einzelnen vollkommenen Augenblick immer wieder neu erschaffen zu wollen.

KAPITEL 17

MATRIX REIMPRINTING IN DER PRAKTISCHEN ANWENDUNG

Die beiden im Folgenden dokumentierten Behandlungen sollen Ihnen ein Gefühl dafür vermitteln, wie die Anwendung der Techniken von Matrix Reimprinting in der Praxis aussehen kann. In der ersten Sitzung wendet Karl die Technik »von ECHO zu ECHO gehen« an. In der zweiten Sitzung demonstriert Sasha die Arbeit an einer einzelnen Erinnerung.

Sarah und der Lift

Karl arbeitete mit Sarah an ihrer Klaustrophobie.

- *Karl:* »Sarah, mit welchem Problem schlägst du dich herum?«
- *Sarah:* »Ich leide unter Klaustrophobie. Schon seit Jahren.«
- *Karl:* »Wodurch wird sie ausgelöst?«
- *Sarah:* »Der neueste Auslöser ist wahrscheinlich die eingebaute Duschkabine in meinem Appartement. Sie ist wirklich winzig und manchmal, wenn es darin richtig heiß und dampfig ist, dann fange ich an, ein kleines bisschen …«
- *Karl:* »Schließ gleich mal die Augen und geh in dieses Gefühl hinein, in diesem abgeschlossenen Raum zu sein, wo es heiß und dampfig ist.«
- *Sarah:* »Bin schon drin.«
- *Karl:* »Was empfindest du und wo? Darf ich dich beklopfen?«
- *Sarah:* »Ja, das geht in Ordnung. Es ist alles in meiner Brust.«
- *Karl:* »Wie stark ist es jetzt gerade?«
- *Sarah:* »Ungefähr eine Fünf.«
- *Karl:* »Kann es auch darüber hinaus gehen?«
- *Sarah:* »Ja. Aber jetzt gerade fühlt es sich an, als hätte ich ein Gewicht in meiner Brust.«

- ▹ *Karl:* »Gut. Welche Farbe hat dieses Gewicht?«
- ▹ *Sarah:* »Eine Art Rauchgrau.«
- ▹ *Karl:* »Welche Größe hat diese rauchgraue Farbe in deiner Brust?«
- ▹ *Sarah:* »Sie ist sehr groß. Und sehr dicht.«
- ▹ *Karl:* »Woraus könnte sie bestehen? Metall, Holz, Luft, Wasser?«
- ▹ *Sarah:* »So etwas wie ganz dicker Qualm.«
- ▹ *Karl:* »Was für eine Emotion sitzt in diesem dicken, dichten, schweren, rauchigen Gefühl in deiner Brust?«
- ▹ *Sarah:* »Panik.«
- ▹ *Karl:* »Ist es immer noch eine Fünf? Wird es jetzt beim Beklopfen schlimmer? Fördert das weitere Informationen zutage?«
- ▹ *Sarah:* »Es ist ungefähr eine Sechs.«
- ▹ *Karl:* »Dieser graue dichte Qualm in deiner Brust – was ist deine früheste Erinnerung daran, wann hast du ihn zum ersten Mal gefühlt? Sprich aus, was dir als Erstes in den Sinn kommt. Versuch nicht, etwas zu erzwingen.«
- ▹ *Sarah:* »Zuallererst kommt mir die Erinnerung an einen Aufenthalt im Haus meiner Tante. Es ist Jahre her.
  Ich muss wohl Ende 20 gewesen sein. Ich bin im Schafzimmer. Das Haus hat vier Stockwerke, und ich bin im obersten davon. Ich teile mir das Zimmer mit meiner Freundin Louise. Sie hat das Bett, und ich schlafe auf einer Matratze auf dem Fußboden.«
- ▹ *Karl:* »Kannst du dich selbst in diesem Bild sehen?«
- ▹ *Sarah:* »Ja. Ich bin gerade aufgewacht, und der ganze Raum ist stockfinster. Es dringt nicht der winzigste Lichtschein herein.«
- ▹ *Karl:* »Was empfindest du jetzt, wenn du das Bild anschaust und es ist stockfinster?«
- ▹ *Sarah:* »Es schnürt mir die Brust zusammen. Der Qualm in meiner Brust wird dichter.«
- ▹ *Karl:* »Gut. Stell dir jetzt bitte vor, in das Bild hineinzugehen und deinem Selbst von Ende 20 zu erklären, wer du bist. Weiß sie, wer du bist?«

- ▷ *Sarah:* »Nein. Sie ist aufgewacht und sieht nicht das kleinste bisschen Licht, sie bekommt keine Luft, sie fährt mit den Händen an den Wänden rauf und runter, tastet sie überall ab, um den Lichtschalter zu finden.«
- ▷ *Karl:* »Dann solltest du ihr vielleicht zuallererst das Licht anknipsen?«
- ▷ *Sarah:* »Ja. Jetzt brennt das Licht.«
- ▷ *Karl:* »Sag ihr, sie solle ganz ruhig sein. Erzähl ihr, dass du gekommen bist, um ihr zu helfen, weil du die Klaustrophobie leid bist und weil du einen Weg gefunden hast, das Thema ein für alle Mal zu erledigen.«
- ▷ *Sarah:* »Alles klar.«
- ▷ *Karl:* »Für sie ist es in Ordnung, dass du da bist, nehme ich an?«
- ▷ *Sarah:* »Oh ja, sie ist richtig glücklich darüber.«
- ▷ *Karl:* »Dann beginne sie zu beklopfen, um sie zu beruhigen, und frag sie, was sie fühlt.«
- ▷ *Sarah:* »Sie ist regelrecht in Panik. Sie fühlte sich von der Dunkelheit vollständig überschwemmt und ist jetzt benommen, weil mit einem Mal dieses sehr helle Licht angegangen ist.«
- ▷ *Karl:* »Beklopf sie weiter und sprich mit ihr. Beklopf sie so lange, bis sie sich ganz beruhigt hat.«

Sarah bespricht sich mit ihrem ECHO.

- ▷ *Sarah:* »Es geht ihr gut. Sie lacht sogar ein bisschen. Sie möchte das Licht nicht ausgeschaltet haben, weil es gar so dunkel ist, aber sie möchte es auch nicht die ganze Nacht brennen lassen, weil Louise dann nicht schlafen könnte.«
- ▷ *Karl:* »Gut. Frag sie, wie sie sich gerade fühlt. Ich möchte sie an einem guten Ort wissen, bevor wir überhaupt weitermachen.«
- ▷ *Sarah:* »Jetzt geht es ihr wieder besser. Sie hatte einen kleinen Schock. Als sie aufwachte, war sie desorientiert, das hat sie regelrecht in Panik versetzt.«

- ▷ *Karl:* »Kommt ihr eine Situation in den Sinn, bei der sie dieses Gefühl davor schon einmal hatte?«
- ▷ *Sarah:* »Ja. Sie sagt, zum ersten Mal hatte sie es auf dem Boot.«
- ▷ *Karl:* »Kannst du das Bild sehen, wo du auf dem Boot warst?«
- ▷ *Sarah:* »Ja. Ich bin auf einem Segelboot. Ich bin auf einer Entdeckungsfahrt. Ich bin, glaube ich, 19 Jahre alt.«
- ▷ *Karl:* »Was geht in diesem Bild vor sich?«
- ▷ *Sarah:* »Ich liege vorne im Bug, unter Deck und schlafe. Wir sind nur zwei Mädchen in der Mannschaft und sind beide vorne in dem Boot.«
- ▷ *Karl:* »Gut. Was geschieht in diesem Bild?«
- ▷ *Sarah:* »Es ist Nacht. Ich wache auf, und es fühlt sich so an, als berührte die Kajütendecke fast schon mein Gesicht. Ich muss da raus.«
- ▷ *Karl:* »Und jetzt stell dir bitte wieder vor, in das Bild hineinzugehen. Mach es hell, wenn du das Bedürfnis hast.«
- ▷ *Sarah:* »Ich glaube, ich muss den Raum größer machen. Ich baue über ihr gerade eine Luke ein und werde sie jetzt öffnen.«
- ▷ *Karl:* »Ich möchte, dass du sie beklopfst. Geht es ihr gut? Weiß sie, wer du bist? Erklär ihr, weshalb du da bist.«
- ▷ *Sarah:* »Ich muss sie an Deck bringen.«
- ▷ *Karl:* »Dann bring sie rauf.«
- ▷ *Sarah:* »Gut, wir klettern durch die Luke und stehen auf dem Oberdeck. Wir sind an irgendeinem Ort in einem Jachthafen.«
- ▷ *Karl:* »Beklopf sie, bis sie ganz zur Ruhe gekommen ist.«
- ▷ *Sarah:* »Mach ich.«
- ▷ *Karl:* »Wie fühlt sie sich? Ist es das graue Gefühl oder ein anderes? Frag sie, *wo* sie die Panik spürt.«
- ▷ *Sarah:* »Sie sagt, es war ein Gefühl, als käme die Decke herunter und würde sie gleich zerquetschen.«
- ▷ *Karl:* »Und wie fühlt sie sich jetzt dabei?«
- ▷ *Sarah:* »Sie ringt nach Atem, weil sie nur schwer wieder Luft bekommt.«

- ▹ *Karl:* »Beklopf ihren Karatepunkt und sprich den Satz: ›Obwohl du nur schwer Luft bekommst, bist du in Ordnung.‹«

Sarahs ECHO wird einige Durchgänge lang beklopft.

- ▹ *Karl:* »Wie geht es ihr jetzt?«
- ▹ *Sarah:* »Gut. Sie hat sich beruhigt.«
- ▹ *Karl:* »Fein. Ich möchte, dass du sie fragst, wo wir jetzt hingehen sollen. Falls sie eine frühere Erinnerung an dieses Gefühl besitzt, wann ist das? Wie alt war sie da?«
- ▹ *Sarah:* »13, schießt es mir gerade in den Sinn.«
- ▹ *Karl:* »Gut. Hast du ein Bild von dir mit 13 Jahren, als du diesen Druck im Kopf verspürtest, die Beklemmung in der Brust und diese Unfähigkeit, richtig Luft zu bekommen?«
- ▹ *Sarah:* »Bisher nicht.«
- ▹ *Karl:* »Das macht nichts. Streng dich nicht zu sehr an, konzentrier dich auf den Druck im Kopf, den Schmerz in der Brust und die Unfähigkeit, richtig Luft zu bekommen.«
- ▹ *Sarah:* »Ich kann mich noch nicht an einen bestimmten Zeitpunkt erinnern, aber ich weiß, dass ich zu ersticken glaubte. Ich kam mit Mutti und meinem Stiefvater nicht klar. Wir lebten in Norwich, und ich hasste es. Deshalb glaubte ich dann, zu ersticken.«
- ▹ *Karl:* »Hast du ein Bild aus diesem Zeitraum? Welches Bild kommt dir in den Sinn, als du 13 warst, als du zu ersticken glaubtest und dich vom Leben abgeschnitten fühltest?«
- ▹ *Sarah:* »Ich sitze in meinem Zimmer, schaue aus dem Fenster und wünsche mir, irgendwo anders zu sein. Ich bin gerade richtig traurig.«
- ▹ *Karl:* »Wo ist all die Traurigkeit? Wo verspürst du sie?«
- ▹ *Sarah:* »Um meine Augen herum.«
- ▹ *Karl:* »Ich werde dich jetzt beklopfen und sehen, was in dir hochsteigt: ›Obwohl ich all diese Traurigkeit empfinde, liebe und akzeptiere ich mich voll und ganz.‹«

Sarahs Traurigkeit wird mit einem EFT-Durchgang behandelt.

- ▹ *Karl:* »Wie steht's jetzt damit?«
- ▹ Sarah: »Ungefähr eine Sieben.«
- ▹ *Karl:* »Womit ist die Traurigkeit deiner Ansicht nach verbunden?«
- ▹ *Sarah:* »Sie sitzt in einem Haus fest und glaubt, niemand mache sich etwas aus ihr. Sie fühlt sich vollständig von der Außenwelt abgeschottet und einsam.«
- ▹ *Karl:* »Stell dir vor, du gehst hinein in dieses Bild, wo sie sich vollständig von der Außenwelt abgeschottet und einsam fühlt, und dann sprich sie an. Erklär ihr, dass du gekommen bist, um ihr Beistand zu leisten, sie zu lieben, und dass du genau weißt, wie einsam sie sich gerade fühlt. Frag sie, wo sie diese ganze Einsamkeit spürt.«
- ▹ *Sarah:* »Direkt in ihrer Brust.«
- ▹ *Karl:* »Geh hinüber zu ihr und stell dir vor, du nimmst ihre Hand und sagst, dass sie – obwohl sie sich wirklich einsam und wirklich traurig fühlt –, ist sie trotzdem ein prima Mädchen.«
- ▹ *Sarah:* »Ich glaube, ›prima Mädchen‹ ist nicht die richtige Bezeichnung für sie. Sie schaut mich an, als wolle sie sagen ›Was bin ich?‹ Ich werde stattdessen lieber sagen ›trotzdem in Ordnung‹.«
- ▹ *Karl:* »Fang jetzt an, sie zu beklopfen, und erzähl ihr, dass sich alles großartig entwickeln wird, aber dass du weißt, wie traurig sie sich jetzt gerade fühlt, wie einsam und wie erstickt. Nimm dir so lange Zeit wie nötig und hol dir jeden und alles zu Hilfe, wen und was du brauchst.«

Sarah bespricht sich mit ihrem ECHO.

- ▹ *Karl:* »Was geschieht jetzt gerade?«
- ▹ *Sarah:* »Das hier ist ein reines Schlafzimmer, deshalb habe ich die Stockbetten verschoben und ein großes gemütliches Sofa

hineingestellt. Darauf sitze ich, direkt neben ihr, habe meinen Arm um sie gelegt und ihr von all den positiven Dingen erzählt, die ihr in der Zukunft widerfahren werden.«

- ▷ *Karl:* »Wie geht es ihr damit?«
- ▷ *Sarah:* »Sie entspannt sich allmählich und lacht. Sie ist verblüfft über das, was hier gerade passiert. Ich sage gerade: »›Ich habe dieses Haus immer gehasst und es ist wirklich ein ulkiges Gefühl, wieder hier zu sein.«
- ▷ *Karl:* »Frag sie, was sie noch gerne mit dem Zimmer anstellen würde, damit es wirklich ihr eigenes wird. «
- ▷ *Sarah:* »Sie würde ihr Schlafzimmer gerne nach unten verlegen, in Form eines Anbaus an die Küche. Sie möchte Platz für sich haben. Oben in dem Haus war es so einengend und bedrückend, denn dort befand sich nur ein winzig kleiner Stockwerkflur. Ihr Zimmer grenzte direkt an die ihrer Mutter, ihres Stiefvaters und ihrer kleinen Schwester, deshalb bekam sie jeden Ton mit. Eines Nachts hörte sie, wie ihre Mutter und ihr Stiefvater sich liebten, und das brachte sie völlig aus der Fassung. Sie schrie: ›Seid gefälligst leise!‹«
- ▷ *Karl:* »Frag sie nach diesem Erstickungsgefühl. Hängt es nur mit dem Haus zusammen oder empfindet sie es öfter?«
- ▷ *Sarah:* »Sie fühlt sich häufig erstickt.«
- ▷ *Karl:* »Frag sie, ob sie irgendwelche Erinnerungen daran besitzt, wo dieses Gefühl herrührt. Kann sie dir ein Bild davon zeigen?«
- ▷ *Sarah:* »Sie sagt: ›Omas Schlafzimmer. Geh zu der Zeit zurück, als wir immer in diesem Schlafzimmer schlafen mussten.‹«
- ▷ *Karl:* »Wie alt bist du in diesem Bild mit dem Schlafzimmer deiner Oma? Kannst du dich selbst dort sehen?«
- ▷ *Sarah:* »Ja. Ich bin ungefähr zehn.«
- ▷ *Karl:* »Hast du ein Bild davon, als du etwa zehn Jahre alt warst und im Schlafzimmer deiner Oma und dieses graue rauchige Gefühl in ihrer Brust verspürtest?«
- ▷ *Sarah:* »Ich bin mir nicht sicher, ob sie dieses Gefühl in der Brust jetzt gerade hat … Sie liegt im Bett, es ist Nacht.

Am anderen Ende des Zimmers steht ein Schrank, dessen Tür immer einen kleinen Spaltbreit aufklafft, und sie hat richtig Angst vor dem, was in dem Schrank drin ist.«

- *Karl:* »Und auch hier wieder: Geh in das Bild hinein und tu, was auch immer du tun musst. Knips das Licht an, versichere ihr, dass sie in Ordnung ist und dass du hergekommen bist, um ihr zu helfen. Wie geht es ihr?«
- *Sarah:* »Sie guckt reichlich verdutzt aus der Wäsche. Jetzt gerade steht sie hinter mir, und ich werde gleich diesen Schrank öffnen, einen Blick hineinwerfen und ihr zeigen, dass es nur ein kleiner Schrank ist mit ein bisschen Krimskram darin.«
- *Karl:* »Hat sie gesehen, dass es jetzt sicher ist?«
- *Sarah:* »Ja.«
- *Karl:* »Frag sie, was sie tun möchte, um dieses Zimmer wärmer und heller und glücklicher und sicherer zu machen.«
- *Sarah:* »Sie möchte ihre Mutti hier bei sich schlafen haben.«
- *Karl:* »Möchtest du Mutti in das Zimmer holen?«
- *Sarah:* »Ja. Hier drinnen gibt es zwei Einzelbetten, also wird Mutti hier bei ihr schlafen.«
- *Karl:* »Geh jetzt bitte los und sprich mit Mutti und der kleinen Sarah, erklär ihnen, dass du dieses Problem mit der Klaustrophobie hast und dass du herausfinden willst, woher es stammt. Frag Mutti, ob sie eine Ahnung hat.«
- *Sarah:* »Sie sagt, sie sei häufig im Lift stecken geblieben, damals, als sie in einem Hochhaus in Singapur gewohnt haben.«
- *Karl:* »Besitzt sie eine Erinnerung an eines der Male, als sie in Singapur im Lift stecken geblieben ist? «
- *Sarah:* »Ja.«
- *Karl:* »Du kannst das Bild sehen, nicht wahr?«
- *Sarah:* »Ja. Ich stehe hinter ihr im Lift, während die Tür klemmt.«
- *Karl:* »Wirst du die Türen öffnen lassen oder einfach aus dem Lift aussteigen? Tu, was immer du tun musst.«
- *Sarah:* »Ich glaube, wir werden aus dem Lift aussteigen.«

- ▷ *Karl:* »Knie dich jetzt hin, sprich mit der kleinen Sarah und frag sie nach ihren Empfindungen. Wie alt ist sie?«
- ▷ *Sarah:* »Ich denke, sie ist vier.«
- ▷ *Karl:* »Was fühlt sie jetzt in diesem Moment?«
- ▷ *Sarah:* »Sie hat Angst.«
- ▷ *Karl:* »Wovor? Weil sie in dem Lift eingesperrt ist?«
- ▷ *Sarah:* »Sie sagt, die Aufzüge hier jagen ihr Angst ein.«
- ▷ *Karl:* »Sprich einen Einstimmungssatz mit ihr und beklopf gemeinsam mit ihr der Reihe nach die Punkte. Was fühlt sie genau und wo?«
- ▷ *Sarah:* »Ich denke, sie ist ein bisschen wütend auf den Lift.«
- ▷ *Karl:* »Gut. Beklopf diese Wut. Was soll nach dem Wunsch der kleinen Sarah geschehen? Sag ihr, dass dieser Lift immer ganz genau das macht, was sie will. Was würde er tun? Wie würde er aussehen?«
- ▷ *Sarah:* »Ich glaube, es wäre ein Lift aus Glas.«
- ▷ *Karl:* »Was kann sie von diesem gläsernen Lift aus sehen? Kann sie Dinge sehen, die sie wirklich gerne sehen möchte, beispielsweise das Meer?«
- ▷ *Sarah:* »Oh, das ist eine gute Idee, genauso soll der Lift werden. Und richtig geräumig. Ich lege obendrein noch ein paar große Kissen auf den Boden, dann wird es hier drin ganz gemütlich.«
- ▷ *Karl:* »Sag ihr, es ist ihr Bild. Sie kann machen, was immer sie will. Der Lift kann jetzt zu einem glücklichen Ort werden.«
- ▷ *Sarah:* »Sie hat Elfen, die herumfliegen. Ich hätte nie gedacht, dass ich das einmal sagen würde! Hier ist nun ein kleines Zauberreich entstanden, das eine Vierjährige lieben würde.«
- ▷ *Karl:* »Wenn du den Zauberlift jetzt anschaust, welche Farben und Emotionen umgeben dieses Bild?«
- ▷ *Sarah:* »Purpur- und Himbeertöne.«
- ▷ *Karl:* »Wunderbar. Lass das Bild jetzt größer und intensiver werden. Schicke es an dein Gehirn. Spüre, wie all diese Gefühle deinen Körper überfluten. Leite das Bild in dein Herz hinein und sende es von dort aus wieder zurück in die Matrix.«

Während Sarah damit beschäftigt ist, tritt eine Pause ein.

- ▷ *Karl:* »Jetzt frag sie, ob es noch andere Situationen gibt, wo sie einen Furcht einflößenden Lift in einen Zauberlift verwandeln möchte. Hat sie ein weiteres Bild dazu?«
- ▷ *Sarah:* »Nein. Ich glaube, diese eine Situation schließt eine Menge ähnlicher Gelegenheiten ein.«
- ▷ *Karl:* »Ist der Lift damit jetzt in Ordnung?«
- ▷ *Sarah:* »Ja. Jedes Mal, wenn sich die Tür öffnet, hat man den Eindruck, in Disneyland zu sein!«
- ▷ *Karl:* »Fein. Jetzt lass uns die Arbeit testen. Geh zurück zum ersten Bild, dem im Haus deiner Tante, und sprich mit deinem damaligen Selbst in diesem Haus. Wie geht es ihr in diesem Moment?«
- ▷ *Sarah:* »Es geht ihr gut. Sie ist jetzt vollkommen ruhig.«
- ▷ *Karl:* »Frag sie: ›Könntest du das Licht jetzt ausschalten?‹ Was für ein Gefühl hätte sie bei dem Gedanken, das zu tun?«
- ▷ *Sarah:* »Es wäre völlig in Ordnung für sie.«
- ▷ *Karl:* »Probiere es aus und warte ab. Du kannst dort stehen bleiben und das Licht wieder anknipsen, falls sie die Dunkelheit stört. *(Pause.)* Wie reagiert sie? «
- ▷ *Sarah:* »Gar nicht. Es geht ihr gut.«
- ▷ *Karl:* »Wird sie nun wieder einschlafen können?«
- ▷ *Sarah:* »Ja.«
- ▷ *Karl:* »Geh in deiner Vorstellung zurück in das Bild mit den zwei Mädchen auf dem Segelboot. Stehst du jetzt mit der 19-jährigen Sarah oben an Deck? «
- ▷ *Sarah:* »Ja.«
- ▷ *Karl:* »Frag sie, ob sie sich wohl genug fühlt, um unter Deck in die Kajüte zu gehen und sich wieder hinzulegen. Falls sie möchte, kann sie die Luke in der Decke belassen.«
- ▷ *Sarah:* »Sie sagt, sie würde lieber in einem geräumigeren Teil des Boots schlafen.«
- ▷ *Karl:* »Dann richte das so ein. Mach diesen Teil des Boots zum

größeren. Gestalte es so, dass sie die sternklare Nacht und den Vollmond sehen und vielleicht die Luke offen lassen kann.«

- *Sarah:* »Das ist besser. Sie hat jetzt eine große Luke über sich, die sie nach Belieben öffnen und schließen kann.«
- *Karl:* »Wie steht es mit dem Bild der Zehnjährigen in Omas Schlafzimmer?«
- *Sarah:* »Alles bestens. Sie kuschelt mit Mutti.«
- *Karl:* »Und wie geht's der vierjährigen Sarah im Lift?«
- *Sarah:* »Sie ist richtig glücklich.«
- *Karl:* »Und wie geht's dir jetzt? Wie sieht es in diesem Augenblick mit dem Rauch in deiner Brust aus?«
- *Sarah:* »In meiner Brust ist es klarer und heller. Ich bin nur ein bisschen durcheinander, weil ich die Augen so lange geschlossen hatte.«
- *Karl:* »Gut. Ich möchte jetzt den Ursprungsgedanken testen, den, der die Klaustrophobie ausgelöst hat. Stell dir vor, du stehst in deiner engen, heißen, dampfigen Dusche – wie fühlt sich das jetzt für dich an?«
- *Sarah:* »In meiner Brust ist nichts mehr von dem dicken grauen, rauchigen Gefühl da.«

Nach dieser Sitzung konnte Sarah ihre Dusche benutzen, ohne dabei den geringsten Anflug von Klaustrophobie zu verspüren.

Millie und die Augentropfen

In dieser Sitzung arbeitet Sasha mit Millie, die als kleines Mädchen bei einer Untersuchung im Krankenhaus ein traumatisches Erlebnis hatte.

- *Sasha:* »Du hast also eine Erinnerung aus der Zeit, als du fünf oder sechs Jahre alt warst und die für dich noch immer traumatisch ist?«
- *Millie:* »Ja.«
- *Sasha:* »Beginne mit deiner Erzählung an einem Punkt,

wo noch keine emotionale Anspannung fühlbar ist, und ich werde dich unterbrechen, oder du hältst von dir aus inne, sobald die Intensität den Wert 2 oder 3 erreicht.«

- ▹ *Millie:* »Also, das ist so: Meine Mami packt einen Haufen Süßigkeiten und einen Stapel Malbücher zusammen, weil wir auf dem Weg ins Krankenhaus sind.«
- ▹ *Sasha:* »Darf ich dich beklopfen?«
- ▹ *Millie:* »Ja, natürlich.«
- ▹ *Sasha:* »Schließ deine Augen. Kannst du das kleine Mädchen auf seinem Weg ins Krankenhaus sehen?«
- ▹ *Millie:* »Ja.«
- ▹ *Sasha:* »Wie sieht es aus?«
- ▹ *Millie:* »Winzig. Sie hat braune Haare und trägt eine Brille mit dicken Gläsern.«
- ▹ *Sasha:* »Und wie würdest du sie in gefühlsbezogenen Begriffen beschreiben? Wie sieht es in ihr aus?«
- ▹ *Millie:* »Sie hat ein ungutes Gefühl – sie weiß, dass ihr irgendetwas bevorsteht.«
- ▹ *Sasha:* »Halte die Szene für mich bitte einen Moment lang an. Stell dich vor die kleine Millie, dann geh in die Szene hinein und erkläre ihr, dass du gekommen bist, um ihr zu helfen, einige ihrer Gefühle loszulassen. Klär ab, ob das für sie in Ordnung ist.«
- ▹ *Millie:* »Ja, es geht ihr gut damit.«
- ▹ *Sasha:* »Frage sie im Geist stillschweigend nach ihren Ängsten und Sorgen.«

Millie bespricht sich mit ihrem ECHO.

- ▹ *Millie:* »Sie hat Angst davor, niedergedrückt und festgehalten zu werden, sie hat Angst zu erblinden.«
- ▹ *Sasha:* »Nimm ihre Hand in deine und fang an, sie zu beklopfen, so wie ich dich beklopfe. Ist sie mit dem Beklopftwerden einverstanden?«

- ▹ *Millie:* »Ja.«
- ▹ *Sasha:* »Beklopf sie weiter. Frag sie, wo sie diese Angst verspürt.«
- ▹ *Millie:* »Die Angst sitzt in ihrer Körpermitte.«
- ▹ *Sasha:* »Sprich mir folgenden Satz nach, während du ihre Handkante beklopfst: ›Obwohl du diese Angst in deiner Körpermitte hast, diese Angst, dass du erblinden wirst, bist du nach wie vor ein großartiges kleines Mädchen.‹«

Millie wiederholt diese Worte. Dann wiederholt sie die Erinnerungssätze »Angst zu erblinden« und »Angst in der Körpermitte«, während sie die Punkte des ECHOs beklopft.

- ▹ *Sasha:* »Wie fühlt sie sich jetzt?«
- ▹ *Millie:* »Sie fühlt sich nicht sicher.«
- ▹ *Sasha:* »Gibt es jemanden oder etwas, den oder das sie hier hereinbringen möchte, um ihr das Gefühl der Sicherheit zu geben?«
- ▹ *Millie:* »Jetzt gerade möchte sie eine Zeit lang nach draußen auf ihre Schaukel.«
- ▹ *Sasha:* »Dann lass sie das tun.«
- ▹ *Millie:* »Gut.«
- ▹ *Sasha:* »Wie hat das die Lage verändert?«
- ▹ *Millie:* »Sie fühlt sich um einiges ruhiger. Sie ist nun bereit, sich dem zu stellen, was jetzt geschehen wird.«
- ▹ *Sasha:* »Beklopf sie wieder. Mit all deinen Erkenntnissen und der Klugheit, die du heute besitzt, von der Warte deines Höheren Selbst aus gesprochen, was würdest du deinem jüngeren Selbst darüber sagen, was ihm bevorsteht?«
- ▹ *Millie:* »Dass es wirklich gar nicht so schlimm ist. Dass die Angst schlimmer ist, als es einfach durchzuziehen.«
- ▹ *Sasha:* »Wie reagiert sie darauf?«
- ▹ *Millie:* »Sie glaubt mir nicht.«
- ▹ *Sasha:* »Frag sie, was sie braucht, um dir Glauben schenken zu können.«

- ▹ *Millie:* »Ich glaube, sie braucht mich, ich soll die ganze Zeit über bei ihr bleiben.«
- ▹ *Sasha:* »Braucht sie sonst noch irgendetwas – einen Teddybären, eine Freundin?«
- ▹ *Millie:* »Nein, es reicht, wenn ich bei ihr bleibe.«
- ▹ *Sasha:* »Gut. Schau ihr ins Gesicht, nimm ihre Hand und erkläre ihr, dass sie vollständig sicher ist. Frag sie, ob sie diese Erinnerung jetzt durchgehen will, im Bewusstsein, dass du da bist und ihr helfen wirst, die Ängste oder Gefühle, die sie in diesem Zusammenhang hat, loszulassen. Wie geht es ihr damit?«
- ▹ *Millie:* »Sie ist ein bisschen nervös.«
- ▹ *Sasha:* »Wo spürt sie die Nervosität?«
- ▹ *Millie:* »In ihren Schultern. Es ist, als wolle sie zurückgehalten werden.«
- ▹ *Sasha:* »Nimm wieder ganz sanft ihre Hände. ›Obwohl du diese Nervosität in deinen Schultern hast, bist du nach wie vor ein großartiges kleines Mädchen.‹«

Millie wiederholt dies und beklopft dabei ihr ECHO.

- ▹ *Sasha:* »Welche Farbe hat die Nervosität?«
- ▹ *Millie:* »Violett.«
- ▹ *Sasha:* »Gut. Obwohl du diese violette Nervosität in deinen Schultern hast, bist du nach wie vor ein großartiges kleines Mädchen.«

Diese Worte werden wiederholt, während Millie ihr ECHO beklopft, darauf folgt ein Durchgang Beklopfen mit einem Erinnerungssatz.

- ▹ *Millie:* »Es ist besser.«
- ▹ *Sasha:* »Frag sie, ob es irgendetwas gibt, das sie gerne in ihrem Körperinneren hätte, was ihr helfen würde, sich mutig und stark zu fühlen.«

- *Millie:* »Rosa und weiße Wölkchen.«
- *Sasha:* »Woher werden diese rosa und weißen Wölkchen kommen?«
- *Millie:* »Von einem Glücksbärchi, das ich immer bei mir hatte.«
- *Sasha:* »Perfekt. Hat sie das Glücksbärchi jetzt bei sich?«
- *Millie:* »Ja.«
- *Sasha:* »Fantastisch. Wandern die rosa und weißen Wölkchen in sie hinein?«
- *Millie:* »Ja.«
- *Sasha:* »Das ist großartig. Lass sie wissen, dass sie das Glücksbärchi die ganze Zeit über bei sich behalten kann und dass es ihr diese rosa und weißen Wölkchen immer weiter geben kann, wenn sie sich damit wohlfühlt. Frag sie, ob sie sonst noch irgendetwas braucht, um jetzt weitermachen zu können.«
- *Millie:* »Sie möchte Mami hier bei sich haben.«
- *Sasha:* »Dann hol Mami her.«
- *Millie:* »Mami ist da. Die kleine Millie ist nun bereit, das Ganze durchzugehen.«
- *Sasha:* »Bring mich jetzt zum nächsten Punkt in der Erinnerung, an dem die Gefühlsintensität einen hohen Wert erreicht. Wohin gehen wir als Nächstes?«
- *Millie:* »Als er versucht hat, mich auf dem Tisch niederzuhalten und …«
- *Sasha:* »Hast du ein Bild davon?«
- *Millie:* »Ja. Sie wird festgehalten. Sie schreit.«
- *Sasha:* »Gut. Halt die Szene hier an. Nimm ihre Hand. Beklopf sie genauso wie vorhin.«

Millie beklopft ihr ECHO.

- *Sasha:* »Frag sie jetzt bitte, was sie braucht, um diese Situation anders zu empfinden.«
- *Millie:* »Das Ganze muss anders ablaufen.«
- *Sasha:* »Gut, dann sorg dafür. Geh gemeinsam mit ihr ins

Krankenhaus – ich möchte wissen, was genau sie jetzt gerade empfindet. Welche Lebensbotschaften empfängt sie in dieser Situation? Was für Lehren hat sie daraus gezogen, dass man sie auf diese Weise niedergehalten hat?«

- ▹ *Millie:* »Das weiß ich nicht.«
- ▹ *Sasha:* »Gut, darauf werden wir nachher noch zurückkommen. Aber was ist jetzt – wo in ihr befindet sich die Gefühlsintensität?«
- ▹ *Millie:* »In ihrem Kopf. Er hat ihren Kopf heruntergedrückt und festgehalten.«
- ▹ *Sasha:* »Frag sie, was sie tun möchte.«
- ▹ *Millie:* »Sie will nicht, dass er ihr die Hand auf den Kopf legt und sie niederhält. Und meine Mami weint. Sie will in Wahrheit nämlich auch nicht, dass er das tut.«
- ▹ *Sasha:* »Diese Situation müssen wir bereinigen, nicht wahr? Wenn wir sie anders abspielen lassen, würdest du deine Mami brauchen, damit sie sich durchsetzt?«
- ▹ *Millie:* »Ja. Ich glaube, ich würde auf ihrem Schoß sitzen.«
- ▹ *Sasha:* »Gut. Jetzt beruhige dein jüngeres Selbst. Nimm ihre Hand. Der Arzt hat jetzt losgelassen, oder?«
- ▹ *Millie:* »Ja.«
- ▹ *Sasha:* »Dann beklopf sie und sag ihr klipp und klar, dass sie in völliger Sicherheit ist und dass sie das Ganze am allerbesten auf dem Schoß ihrer Mutter hinter sich bringt. Fühlt sich das gut an?«
- ▹ *Millie:* »Ja. Aber sie hat immer noch Angst davor, was auf sie zukommt.«
- ▹ *Sasha:* »In Ordnung. Müssen wir im Hinblick auf den Arzt irgendetwas unternehmen?«
- ▹ *Millie:* »Ja. Tatsächlich ist es eine Krankenschwester.«
- ▹ *Sasha:* »Eine Schwester. Was müssen wir in Bezug auf sie tun?«
- ▹ *Millie:* »Ihre Hände kleiner machen.«
- ▹ Sasha: »Gut. Wie sollen wir das anstellen? Soll sie eine von diesen ›Schrumpf-mich-Pillen‹ aus Alice im Wunderland einnehmen?«

- ▷ *Millie:* »Ja. Diese Pille hätte eine fabelhafte Wirkung!«
- ▷ *Sasha:* »Hat das die Situation verändert?«
- ▷ *Millie:* »Ja.«
- ▷ *Sasha:* »Ist die Hand nun besser proportioniert?«
- ▷ *Millie:* »Ja.«
- ▷ *Sasha:* »Was soll dann als Nächstes passieren?«
- ▷ *Millie:* »Sie möchte sehen, ob das mit den Augentropfen in Ordnung sein wird.«
- ▷ *Sasha:* »Gut, dann nimm ihre Hand, bevor sie die Tropfen in die Augen bekommt, und fang an, die Handkante zu beklopfen. Lass sie wissen, dass du für sie da bist und dass sie diese Wölkchen hat, die das Glücksbärchi rundherum wirbeln lässt. Lass sie diese Erfahrung in aller Ruhe und Gelassenheit angehen. Sag mir, ob sich das vollständig anfühlt oder ob du weitere Hilfe beziehungsweise Unterstützung brauchst, um zum nächsten Stadium überzugehen.«
- ▷ *Millie:* »Nein, es geht ihr gut.«
- ▷ *Sasha:* »Hat sie die Augentropfen bekommen?«
- ▷ *Millie:* »Ja.«
- ▷ *Sasha:* »Ging das ganz ohne Schmerzen ab?«
- ▷ *Millie:* »Ja.«
- ▷ *Sasha:* »Das ist fantastisch. Passiert jetzt hinterher noch irgendetwas?«
- ▷ *Millie:* »Nein.«
- ▷ *Sasha:* »Großartig. Wohin möchte sie nun gehen?«
- ▷ *Millie:* »Einfach bloß nach Hause. Zurück auf ihre Schaukel.«
- ▷ *Sasha:* »Prima. Bring sie dorthin. Möchte sie noch jemand anderen dabeihaben?«
- ▷ *Millie:* »Meine Mami und meinen Vati.«
- ▷ *Sasha:* »Dann hol die beiden dazu. Was macht sie jetzt? Lacht sie, spielt sie mit irgendetwas?«
- ▷ *Millie:* »Sie schaukelt einfach nur.«
- ▷ *Sasha:* »Gut. Trägt sie ein Lächeln im Gesicht?«
- ▷ *Millie:* »Ja.«

- ▹ *Sasha:* »Nimm das Bild von ihr auf der Schaukel und gestalte es noch intensiver, damit du ein starkes Empfinden von ihrem Vergnügen und ihrem Glück erhältst. Nimm dieses Bild durch deinen Geist auf und sende ein starkes Signal durch deinen gesamten Körper, lass ihn wissen, dass die Angelegenheit bereinigt und dass dies eine positive Erinnerung ist. Schicke diese Nachricht auf die Reise durch alle deine Körperzellen, programmiere und verbinde sie auf allen Ebenen neu; anschließend sendest du das Bild in dein Herz. Mach es richtig groß und leuchtend. Welche Farben stehen mit diesem Bild in Verbindung?«
- ▹ *Millie:* »Rosa und Weiß.«
- ▹ *Sasha:* »Ah, die Farben des Glücksbärchis! Bring dieses Rosa und Weiß um das Bild herum richtig zum Leuchten. Entwickle in deinem Herzen ein wirklich starkes Gefühl dafür. Durchtränke das Bild mit aller Freiheit, aller Freude, allem Glück und der gesamten positiven Qualität dieses Augenblicks. Wenn sich das alles wirklich stark anfühlt, nimm das Bild aus deinem Herzen und sende es zurück hinaus ins Universum. Sag mir Bescheid, wenn all dies für dein Gefühl abgeschlossen ist.«

Während Millie die Arbeit durchführt, tritt eine Pause ein.

- ▹ *Millie:* »In Ordnung.«
- ▹ *Sasha:* »Fantastisch. Komm jetzt für einen Augenblick zurück. Öffne die Augen. Wenn wir wieder zurückgehen, möchte ich, dass du deine Augen schließt und ganz still bei dir die ursprüngliche Erinnerung abspielst. Dabei sollst du in allererster Linie darauf achten, ob sich irgendetwas daran verändert hat und ob an irgendeinem Punkt noch Reste der früheren Gefühlsintensität vorhanden sind. Nun spiel die Erinnerung behutsam durch.«

Während Millie die Arbeit testet, entsteht wieder eine Pause.

- ▹ *Millie:* »Ein kleines bisschen Gefühlsanspannung ist schon noch da. In den Augenblicken, als ich versuchte zu flüchten, aus der Tür rannte und unter ein paar Stühle kroch.
  Sie bekamen mich an der Taille zu fassen und zogen mich wieder drunter hervor.«
- ▹ *Sasha:* »In Ordnung, dann haben wir eine kurze Passage ausgelassen. Geh zurück in das Bild. Wo spürst du die Intensität?«
- ▹ *Millie:* »Überall im Körper. Ich bin in Panik, weil sie mich gepackt haben.«

Hier wird die Szene angehalten und die Panik ein paar Durchgänge lang beklopft.

- ▹ *Sasha:* »Nun rede mit ihr. Mit all deinen Erkenntnissen und der Klugheit, die du heute besitzt, von der Warte deines Höheren Selbst aus gesprochen, erkläre ihr, dass alles in Ordnung kommen wird.«
- ▹ *Millie:* »Jetzt geht es ihr gut.«
- ▹ *Sasha:* »Bring diesen Teil deines Selbst hinaus und setz ihn auf die Schaukel.«
- ▹ *Millie:* »Sie ist dort. Sie ist glücklich.«
- ▹ *Sasha:* »Gut. Dann teste diesen Teil der Erinnerung erneut. Kannst du sehen, wie sie dich an der Taille wieder hervorziehen?«
- ▹ *Millie:* »Nein. Es ist prima. Sie sitzt auf der Schaukel.«
- ▹ *Sasha:* »Jetzt möchte ich die ganze Arbeit noch einmal testen. Spiel die ganze Erinnerung in all ihrer Intensität vor deinem geistigen Auge ab. Wie riesige, lebendige Bilder auf einer Kinoleinwand. Stell den Ton richtig laut. Lass die Augentropfen und die Hand der Krankenschwester in Großaufnahme erscheinen.«
- ▹ *Millie:* »So sehe ich sie überhaupt nicht mehr.«
- ▹ *Sasha:* »Was siehst du? Du kannst deine Augen öffnen.«

- ▹ *Millie:* »Das Ganze sieht jetzt nach gar nichts mehr aus. Es erscheint ein wenig albern, dass ich mich in einem derartigen Zustand befunden habe!«
- ▹ *Sasha:* »Aber es war verständlich, denn du warst noch sehr klein.«
- ▹ *Millie:* »Ja.«
- ▹ *Sasha:* »Großartige Arbeit. Gut gemacht!«

Nach der Sitzung diskutierten Sasha und Millie den Zustand, ausgeliefert zu sein, der während der Behandlung angeklungen war. Millie offenbarte, dass dieses Gefühl schon ihr ganzes Leben lang ein Thema für sie gewesen war.

KAPITEL 18

WEITERE FALLBEISPIELE

Die folgenden Fallbeispiele stammen von anderen Matrix-Reimprinting-Behandlern, sie beleuchten die Wirksamkeit und zugleich Einfachheit dieser Technik. Die Namen der Klienten wurden zum Schutz ihrer Privatsphäre verändert.

Josh und die Erdnüsse

Behandlerin: Rebekah Roberts

Ich arbeitete mit einem achtjährigen Jungen namens Josh an einer Angst, die sich zunehmend negativ auf sein tägliches Leben auswirkte. Er hatte eine Nussallergie, weshalb seine Mutter ständig eine Antihistamin-Spritze bei sich tragen musste, zudem war es für beide zur täglichen Routine geworden, die Etiketten sämtlicher Nahrungsmittel dahingehend zu überprüfen, ob diese Spuren von Nüssen enthielten. Damit waren die beiden auch ganz gut klargekommen, bis zu jenem Vorfall, der Joshs Vorsicht im Umgang mit Nahrungsmitteln in pure Angst verwandelte.

Der Junge liebte Kürbiskerne, und an diesem bestimmten Tag hatte er schon ein paar Mundvoll Kürbiskerne seiner Lieblingsmarke vertilgt, als seine Mutter das Päckchen in die Hand nahm und in alarmiertem Tonfall erklärte: »Da steht drauf ›Kann Spuren von Nüssen enthalten!‹.« Tatsächlich hatte sich am Packungsinhalt nicht das Geringste geändert; die Herstellerfirma hatte mit dem neu hinzugefügten Hinweis lediglich den Deklarationsvorschriften für Nahrungsmittel besser entsprochen. In diesem Sekundenbruchteil, als er den Alarm in der mütterlichen Stimme hörte und sich bewusst wurde, dass er die Kürbiskerne ja bereits gegessen hatte, erlitt Josh einen Schock, und daraus resultierte eine neue Angst.

Über die nächsten Monate hinweg lehnte Josh immer mehr

Lebensmittel ab, bis seine Ernährung fast ausschließlich auf Bagels, Marmite, einen vegetarischer Brotaufstrich und einige wenige andere Dinge beschränkt war und er infolgedessen immer dünner wurde. Darüber hinaus litt er seitdem unter nächtlichen Panikattacken; er erzählte seiner Mutter, er habe das Gefühl, seine Kehle schnüre sich zu, sobald er sich zum Schlafen hinlegte. Das war für alle beide, Mutter und Sohn, sehr belastend.

Da seine Mutter EFT-Behandlerin war, kannte Josh das Verfahren. In der Vergangenheit hatte er es auch schon mehrfach bei anderen Themen angewandt, doch im Zusammenhang mit dieser Problematik lehnte er es ab, sich von seiner Mutter beklopfen zu lassen, er nahm auch keine Hilfe von Außenstehenden an, andere professionelle Behandler eingeschlossen. Er war ein helles Kerlchen und sehr eigenständig, eine schwierige Situation für seine Mutter, die sämtliche Hilfsmittel buchstäblich bei der Hand hatte.

Mir war klar, dass ich bei Josh woanders ansetzen musste, deshalb erzählte ich ihm bei einem gemeinsamen Mittagessen von Matrix Reimprinting und wie wir tatsächlich Zeitreisen unternehmen können, um aus der Vergangenheit herrührende Ängste zu überwinden. Josh war fasziniert, also bat ich ihn, sich den Tag auszumalen, an dem er zum ersten Mal Angst bekam, etwas zu essen, weil es Nüsse enthalten konnte. Wie die meisten Kinder besitzt auch Josh eine unglaubliche visuelle und kreative Begabung und hatte deshalb sofort ein lebendiges Bild seines jüngeren Selbst vor dem geistigen Auge. Ich sagte ihm, wir würden im nächsten Augenblick in dieses Bild hineingehen und ihm helfen. Vorher fragte ich ihn jedoch, ob er so etwas wie Superkräfte haben oder jemanden mit ins Bild hineinnehmen wollte, etwa seinen persönlichen Helden Spiderman oder jemand anderen aus dieser Kategorie. Er antwortete: »Nein, nur mich.« Für sein Empfinden hatte er bereits alles, was er brauchte.

An seinem Bagel kauend schloss Josh die Augen und stellte sich vor, zu seinem ECHO hinaufzugehen. Weil er nicht von mir beklopft werden wollte, beklopfte ich stellvertretend mich selbst. Ich sagte ihm, er solle sein ECHO fragen, wie es sich fühlte, das tat er auch, sagte mir dann jedoch, er wolle mir kein Wort davon erzählen. Ich antwortete: »Das ist vollkommen in Ordnung, ich muss nichts wissen. Sei einfach der beste Freund deines jüngeren Ich und bring ihm bei, wie das mit dem Beklopfen funktioniert.« Mehr brauchte er nicht, um davon ganz begeistert zu sein.

Zwei Minuten lang saßen wir so da, er mit geschlossenen Augen, kauend, während ich mich stillschweigend an seiner statt beklopfte. Als er fertig war, schlug er die Augen auf und meinte ganz sachlich: »Das sieht nun ein wenig glücklicher aus.« Ich fragte ihn, wie das Bild jetzt aussah, und er ließ mich wissen, das Bild habe zuerst einem jener altmodischen Bilderbücher geglichen, die beim schnellen Durchlauf der Seiten lebendig würden, einer Art Daumenkino. Als er sein ECHO beklopft habe, sei das Bild eingefroren. Es gab noch einiges an Arbeit zu tun, und Josh war glücklich, dies zu seinem neuen Projekt zu machen und schrittweise einzusteigen, um seinem jüngeren Selbst allmählich immer mehr Unterstützung zukommen zu lassen. Er beschloss, er wolle sich jedes Mal, wenn er das tat, einen Smiley-Aufkleber schenken, um sich selbst zu beglückwünschen.

Dann kam seine Mami ins Zimmer, und Josh hielt eine Matrix-Reimprinting-Sitzung mit *ihr* ab, da er sich an ihre Höhenangst erinnerte, die er auf einer Wanderung durch eine Hügellandschaft ein paar Jahre zuvor erlebt hatte. Es war wundervoll zu beobachten, dass er sich wirklich gut auf seine Arbeit verstand und dazu fähig war, auch noch seiner Mutter zu helfen.

Zwei Monate später rief ich an und sprach mit Josh und seiner Mutter, weil ich wissen wollte, wie es nun mit seinem Essverhalten aussah. Der Junge war sehr gesprächig am Telefon und, das fiel mir auf, er fühlte sich auch durchaus wohl dabei, über seine Probleme zu sprechen. Vorher war er sehr zugeknöpft gewesen – seine neue Offenheit ließ darauf schließen, dass sich einiges verändert hatte. Wie er mir erzählte, hatte er in der Zwischenzeit etliche »Zeitreisen« unternommen, seine Phobie in Bezug auf Essen war vollständig verschwunden, und er hatte Schokolade, Kekse, Kuchen, Eiscreme und

Vanillepudding gefuttert! Es machte ihn auch glücklich, nun auf eine größere Vielfalt an Nahrungsmitteln zurückgreifen zu können, darunter Gemüse, Huhn und Reis. Alles in allem war er fröhlicher, munterer, glücklicher und frei von der Angst, die seine Ernährungsweise vorher so drastisch eingeschränkt hatte.

Baby Peggy und der Kinderwagen

Behandlerin: Caroline Rolling

Margret, mittlerweile Anfang 70, hatte schon an Klaustrophobie gelitten, solange sie denken konnte. Im Auto hielt sie es auf dem Rücksitz nicht aus, in Zügen, Bussen, Flugzeugen und Schiffen überhaupt nicht; häufig fühlte sie sich unwohl an Orten, die ihr unvertraut waren, weil sie nicht wusste, wie die Fenster aufgingen oder wie sie von dort schnell wieder weg kam. Sogar das Parken in mehrstöckigen Parkhäusern stellte für sie ein Problem dar. Seitdem ihr Ehemann sie einmal versehentlich im Auto eingesperrt hatte, war ihre Situation noch schlimmer geworden. Ihre »Gefangenschaft« hatte zwar nur ein oder zwei Minuten gedauert, doch das reichte bei Weitem aus, um Margret in Panik zu versetzen. Wie sie mir berichtete, hatte sie bereits ein paar Jahre zuvor professionelle Hilfe gegen die Phobie gesucht – und dort hatte man ihr erklärt, sie habe diese Phobie nun schon so lange und werde sie deshalb auch für den Rest ihres Lebens behalten. Glücklicherweise hatte sie kürzlich von EFT erfahren und beschlossen auszuprobieren, inwieweit ihr das vielleicht helfen könnte.

Da die Erinnerung an ihr Eingesperrtsein Margret auch den Aufenthalt im Auto, ihrem einzig möglichen Transportmittel, ziemlich erschwert hatte, begannen wir unsere Sitzung genau damit. Margret bewertete ihre Gefühlsintensität bei der Erwähnung des »In-der-Falle-Sitzens« mit »höher als zehn«. Ihr Gesicht war stark gerötet, ihr Herz hämmerte, deshalb beklopften wir die körperlichen Symptome, die sie ausbildete. Nach einem Durchgang lag ihr subjektives Belastungslevel laut eigener Einschätzung bei sieben, zudem hatte ihr Gesicht einiges von seiner Röte verloren. Am Ende des zweiten Durchgangs stand das Level bei fünf. Als wir beim dritten Durchgang auf der Hälfte angekommen waren, hörte Margret mit dem Beklopfen auf und schilderte mir eine Erinnerung an sich selbst im Alter von 15 Monaten.

Ihre Mutter nahm Baby Peggy (so wurde sie damals genannt) hoch mit den Worten: »Ich habe jetzt keine Zeit, mich mit dir abzugeben, du musst jetzt schlafen«, legte sie in den Kinderwagen und zog die Abdeckung darauf fest. Margret sagte, Peggy habe nicht in dem Kinderwagen liegen wollen, sie mochte seinen Geruch nicht (er roch nach Wachstuch), außerdem wollte sie lieber mit ihrem Bruder spielen. Weiter berichtete sie, Peggy habe nicht über die Abdeckung hinaus schauen können und deshalb versucht, sie mit ihren kleinen Fingern herabzuziehen, was ihr jedoch nicht gelang. Also weinte sie los.

Ich bat Margret, Baby Peggy zu erklären, wer sie war und dass sie gekommen war, um ihr zu helfen. Margret sagte, Peggy habe das verstanden. Während ich Margret beklopfte, beklopfte sie ihrerseits Baby Peggy. Zu Beginn richteten wir unseren Fokus auf die erregte, weinende Peggy, und nachdem die Kleine sich ein wenig beruhigt hatte, beklopften wir ihren Zorn auf ihre Mutter, darüber, dass diese sie in den Kinderwagen gesteckt hatte. Ganz wichtig: Margret selbst war während dieses Prozesses nicht unglücklich oder verstört.

Als Margret sagte, Baby Peggy gehe es jetzt gut, sie verstehe nun, dass ihre Mutter in dem Moment ihr Bestes getan habe, fragte ich sie, ob Baby Peggy noch irgendetwas benötigte, um ihren Zustand zu verbessern. Sie antwortete, Baby Peggy habe sich von ihr gewünscht, sie solle ihre Mutter bitten, die Abdeckung vom Kinderwagen herunterzunehmen. Sie erfüllte ihr den Wunsch, die Abdeckung verschwand, gleichzeitig lockerten und entspannten sich Margrets Gesichtszüge wie auch ihre Körperhaltung sichtlich. Auf meine Frage, wie sich Peggy nun fühle, entgegnete sie: »Glücklich. Sie schläft jetzt.« Vor dem Abschluss dieser Sitzung prüfte ich noch Margrets Reaktion auf die Vorstellung, im Auto eingesperrt zu sein:

Sie konnte die Komik der Situation erkennen und musste tatsächlich lachen.

Ich traf Margret ein paar Tage später und nahm sie in meinem Wagen mit. Ohne im Geringsten nachzudenken, erbot sie sich, einem anderen Fahrgast Platz zu machen und auf den Rücksitz zu wechseln. Dort saß sie ganz ruhig und glücklich, bis wir ihr Fahrtziel erreicht hatten. Inzwischen benutzt sie regelmäßig einen Lift (in einem mehrstöckigen Parkhaus!) und sagt, sie fühle sich auch in ihr unbekannten Gebäuden wohl. Die ungeheure Angst, die sie über 70 Jahre lang begleitet hatte, war in ungefähr 25 Minuten verschwunden, und das bei minimaler Anspannung.

Jos Allergien

Jo Trewartha zeichnet ihre eigene bemerkenswerte Fallstudie auf …

Ich war Teilnehmerin an Karls EFT-Ausbildung, Stufe 3, und brannte richtig darauf, herauszufinden, in welcher Weise Allergiker von EFT profitieren könnten; ich selbst hatte fast mein ganzes Leben lang an einer chronischen Autoimmunerkrankung sowie Nahrungsmittelunverträglichkeiten gelitten. Karl lud mich ein, sein »Demonstrationsobjekt« für diese Sitzung zu sein, in der er traditionelle EFT und Matrix Reimprinting kombinieren wollte: mit höchst erstaunlichem Ergebnis.

Damit man die Veränderungen wirklich in ihrer gesamten Tragweite erfassen und wertschätzen kann, muss ich zunächst ein paar Worte zu den Hintergründen meines Gesundheitszustandes sagen. Kurz nach der Geburt meines wundervollen kleinen Sohnes im Sommer 2003 verschlechterte sich mein Gesundheitszustand zusehends – und blieb auf einem durchgängig niedrigen Niveau. Ich besaß praktisch keine Kraft oder Energie mehr, meine Haut war mit Schuppenflechte bedeckt, ich hatte heftige arthritische Gelenkschmerzen und konnte mich kaum alleine aus einem Sessel erheben oder laufen. Da ich ein Baby zu versorgen hatte, musste meine Gesundheit in Bestform sein. Sobald sich die eben erwähnten Probleme offenbarten, setzte ich mich selbst auf eine strenge Diät gegen Candida (Hefepilze), ohne Milchprodukte und begann mit der Einnahme von Probiotika. Diese Behandlung hatte ich zwei Jahre zuvor von einem Bewegungswissenschaftler empfohlen bekommen und damit meine Gelenke bis zu diesem schweren Wiederaufflammen der Arthritis schmerzfrei gehalten.

Während meiner Schwangerschaft hatte ich Verlangen nach Weizen, Milchprodukten und Zucker und schien glücklicherweise nicht darauf zu reagieren. Fatalerweise konnte ich meine Gelenkschmerzen auch mit der restriktiven Diät nicht lindern, die ich nach der Geburt meines Kindes wieder begann.

Bis zum Januar 2004 hatte mein Zustand lebensbedrohliche Formen angenommen; zusätzlich zu den Schmerzen und Mobilitätsschwierigkeiten hatte ich eine pustulöse Psoriasis sowie eine akute Zellgewebsentzündung und musste ins Krankenhaus. Antibiotika und Immunsuppressiva, Medikamente zur Herabsetzung der Funktionen des Immunsystems, brachten zwar die Befreiung von der Hautsymptomatik, doch hatte ich immer noch jeden Tag mit Gelenksteifigkeit, Schmerzen und Erschöpfung zu kämpfen. Völlig verzweifelt bezahlte ich im Sommer 2005 aus eigener Tasche ein kleines Vermögen für Beratungen, Tests und eine niedrig dosierte Immuntherapie bei einem Facharzt für die Behandlung von Allergien und umweltbedingten Erkrankungen. Nach einer sechstägigen Untersuchung wählte ich eine Kombination von 48 verschiedenen Nahrungsmitteln und chemischen Stoffen aus, auf die ich mich testen lassen wollte. Ich legte Unverträglichkeitsreaktionen auf alle an den Tag – nur in unterschiedlicher Ausprägung.

Denke ich an die Demonstration von Matrix Reimprinting einige Monate später zurück, erinnere ich mich genau an meinen Gedanken von damals: »Wie kann Matrix Reimprinting Nahrungsmittelunverträglichkeiten beseitigen?« Am Beginn der Sitzung stellte mir Karl die Frage, welche Nahrungsmittel mir Gesundheitsprobleme zu verursachen schienen. Wir fingen an mit konventionellen EFT und konzentrierten uns ausschließlich auf Orangensaft, ein Getränk, das ich als Kind jeden Tag genossen hatte. Dann führte mich Karl zurück zu dem Zeitpunkt, als die Symptome auftraten, und das brachte mich zu einer Erinnerung: Ich war damals 15 Jahre alt und wurde im Krankenhaus Tests unterzogen, kurz danach erhielt ich die Diagnose »Arthritis«. In meiner Vorstellung beklopfte ich mein ECHO – ich trug ein Krankenhausnachthemd, hatte stark geschwollene Knie und wartete auf die Röntgenuntersuchung.

Danach gingen wir zurück zu einem früheren ECHO von mir – als ich ein kleines Mädchen war und auf dem Bauernhof meiner Großeltern zu Besuch war. Meinem ECHO ging es mies, weil es Symptome von Asthma und Heufieber hatte. Außerdem fühlte es sich einsam, denn seine Großeltern hatten mit dem Hof sehr viel Arbeit. So konnten sie dem kleinen Mädchen keine Aufmerksamkeit widmen. In dieser Erinnerung saß ich zusammen mit meinem ECHO auf dem Sofa und beklopfte es; als wir die Szene verließen, spielte das ECHO ganz vergnügt Lego mit meinem Bruder und meinem erwachsenen Selbst.

Das nächste ECHO, dem wir uns zuwandten, war aus meinem Gefühl entstanden, dass mein Bruder letzten Endes immer mehr aufregende und interessante Geschenke bekam als ich. Ich erinnere mich, dass ich mich während des Beklopfens in diesem Teil der Sitzung selbst »reframed« habe – mit folgendem Satz: »Na ja, ich nehme mal an, er hat einfach mit größerer Lautstärke um das gebeten, was er wollte, als ich.«

Dies leitete zu einer anderen Kindheitserinnerung über: Meine Tante starb sehr jung bei einem tragischen Verkehrsunfall. Mir als sechsjährigem Kind hatte man die näheren Umstände ihres Todes verschwiegen. Als ich dann ein paar Jahre später anhand eines Zeitungsausschnitts über den Unfall die Wahrheit herausfand, war ich sehr wütend, dass ich belogen worden war. Mir hatte man gesagt, die Tante wäre ausgerutscht und hätte einen Schädelbruch erlitten. Ich beklopfte mein ECHO und hatte ein Gespräch mit meinem Vater, worin ich ihm erzählte, wie traurig das ECHO war, dass man ihm nicht die Wahrheit gesagt hatte. In der Referenztransformation hieß es dann, er habe gedacht, die kleine Jo würde nie wieder ein Auto besteigen wollen, wenn sie die Wahrheit über den Unfallhergang gekannt hätte.

Unmittelbar im Anschluss an meine Sitzung mit Matrix Reimprinting stellte ich noch keine größeren Veränderungen fest, doch fünf Nächte später erwachte ich ganz untypischerweise in den frühen Morgenstunden – unfähig, meinen linken Arm zu heben, und mit solchem Schüttelfrost, dass mir die Zähne aufeinanderschlugen. Es war keine kalte Nacht, und obwohl ich versuchte ruhig zu bleiben, bekam ich doch ein wenig Angst. Außerdem hatte ich ein Bild im Kopf von meinen armen, mit Psoriasispusteln bedeckten Beinen, das war seinerzeit im Gefolge der Zellgewebsentzündung gewesen und inzwischen einige Jahre her. Als ich darüber nachdachte, kam ich darauf, dass sich mein Arm damals auch so schwer angefühlt hatte. Das Kältegefühl blieb etliche Zeit bestehen, dann verfiel ich ins andere Extrem: Ich glühte vor Hitze, und der Schweiß rann an mir herunter. Auch diese Empfindung hielt eine Weile an. Ich vermutete eine Heilungskrise als Ursache, und Karl bestätigte mir auf meine Frage hin, das sei wohl der Fall gewesen.

Am Tag nach dieser schweren Nacht ging ich nicht zur Arbeit. Während ich zu Hause saß, kam mir ein anderes Bild in den Sinn: Ich war als kleines Mädchen auf dem Nachhauseweg von der Farm und teilte mir den Rücksitz des Autos mit einem Fasan, der in einem Beutel verpackt war. Da mir dieses Bild bedeutsam erschien, habe ich es transformiert. Ein paar Stunden später stand ich im Supermarkt und verspürte mit einem Mal das Verlangen, Fleisch zu essen – etwas, das ich seit Jahren nicht mehr getan hatte, weil mir der Gedanke daran abstoßend erschien.

Ein paar Wochen später überprüfte ich aus reiner Neugier meine Nahrungsmittelunverträglichkeiten erneut: Von den ursprünglichen 48 Substanzen, auf die ich allergisch reagiert hatte, waren nur noch Weizen, Zucker und Erdbeeren übrig geblieben.

Ich selbst versuche immer noch zu verstehen, wie die Konzentration auf diese bestimmten Erinnerungen mir geholfen hat, meine langjährigen Probleme zu beseitigen. Doch wie auch immer, ich schreibe den Fallbericht fünf Monate nach dieser kurzen Demonstration von Matrix Reimprinting, und die Ergebnisse sind stabil geblieben. Worüber ich – verständlicherweise – hocherfreut bin.

Jenny und der Kaffee

Behandler: James Robinson

Jenny litt bereits seit vielen Jahren an einer überaus seltenen Kaffeeallergie, die eine derart extreme Form angenommen hatte, dass schon ein leichter Geruch von Kaffee Jenny paralysierte. Sie war dann völlig sprech- und bewegungsunfähig, verlor die Kontrolle über Darm und Blase.

Ihre Allergie bescherte Jenny eine Menge Unannehmlichkeiten in ihrem Sozialleben, denn es durfte – natürlich – niemand in ihrer Umgebung Kaffee trinken. Bei Restaurantbesuchen mit Freunden galt dasselbe, und darüber hinaus konnte sie nur hoffen, dass auch niemand in ihrer Nähe Kaffee bestellte. An ihrer Arbeitsstelle durfte niemand mit Kaffee hantieren, wenn Jenny in der Nähe war – ja, man durfte sie nach dem Genuss von Kaffee nicht einmal ansprechen, da ja bereits der Geruch die Allergie auslöste. Es konnte für Jenny sogar schon gefährlich werden, wenn sie auf der Straße nur an einem Café vorbeiging.

Jennys Leben außerhalb ihres Zuhauses glich dem Aufenthalt in einem Minenfeld, weshalb sie für den Fall einer allergischen Reaktion immer ein Gegenmittel bei sich trug. Die Angst vor einer solchen allergischen Reaktion lauerte ständig und verfolgte sie mittlerweile schon seit etlichen Jahren. Sie hatte sämtliche Arten von Heilweisen ausprobiert: von der Schulmedizin bis zu den unterschiedlichen alternativen Heilmethoden – doch alles ohne Erfolg. Als sie zu ihrer Sitzung bei mir kam, wollte sie etwas ihr völlig Unbekanntes kennenlernen, etwas, wovon sie zuvor noch nicht einmal gehört hatte. Die Hoffnung, wirkliche Hilfe gegen ihre Allergie zu finden, hatte sie bereits aufgegeben und suchte jetzt stattdessen nur noch etwas, das ihr Leiden und die Qual wenigstens ein bisschen abmilderte.

Am Beginn der Sitzung beklopfte ich Jenny langsam und stellte ihr Fragen über ihre Allergie: wann sie begonnen und was sich ungefähr in diesem Zeitraum ereignet hatte. Beinahe sofort schob sich eine Erinnerung nach vorne in ihr Bewusstsein. Jenny hatte in einer von Gewalt und Misshandlungen geprägten Beziehung gelebt. Die hervorstechende Erinnerung aus dieser Zeit war eine Situation, in der ihr Partner sie verprügelt und mit Worten misshandelt hatte, während sie nackt war. Das hatte in ihr eine enorme Angst hervorgerufen, Jenny hatte seitdem Angst, vor irgendeinem anderen Menschen nackt zu stehen. Ich fragte sie nach ihrer gefühlsmäßigen Reaktion auf diese Erinnerung. Sie entgegnete: »Ich bin wirklich … wütend.« Wir beklopften die Wut mit konventionellem EFT, und ich ermunterte sie dazu, unterdessen ihrem Zorn Luft zu machen, bis sich etwas davon zerstreut hätte.

Dann führte ich Jenny mit Matrix Reimprinting zu jenem Punkt ihrer Erinnerung zurück, als sie nackt war und Schläge bekam. Ich bat sie, sich ihrem ECHO zu nähern, ihm zu erklären, wer sie sei, und es dann ganz fest in die Arme zu nehmen und ihm zu sagen, dass sie es liebe und hergekommen sei, um ihm zu helfen. Ich schlug ihr vor, ihr ECHO zu fragen, was es empfand. »Wut« lautete die Antwort, also beklopfte Jenny die Wut. Dann wollte Jenny von ihrem ECHO wissen, was es brauchte. Es wünschte sich jemanden, der ihren Ex-Freund verprügeln sollte, damit dieser auch einmal erfahre, wie sich das anfüht. Jenny entschloss sich, ihren Bruder zu holen, er sollte sie bei ihrer Vergeltungsaktion unterstützen, und ich ließ ihr die dafür nötige Zeit.

Als Nächstes fragte ich Jenny, ob ihr ECHO dem brutalen Ex-Partner irgendetwas mitteilen wolle, beispielsweise welche Empfindungen er in ihr ausgelöst und welche Auswirkungen sein Verhalten auf sie gehabt habe. Sie war sehr angetan von diesem Gedanken, und ihr ECHO brachte einige Zeit damit zu, seinen Gefühlen mit Zorn und Wut Ausdruck zu verleihen.

Als sie das beendet hatte, ließ ich Jenny die Gefühlslage ihres ECHOs überprüfen. Jenny antwortete, dem ECHO gehe es jetzt hervorragend, sein Zorn sei völlig verraucht und es sei von einem Gefühl des Friedens erfüllt. Sie nahm das ECHO mit an einen anderen Ort und dieses Bild wurde – wie üblich – an das Gehirn und den gesamten Körper geschickt und schließlich hinaus in die Matrix gesandt. Anschließend bat ich sie, die ursprüngliche Erinnerung aufzusuchen und mir zu berichten, was sie dort sah. Sie erzählte, dort sei nichts mehr vorhanden – nur ein Gefühl des Friedens.

Meinem Eindruck nach hatte diese Erinnerung nicht die Ursache der Allergie gebildet, aber vielleicht dazu beigetragen. Also bat ich Jenny nachzuforschen, ob ihre Kaffeeallergie aus dieser Situation hervorgegangen sei. Während sie darüber nachsann, beklopfte ich sie langsam. Dann kam Jenny zu Bewusstsein, woher ihre Kaffeeallergie stammte: Zum Schutz vor der fortgesetzten Gewaltausübung ihres Partners hatte man sie in ein Frauenhaus gebracht. Dort waren zahlreiche Menschen zugange und hatten ständig Kaffee getrunken. Folglich hatte sie der Geruch von Kaffee unterbewusst zu ihrer Angst und dem Trauma aus dieser Zeit zurückgeführt.

Ich fragte sie nach einer besonderen Erinnerung an ihre Zeit im Frauenhaus, und als sie ein klares und deutliches Bild ihrer selbst, der Umgebung und der anderen Beteiligten vor Augen hatte, führte ich sie in diese Szene mit Matrix Reimprinting. Während ich sie beklopfte, bat ich sie, zu ihrem jüngeren Selbst hinüberzugehen und ihm zu erklären, wer sie sei, und ihm zu sagen, sie sei gekommen, um ihm zu helfen. Dann forderte ich sie auf, ihr jüngeres Selbst zu umarmen und ihm zu sagen, dass sie es sehr liebe und sehr gut verstehen könne, was es durchgemacht habe und jetzt noch durchmache. Dann sollte sie ihr jüngeres Selbst noch wissen lassen, dass es mit seinem Leid nun nicht länger alleine dastehe, denn jetzt sei Jenny hier, um ihm zu helfen und alles in ihrer Macht Stehende zu tun, damit es ihm gut gehe.

Jenny fragte ihr jüngeres Selbst, was es empfinde, und beklopfte es dabei. Das jüngere Selbst äußerte Angstgefühle, also beklopften wir die Angst. Dann wollte Jenny von ihrem ECHO wissen, was wir unternehmen könnten, damit es sich sicher fühle, und ob es jemanden gebe, den wir zu seinem Schutz noch heranziehen könnten. Es wollte Vater und Bruder herbeigeholt haben, die es beide in die Arme schlossen und ihm erklärten, es sei jetzt in Sicherheit.

Ich schlug Jenny vor, wir sollten ihrem jüngeren Selbst ein paar Wünsche erfüllen. Es wollte raus aus dem Frauenhaus und draußen spazieren gehen, über ein paar wunderschöne Wiesen, auf denen es als Kind gespielt hatte. Ich forderte Jenny auf, sich Zeit zu lassen und den herrlichen Spaziergang mit ihrem jüngeren Selbst zu genießen. Sie sollte mir mitteilen, wenn sie eine Art »Stufe« erreicht hatten, damit wir dann den nächsten Schritt unternehmen könnten. Nachdem für Jennys Empfinden dieser Teil des Prozesses abgeschlossen war, umarmte sie ihr jüngeres Selbst noch einmal und versicherte ihm ihre Liebe. Dann nahm sie diese neue Erinnerung in ihren Geist auf, sandte sie durch ihren Körper, ins Herz und von dort hinaus in das Feld – wie sonst auch.

Als Jenny damit fertig war, forderte ich sie auf, in die ursprüngliche Erinnerung zurückzugehen und mir mitzuteilen, was sie dort sehe. Sie antwortete, dort sei ausschließlich die neue, glückliche und positive Erinnerung an den Wiesenspaziergang vorhanden. Um die Erinnerung zu testen, fragte ich sie, wie sie sich jetzt bei dem Gedanken an Kaffeegeruch fühle. Verblüffenderweise lautete ihre Antwort, sie fühle sich prima. Daraufhin bat ich sie, sich den Geruch von Kaffee in ihrer Nase vorzustellen, und sie zeigte absolut keine Reaktion. Das war äußerst ungewöhnlich, da bei Jenny normalerweise schon der Gedanke an Kaffee ausgereicht hatte, um eine Reaktion auszulösen.

Jenny war ganz wild darauf, ihre Fortschritte zu überprüfen. Das stand im direkten Widerspruch zu den Richtlinien, die ich während meiner Ausbildung zum Matrix-Reimprinting-Behandler gelernt hatte, und die besagen, dass man eine derart schwere Allergie überhaupt nicht testen dürfe. Doch trotz alledem – Jenny wollte die volle

Verantwortung für den Test ihrer Reaktion übernehmen und argumentierte damit, dass diese Allergie doch ohnehin jeden Augenblick ihres Lebens beherrsche und ihr der Geruch von Kaffee überdies häufig begegne. Sie hielt ihr Gegenmittel parat und instruierte mich, was ich zu tun hätte, sollte sie in den Zustand der Paralyse geraten. Daraufhin holte ich eine nagelneue, fest verschlossene Dose Kaffee und forderte Jenny auf, sie in die Hände zu nehmen und sich anzuschauen. Ich hatte mich innerlich darauf vorbereitet, jedwede Reaktion mit konventionellen EFT zu behandeln. Doch es erfolgte wieder keine – was sehr außergewöhnlich war.

Als Nächstes bat mich Jenny, die nach wie vor ungeöffnete Dose zu übernehmen und ihr unter die Nase zu halten. Ich überwachte sie unausgesetzt im Hinblick auf irgendeine Reaktion – doch es kam keine. Dann nahm ich den Deckel von der Dose. Jenny ging es immer noch prima. Ich zeigte ihr, dass die Schutzfolie noch unversehrt war; dann erklärte ich ihr, ich müsse das vor dem tatsächlichen Öffnen der Kaffeedose austesten, um sicherzugehen, dass sie keine Reaktion zeige. Jenny fühlte sich immer noch prima.

Als ich in mir vollkommene Sicherheit hatte, dass Jenny bereit war, stach ich vor ihren Augen ein Loch in die Folie, wobei ich in einer gewissen Entfernung von ihr saß. Dann schob ich die Kaffeedose immer näher zu ihr hin, während sie durch die Nase einatmete. Mit jeder Bewegung in ihre Richtung kontrollierte ich zugleich, ob sich bei Jenny irgendeine Reaktion bemerkbar machte. Langsam kam ich ihr mit der Dose immer näher, mit einem Mal schnappte sie sie mir ganz unerwartet aus der Hand, hielt sie sich direkt unter die Nase und sog den Kaffeegeruch ganz tief ein! Sie strahlte über das ganze Gesicht und konnte es nicht glauben, dass sie tatsächlich an dem Kaffee riechen und sich dabei restlos wohlfühlen konnte.

Jenny verspürte nicht das Verlangen, Kaffee zu trinken, aber ihr Leben war jetzt vollkommen verwandelt, weil sie Kaffee riechen konnte, ohne dass ein allergischer Schock ausgelöst wurde. Wie sie mir später berichtete, konnte sie sich nun eine offene Dose Kaffee unter die Nase halten und den Geruch richtig inhalieren, ohne irgendwelche physischen oder emotionalen Wirkungen zu verspüren. Sie *war* innerlich in völligem Frieden und sogar bereit, sich nackt zu zeigen.

Ich finde es ausgesprochen mutig von ihr, mich unsere gemeinsame Arbeit testen zu lassen, und danke ihr von Herzen.

Bitte bedenken Sie dabei, dass in diesem Fall außergewöhnliche Umstände eine Rolle gespielt haben und wir normalerweise davon abraten, eine derart schwere Allergie zu testen, selbst wenn der betreffende Klient darauf bestehen sollte.

Adam und der Werkzeugkasten

Behandlerin: Gina Schofield

Adam kam zu mir mit dem Problemkreis »Unentschlossenheit«. Er schöpfte sein Potenzial nicht wirklich aus und war ausgesprochen frustriert. Er war ein kreativer Mensch, gelernter Keramiker und Schreiner, hatte jedoch mit seinem Kunsthandwerk nie genug Geld verdient und stattdessen oft Aufträge als Heimwerker oder Dekorateur bei anderen annehmen müssen. Obwohl er dabei durchaus eine gewisse Befriedigung empfand, störte es ihn, dass er seine Kreativität nicht frei entfalten konnte.

Zudem hatte er Themen, was seine Finanzen anbelangte. Er war zwar immer »über die Runden gekommen«, doch hatte er kaum je das Gefühl gehabt, finanziell besonders gut dazustehen. Ich bat ihn um eine Einschätzung seines SWW-Levels (subjektiver Wahrheitswert) in Prozent von 0 bis 100 für seinen Glauben an die folgenden Aussagen: »Es ist nicht in Ordnung, mehr Geld zu haben als andere« ergab 70 Prozent; »Ich verdiene keine Liebe« kam auch auf 70 Prozent und »Es ist ungerecht« lag bei 80 Prozent.

Während er diese Kernüberzeugungen bedachte, erwähnte er plötzlich, dass er eine Ausbildung im Forstwesen begonnen, aber nicht zu Ende gebracht hatte. Im Rahmen der Ausbildung hätte er ein Praktikum im Unterrichten einer Gruppe machen müssen, was er sich jedoch nicht zugetraut hatte. Ein Freund, der ihn beschäftigte, wies ihn darauf hin, dass er seine bestehende Gruppe für dieses Unterrichtspraktikum hätte heranziehen können – und da wurde Adam klar, dass er sich selbst sabotiert hatte. Er war wirklich enttäuscht von sich, dass er den Abschluss nicht erreicht hatte, der ihm zu tun ermöglicht hätte, was er wirklich liebte: sich draußen im Wald aufzuhalten und Kinder kreativ anzuleiten.

Ich forderte ihn auf, an diese Situation zu denken und sich in die damit verbundene Emotion einzuschwingen. Er sagte, es sei Verzweiflung, und gab ihr einen subjektiven Belastungslevel von acht. Ihre Farbe war Orange, und sie hatte das Aussehen von Weizenschrot. Wir beklopften einen Durchgang lang »diese orangefarbene Verzweiflung« in seinem Bauch, wir nahmen auch Bezug auf sie in ihrer Form als Weizenschrot, was bei uns eine Menge Gelächter hervorrief und die Emotion rasch veränderte. Daraufhin prüften wir noch mal nach, und Adam meinte, die Verzweiflung sei in Enttäuschung übergegangen und sitze nun in seiner Brust. Ich wollte wissen: »Wenn sie ein Tier wäre, dann was für eines?« »Eine grob geschnitzte blaue Antilope«, entgegnete Adam. Ich fragte, was die Antilope ihm sagen wolle, und sie sagte: »Warum hast du mich nicht fertig bearbeitet? Was hat dich abgehalten? Das ist typisch für dich!«

Wir machten ein paar Durchgänge konventionelles EFT auf: »Diese grob geschnitzte blaue Antilope ist enttäuscht.« Dann fragte ich Adam, ob er glaube, Glück im Leben zu verdienen, und er bewertete die Aussage, »Ich verdiene kein Glück«, mit 80 Prozent. Ich fragte, wie es der Antilope jetzt gehe, und Adam berichtete, sie habe sich ausgestreckt und sich über seine Schultern hinweg bis in seine Arme hinein lang gemacht. Ich fragte nach ihren Empfindungen, und die Antwort lautete: »Frustration.« Dann wollte ich von Adam wissen, weshalb die Antilope nicht herauskonnte, und er erwiderte: »Ich würde sie nicht lassen.« Ich fragte, ob es daran lag, dass es draußen nicht sicher war, und er bestätigte das mit einem Ja. Auch auf meine Frage, ob es nicht sicher sei, kreativ zu sein und sein Potenzial auszuschöpfen, kam ein Ja. Dann schoss ihm blitzartig die

Erinnerung durch den Kopf, wie er als Fünfjähriger von seinem Vater einen Satz Kinder-Werkzeug geschenkt bekommen hatte; und wir gingen dorthin zurück – zu seinem ECHO.

Adam betrat die Szene. Er beschrieb, wie er einen wundervollen Werkzeugkasten voller Werkzeug für Kinderhände erhielt und sehr begeistert war. Allerdings hatte ihm sein Vater keine Werkstoffe wie Holz oder anderes zum Bearbeiten gegeben. Also beschloss der eifrige, kreative Adam mit seinen fünf Jahren, eine Reihe Nägel in die Haustürschwelle einzuschlagen, damit die Tür sich nicht mehr öffnen ließ und deshalb keine Einbrecher mehr hereinkommen konnten! Ich leitete Adam an, sein ECHO zu beklopfen, es hatte zu weinen begonnen, als sein Vater es zornig ausschimpfte, weil es die Haustür zugenagelt hatte. Das ECHO beruhigte sich rasch. Ich erkundigte mich, welche Lebenslehre der kleine Adam aus diesem Ereignis gezogen hatte, und Adam antwortete: »Ängstlich darin zu sein, etwas auszuprobieren und mich selbst auszudrücken.« Dann brach der erwachsene Adam in Tränen aus und sagte: »Das bietet mir eine umwerfende Einsicht in die Gründe, weshalb ich nie fähig war, schöpferisch tätig zu sein und meinen Lebensunterhalt damit zu bestreiten, und mir immer selbst im Weg stehe. Ich habe gelernt, dass es nicht sicher ist und dass ich bestraft werde, wenn ich kreativ bin und meinem eigenen Antrieb folge.« Adam beklopfte sein ECHO weiter. Ich forderte ihn auf, sein ECHO zu fragen, was es empfinde, und es gab zurück: »Ich kann nicht so spielen, wie ich möchte.« Das beklopften wir einen Durchgang lang.

Adams ECHO war nun schon bedeutend ruhiger. Ich schlug Adam vor, es zu fragen, was es denn anstelle des väterlichen Donnerwetters lieber gehabt hätte. Es sagte, es würde sich gerne von seinem Vater zeigen lassen, wie man die Werkzeuge gebrauche, und hätte auch gerne ein bisschen Material zum Bearbeiten. Der erwachsene Adam beklopfte im Geist seinen Vater, und sein ECHO erzählte seinem Vater, dass es sich wünschte, er würde ihm den richtigen Gebrauch der Werkzeuge beibringen. In dieser Szene war Adams Vater sehr darauf bedacht zu helfen; er hatte nicht gewusst, dass es seine Aufgabe war, seinem Sohn die Werkzeuge zu erklären, er hatte vielmehr darauf gewartet, dass der kleine Adam käme und ihn darum bäte, was dieser aber nicht getan hatte. Doch diesmal bat Adams ECHO seinen Vater um Unterstützung, und die beiden sägten zusammen spontan eine kleine Tür mit Türrahmen zurecht, worüber der kleine Adam vor Begeisterung ganz aus dem Häuschen geriet.

Anschließend forderte ich Adam auf, sein ECHO zu fragen, ob sie alle drei gemeinsam irgendetwas unternehmen wollten, woran sie Spaß hätten. Daraufhin machten sich der erwachsene Adam, sein ECHO und der Vater gemeinsam an den Bau eines Baumhauses. Als das für alle drei zu einem wirklich schönen Erlebnis geworden war, leitete ich Adam dazu an, ein deutliches Bild dieser neuen Szene in seinen Geist aufzunehmen, dann in sein Herz, wobei er die Farben und das positive Gefühl verstärken und das Bild dann in das Feld hinaussenden sollte.

Als Adam die Augen wieder geöffnet hatte und in die Gegenwart zurückgekehrt war, bat ich ihn, seine Augen noch einmal kurz zu schließen und in die Erinnerung zurückzugehen, in der ihm sein Vater das Kinderwerkzeug geschenkt hatte, um zu sehen, ob sich das Bild verändert hatte. Er sagte, es sei nun ein sehr glückliches Szenario: Der kleine Adam bitte seinen Vater, ihm den Gebrauch des Werkzeugs beizubringen, und sein Vater gehe darauf ein, indem er ihm zeige, wie man die Werkzeuge benutze, und indem er in seinem Werkzeugschuppen gemeinsam mit seinem Sohn Dinge bastle.

Wir bewerteten die frühere Verzweiflung und seine Empfindungen wie »Es ist ungerecht«, »Es ist nicht in Ordnung, mehr Geld zu haben als andere« sowie »Ich verdiene keine Liebe« und »Ich verdiene kein Glück«, wobei Adam sagte, das sei nun alles kein Problem mehr für ihn, und nur schwer glauben konnte, dass das einmal anders gewesen war.

Am Ende unserer Sitzung wirkte Adam weitaus glücklicher und präsenter. Seine Erkältungssymptome, die sich zu Beginn sehr deutlich gezeigt hatten, waren schwächer geworden, und er sprach davon, dass er sich nun in der Lage sähe, seine Probleme zu bewältigen und die Ausbildung im Forstwesen abzuschließen, und dass er kein Bedürfnis mehr verspüre, sich bezüglich seiner Kreativität selbst zu sabotieren. Aus der einen Antilope waren zwei geworden, Adam trug eine in jeder Hand, und beide waren sie ganz wild darauf, durch ihn zu wirken und zu gestalten!

Ein paar Tage darauf erzählte mir Adam, er sei nicht länger davon besessen, Secondhandläden nach Kinder-Werkzeugen zu durchwühlen, um sie seinen Söhnen zu schenken, und er fühle sich überhaupt viel mehr dazu in der Lage, die Beziehung zu seinen Söhnen zu pflegen, mit ihnen zu spielen und sich rundherum an ihnen zu erfreuen.

Über die Allergie zur Fülle

Behandlerin: Sondra Rose

Amber war Lebensberaterin und hatte schon ihr ganzes Leben lang unter Allergien und Asthma gelitten. Sie wollte an einigen frühen Erinnerungen arbeiten, um ihre Symptome zu lindern oder sie gar – so ihre Hoffnung – zu beseitigen. Sie hatte zuvor schon mit einem anderen Behandler gearbeitet und war sich der Verbindung zwischen Allergien und Angst vor der Welt bewusst. Sie war als hochsensibles Kind in einem chaotischen Vorstadthaushalt aufgewachsen, in dem es aufgrund des chronischen Geldmangels eine Menge Geschrei und Stress gab. Wir entschieden uns dafür, eine Erinnerung aus der Weihnachtszeit in Angriff zu nehmen, in der sie einen anaphylaktischen Schock erlitten hatte, nachdem sie eine halbe Paranuss gegessen hatte. Sie war damals acht Jahre alt, und der Vorfall ereignete sich, als sie bei der Familie ihres alkoholkranken Onkels zu Besuch war. Mithilfe von EFT hatte Amber in früheren Sitzungen bereits den größten Teil des mit dieser Erinnerung verknüpften Leids bewältigt, jetzt war sie gespannt darauf, Matrix Reimprinting auszuprobieren.

In ihrer Erinnerung befand sie sich in der Unfall- und Notaufnahmestation im Krankenhaus, wo sie wegen ihrer allergischen Reaktion behandelt wurde. Sie ging in das Bild hinein, trat vor ihr ECHO hin und entdeckte, dass es immer noch etwas Angst hatte, keine Luft zu bekommen, und eine gewisse Enge in der Kehle verspürte. Wir beklopften die körperlichen Symptome, bis sich das ECHO mehr entspannt hatte, dann fragten wir es, was es sonst noch benötige. Die kleine Amber mochte die kalte Umgebung des Krankenhauses nicht und wollte es verlassen. Nach Hause wollte sie allerdings auch nicht, denn dort fühlte sie sich nicht sicher, also fragte ich sie, wohin sie denn stattdessen wolle. Was daraufhin geschah, kam zwar unerwartet, aber nicht völlig überraschend, wenn man Ambers von Angst bestimmte Kindheit in Betracht zieht.

Ihr ECHO entschied sich für eine vollkommen neue Kindheit und erschuf ein Bild, in dem sie in einem teuren Londoner Stadthaus lebte. Sie hatte reiche Eltern, die ihren wirklichen Eltern zwar äußerlich glichen, aber gelassen, glücklich, liebevoll und sehr großzügig waren. Das Haus war von oben bis unten weihnachtlich geschmückt, in Rot und Gold, es gab eine Unmenge zu essen, und die wundervolle Atmosphäre von Glück und Fülle durchwehte das Haus.

Amber genoss dieses neue Bild so sehr, dass sie mehr als 15 Minuten bei ihrem ECHO blieb und das sich entfaltende Szenario in allen Einzelheiten schilderte. So gehörte auch zu diesem neuen Bild, dass praktisch jeder Weihnachtswunsch, den das kleine Mädchen je geäußert hatte, in Erfüllung ging. Und es waren auch nur diejenigen Familienmitglieder da, die das ECHO mochte. Während sie sich mit ihrem ECHO in dem neuen Bild befand, trug Amber ein glückselig verklärtes Lächeln auf dem Gesicht. Ich ließ ihr alle Zeit, die sie brauchte, und das hatte eine ungemein heilsame Wirkung.

Wir integrierten Ambers neue Gefühle, indem wir sie über ihren Atem in ihr Herz aufnahmen und das Bild und die neuen Gefühle hinaus in das Feld sandten. Anschließend bat ich Amber, die ursprüngliche Erinnerung daraufhin zu überprüfen, ob dort noch Reste der früheren Gefühlsintensität vorhanden waren. Sie fühlte sich klar und entspannt. Aus den bekannten Gründen war es nicht angebracht, ihre Paranuss-Allergie zu testen, doch das bereitete ihr keine Sorge, da diese Allergie in ihrem Alltag kein Problem darstellte. Sie wollte lieber noch mehr Zeit mit ihrem ECHO in dem neuen Bild verbringen und mehr von der dort vorhandenen Energie einsaugen.

Eine Woche danach kam Amber zu mir, völlig frappiert über die Veränderungen in ihrem Leben. In dieser einen Woche nach unserer Sitzung mit Matrix Reimprinting hatte sie die Zahl ihrer Klienten wie auch ihr Einkommen verdoppelt. Und drei Monate später hatte die Intensität ihrer Allergiesymptome beträchtlich nachgelassen, und sie benötigt ihr Asthmamittel nur selten, obwohl sie durchaus sieht, dass sie an den entsprechenden Themen noch wird arbeiten müssen.

Amber hat ihren neuen finanziellen Wohlstand aufrechterhalten und ist nun so weit, ihre Honorare zu erhöhen. Den Glauben an ihre Fähigkeit, das Gewünschte anzuziehen, hat sie vertieft und hat heute im Umgang mit Geld eine weit gelassenere Art und glücklichere Hand. Außerdem ist sie sehr an einer weiteren Arbeit mit ihren ECHOs interessiert.

Charlie und seine neue Schule

Behandlerin: Carol Crowther

Charlie ist ein sehr liebenswerter, sensibler und intelligenter elfjähriger Junge. Er liebt Fußball, ist ein hingebungsvoller Fan von Manchester United und auf spirituellem Gebiet – meiner Ansicht nach – seinen Jahren weit voraus.

Als Charlies Mutter mich bat, eine Sitzung mit ihrem Sohn abzuhalten, waren seine letzten Wochen an der Grundschule angebrochen. Charlie hatte seine Prüfungen bestanden und sollte im September aufs Gymnasium überwechseln. Er war beunruhigt wegen eines unerfreulichen Zwischenfalls mit zwei älteren Jungen aus der Gegend, denen er an seiner neuen Schule wiederbegegnen würde. Meiner Einschätzung nach eignete sich für die erste Sitzung EFT besser, und wir waren erfolgreich, als wir die Filmtechnik anwandten, die Angst aus der Erinnerung beklopften und auch jene Angst, die Charlie vor der täglichen langen Busfahrt in seine neue Schule verspürte.

Zu einem späteren Zeitpunkt nahm Charlie an einem Gespräch und einer Demonstration teil, die ich über EFT veranstaltete, und hängte dabei zur besseren Orientierung der Zuhörer ein selbst gezeichnetes Plakat mit den Klopfpunkten auf. Er lernte den gesamten Ablauf sehr schnell und schien großes Vertrauen in die Anwendung von EFT zu setzen.

Meine zweite Sitzung mit Charlie fand kurz vor seinem ersten Schultag am Gymnasium statt, über den er sich Sorgen machte. Nachdem ihm die Anwendung von EFT so mühelos zur Gewohnheit geworden war, entschied ich mich, Matrix Reimprinting mit ihm auszuprobieren. Für mein Empfinden waren die Ereignisse in diesem Zusammenhang sehr bemerkenswert und lassen sich am besten in seinen eigenen Worten wiedergeben:

»Ich machte mir Sorgen wegen des Schulanfangs in meinem neuen Gymnasium. Carol zeigte mir, wie ich meine Ängste überwinden konnte, und forderte mich auf, an eine frühere Gelegenheit zu denken, als ich Angst hatte, in die Schule zu gehen. Während sie mich beklopfte, erinnerte ich mich an meinen ersten Tag in meiner Grundschule. Ich wollte dort nicht hin. Carol ermunterte mich, in das Bild hineinzugehen, auf den Rücksitz vom Auto meines Vaters, hinter den siebenjährigen Charlie, und dort beklopfte ich seine Ängste vor der Schule.

Carol unterstützte mich dabei, mir ein Bild von mir selbst auszumalen, während ich mit meinem Vater auf dem Pausenhof stehe. Ich konnte mich selbst sehen, wie ich in meiner Schule stand, als ich sieben Jahre alt war. Mein Paps berichtete dem Lehrer, wie viel Angst ich empfand. Ich hatte meine Arme um ihn geschlungen und meinen Kopf in seine Magengrube gedrückt. Ich beklopfte mein kleines Ich, um seine Aufmerksamkeit zu bekommen. Es drehte sich herum und sah mich an, und ich erzählte ihm, wer ich war. Während ich es beklopfte, machte ich mit ihm eine Führung durch seine neue Schule. Hinterher nahm ich es mit zurück auf den Pausenhof und zeigte es seinen neuen Freunden. Danach sagte ich ihm, dass ich auf es aufpassen würde. Mein kleines Ich war sehr glücklich. Nun brachte ich es zurück zu seinem Lehrer und verabschiedete mich. Paps war inzwischen gegangen, aber das kleine Ich war immer noch sehr glücklich.

Und jetzt, wo ich so beunruhigt war wegen des Schulanfangs am Gymnasium, holte ich mein 18-jähriges Selbst, das mich in meinem neuen großen Schulgebäude herumführte und mir zeigte, wo alles ist und dass es sich um mich kümmern wird. Und für den Start an der Universität werde ich mein 21-jähriges Selbst haben!«

Josies Bedürfnis, ernst genommen zu werden

Psychotherapeutin und EFT-Behandlerin: Rachel Kent

Im Rahmen meiner psychotherapeutischen Tätigkeit habe ich Klienten mitunter dazu eingeladen, ihre »unerledigten Dinge« einem Elternteil gegenüber zum Ausdruck zu bringen, so als säße dieser mit uns zusammen im selben Raum. Daraufhin verspürten sie Erleichterung und das Gefühl, etwas abgeschlossen zu haben. Bei dem einen oder anderen kam es vor, dass er sich dagegen wehrte, weil er daran gewöhnt war, seine Eltern emotional zu stützen. Man tut das, indem man sich zurückhält, seine eigenen negativen Gefühle an den Tag zu legen. In dieser Situation habe ich den betreffenden Klienten gefragt, welchen Beistand seine Mutter oder sein Vater bräuchte, um stark genug zu sein, sich von seinen Gefühlen erzählen zu lassen, und ich bat ihn, sich vorzustellen, dass er sie hat. Das folgende Fallbeispiel demonstriert, wie ich Matrix Reimprinting bei einer Klientin angewandt habe, um an dasselbe Ziel zu gelangen – mit durchschlagendem Erfolg.

Josie kam zu mir zur EFT-Behandlung, weil sie sich als »kleine Versagerin« betrachtete. Sie hatte große Pläne für ihr Leben, hielt sich jedoch selbst von deren Durchführung ab. Bisher war es ihr noch nicht gelungen, genau auszumachen, woher das kam. Innerhalb unserer Einstiegssitzung wurde offenbar, dass Josie die Überzeugung hegte, sie würde in beruflicher Hinsicht von den Menschen nicht ernst genommen. Das hinderte sie ihrem Gefühl nach daran, Workshops für Persönlichkeitsentwicklung auf selbstständiger Basis abzuhalten.

Ich bat sie, sich eine bestimmte Erinnerung an das Gefühl, nicht ernst genommen zu werden, ins Gedächtnis zurückzuholen. Sie hatte eine Erinnerung aus jüngerer Zeit, als sie einem früheren Schulfreund von einigen sehr wirkungsvollen neuen Techniken vorschwärmte, die sie in ihrer therapeutischen Praxis ausprobierte. Dieser Freund hatte nur die Augenbraue hochgezogen und dazu einen Gesichtsausdruck aufgesetzt, in dem nach Josies Eindruck etwas wie »Ich bitte dich …« geschrieben stand. Josie empfand augenblicklich Scham und wäre am liebsten im Boden versunken, sie wünschte sich glühend, nichts gesagt zu haben. Ich lud sie ein herauszufinden, was sie jetzt gerade körperlich fühlte, und wir beklopften dieses Gefühl. Dabei verlor ihre Scham an Intensität, und Wut stieg in ihr hoch. Wir beklopften eine ganze Reihe von Emotionen, als sie zutage traten.

Während wir beklopften, kam mir der Gedanke, es könne nützlich sein, zurückzugehen zu einer früheren Erinnerung in Verbindung mit dem Thema »Nicht ernst genommen werden« und deren nachfolgender Auswirkung auf Josie. Also fragte ich sie: »Kannst du dich an eine frühere Gelegenheit erinnern, vielleicht aus dem Kindesalter, als du nicht ernst genommen wurdest, und was das für ein Gefühl war?« Josie legte eine gedankenvolle Pause ein und blickte dabei zu Boden. Ich sah ihr Gesicht rot anlaufen. »Was hast du für eine Erinnerung?«, forschte ich nach. Josies Atmung wurde unregelmäßig, und sie rang nach Worten. Wir klopften währenddessen weiter.

Josie erzählte mir Folgendes: Sie war ungefähr sieben Jahre alt und saß in ihrem Elternhaus am Küchentisch im Kreis ihrer Familie, bestehend aus: Eltern, älterem Bruder und Schwester. Sie diskutierten alle miteinander über irgendetwas, sie hatte allerdings nicht mehr im Kopf, worum es sich bei dem Gespräch drehte, denn das war auch nicht das Entscheidende. Josie hatte ihrem Empfinden nach einen wirklich wichtigen Gesprächsbeitrag zu leisten und wartete auf eine Pause, um ihn anzubringen. Sie schienen alle gleichzeitig zu reden, und Josie spürte, sie würde platzen, wenn sie ihre Gedanken nicht loswerden konnte. Endlich ergab sich in dem Gespräch eine Pause, und Josie brachte ihre Sache vor, doch sie verhedderte sich dabei und vergaß den wesentlichen Punkt, weil sie so lange darauf hatte warten müssen, an die Reihe zu kommen. Es waren gleich mehrere Dinge, die ihr in dem Moment auffielen und die für sie eine emotionale Ladung trugen. Zum Ersten sah ihr Vater sie nicht an, während sie sprach, zum Zweiten runzelte er die Stirn, was ihr immer das Gefühl gab, im Unrecht zu sein. Zum dritten hatten ihr Bruder und ihre Schwester Blicke getauscht und dabei ein leicht belustigtes Lächeln aufgesetzt. Josie fühlte sich vernichtet und war schamerfüllt. Sie hatte es vermasselt, und keiner nahm sie ernst.

Ich fragte sie, ob ich sie direkt beklopfen dürfe, und sagte ihr, sie könne ihrem siebenjährigen Selbst vielleicht dabei helfen, diese Verletzung loszulassen. Ich wusste auch, dass sie diese Überzeugung »Keiner nimmt mich ernst« würde tatsächlich verändern können, indem sie die in ihr eingeschlossene, mit dieser Erinnerung verbundene Energie freisetzte.

Ich beklopfte Josie und bat sie, sich ihr siebenjähriges Selbst vor ihr inneres Auge zu holen und mir zu erzählen, was es anhatte und wo im Raum es sich befand. Josie beschrieb ein kleines Mädchen mit fahlbraunem Haar, das ein grünes Kleid und Ballerinas an den Füßen trug. Dann erklärte sie ihrem siebenjährigen ECHO, wer sie war und was sie vorhatte. Ihr ECHO war damit sehr einverstanden. Josie begann es zu beklopfen, und sie spürte ihre gefühlsmäßigen Verletzungen zunächst stärker werden und dann allmählich dahinschwinden. Ich forderte Josie auf, herauszufinden, was ihr ECHO brauchte. Hatte sie das Bedürfnis, mit jemandem über ihre Empfindungen zu sprechen? Die kleine Josie wollte ihren Vater wissen lassen, wie verletzt sie war. Außerdem wollte sie sich von ihm ernst genommen sehen, wenn sie etwas zu sagen hatte. Doch irgendetwas hielt sie davon ab, die Dinge auszusprechen. Ich fragte, was denn zuerst geschehen müsse. Josie hatte das Gefühl, ihren Vater in Schutz nehmen zu müssen, und meinte, er würde sich schämen, wenn sie ihre Verletztheit und ihre Wut zum Ausdruck brächte, und das könne sie nicht ertragen. Was also musste passieren?

Plötzlich hatte sie den Gedanken, dass ihr Vater, wenn er ebenfalls beklopft würde, dadurch genug Unterstützung erführe, um ihr zuhören zu können. Folglich beklopfte die ältere Josie ihren Vater und bat ihn, sich anzuhören, was die kleine Josie zu sagen hatte und sie ernst zu nehmen. Die kleine Josie empfand große Erleichterung darüber, dass ihr Papa Unterstützung erhielt, und so konnte sie ihm gegenüber endlich ihre Verletztheit und ihre Wut zum Ausdruck bringen.

Was sie dann erlebte, war zutiefst heilsam, denn ihr Vater sagte, er bedaure es sehr, dass die Familie sie in dieser Weise behandelt habe, weil sie das Nesthäkchen war. Sie hatte eine vertrauliche Unterredung mit ihm, wobei ich sie weiter beklopfte.

Als dieser Punkt für Josie geklärt war, erkundigte ich mich, was sonst noch geschehen solle. Josie sagte, sie sehe ihren Bruder und ihre Schwester an, um festzustellen, ob es noch etwas gebe, das sie ihnen erklären wolle. Doch da die beiden miterlebt hatten, was mit ihrem Vater vorgegangen war, hatte sich ihr Gesichtsausdruck verändert und das Lächeln einer sehr ernsthaften Miene Platz gemacht. Und endlich hatte Josie das Gefühl, ernst genommen zu werden. Sie weinte vor Erleichterung und meinte, sie müsse ihrer Familie verzeihen, wie sie sie behandelt hatte.

Es wurde ein wunderschönes neues Bild geschaffen – Josie beschloss, sie sollten alle zusammen an jenen Strand gehen, wo sie im wirklichen Leben so oft ihre Ferien verbracht hatten. Nur bestand diesmal ein Unterschied: Josie fühlte sich genauso wichtig wie der Rest ihrer Familie und blieb mit einer freudvollen neuen Erinnerung zurück.

Nachdem das neue Bild in das Feld hin ausgesandt war, forderte ich Josie auf, zu der ursprünglichen Erinnerung zurückzukehren und zu prüfen, ob dort noch Reste von Verletzung oder Scham vorhanden seien. Sie sagte, sie wehre sich dagegen, das alte Bild wieder heraufzubeschwören, weil es ihr bedeutungslos erscheine. Nun hatte sie eine herrliche Erinnerung, die ihr Kraft und Energie schenkte.

Ein paar Wochen danach sprach ich mit Josie und erkundigte mich, wie der Kurs verlaufen sei, den sie gerade abgehalten hatte. Sie strahlte mich an. Sie hatte Selbstvertrauen gespürt, einen guten Kontakt zu den Teilnehmern aufgebaut und war definitiv ernst genommen worden.

Izzy und das Einhorn

Behandlerin: Emma Summers

Wir machten Campingurlaub in Frankreich, und unser Zelt stand unmittelbar am Rand eines Waldgebiets. Meine neunjährige Tochter Izzy hatte gehört, dass es in dieser Gegend Wildschweine geben sollte, und das jagte ihr, wenn es auf die Schlafenszeit zuging, allmählich immer mehr Angst ein. Als wir ein paar Nächte dort verbracht hatten, erregte sie sich furchtbar über ein »Schnüffelgeräusch«, das sie mitten in der Nacht gehört hatte. Deshalb musste sie dringend zu jemand anderem ins Bett flüchten.

Am folgenden Abend um die Schlafenszeit fürchtete sie sich vor etwas, das sie als »Warzenschweine« bezeichnete. Trotz unserer zahlreichen Versicherungen, dass Warzenschweine erstens ausgesprochen scheu, der Campingplatz wirklich sicher und die Erwachsenen alle unmittelbar in der Nähe seien, war sie nicht zu beruhigen und weigerte sich, alleine zu bleiben. Ich entschied mich dazu, ein bisschen Matrix Reimprinting anzuwenden – Izzy mag es lieber als konventionelles EFT, da es ihrer lebhaften Fantasie entgegenkommt.

Ich ließ Izzy die Augen schließen und begann sie zu beklopfen. Dann forderte ich sie auf, sich ihr zukünftiges Selbst in dieser Nacht im Zelt vorzustellen. Ich fragte sie, wie es dem zukünftigen Selbst zumute sei. Sie entgegnete, es habe Angst, es könnten Warzenschweine in das Zelt eindringen. Ich wollte wissen, ob es noch jemanden mit in das Bild holen wollte, um Izzy im Schlaf zu beschützen – vielleicht Engel, Licht oder ein bestimmtes Tier (schließlich weiß ich ja, wie sehr sie Tiere liebt). Das zukünftige Selbst wollte ein Pferd bei sich haben. Auf meine Frage, welche Farbe das Pferd haben solle, kam die Antwort, es solle ein Schimmel sein. Also ermunterte ich sie dazu, sich ein weißes Zauberpferd vorzustellen, das neben der schlafenden Izzy wachte und sie vor allen erdenklichen Warzenschweinen beschützte.

Anschließend erkundigte ich mich bei der zukünftigen Izzy, ob die schlafende Izzy zu ihrer Sicherheit noch irgendetwas anderes benötige. Sie sagte, das weiße Pferd strahle ein weißes Licht aus, das sie einhülle, und außerdem habe es ein Horn. Ich fragte, ob es ein Einhorn sei, und sie bejahte das. Dann wollte ich wissen, ob das Einhorn einen Namen habe, und sie sagte, es heiße Starlight (nach der Figur aus einem ihrer Lieblingsbücher). Also forderte ich sie auf, sich die schlafende Izzy vorzustellen, wie sie dalag, eingehüllt in einen weißen Lichtschein, der von Starlight ausging, der die ganze Nacht direkt neben ihr stehen bleiben würde, um sie vor ihrer Angst vor Warzenschweinen zu beschützen. An dieser Stelle wirkte Izzy sehr beruhigt und zufrieden mit ihrer Visualisierung, daher ließ ich sie das Bild in ihre Zellen aufnehmen, es hinunter in ihr Herz bringen und von dort aus ins Universum schicken.

Nach dieser Sitzung war Izzy einverstanden, dass ich ihr einen Gutenachtkuss gab und das Zelt verließ. Am nächsten Morgen hatte ich das Ganze schon beinahe vergessen, bis Izzy spontan damit herausplatzte, dass es »funktioniert« habe und sie wegen der Warzenschweine kein bisschen beunruhigt gewesen sei. An diesem Morgen unternahm sie zum ersten Mal sogar einen kleinen »Sondierungsgang« am Waldrand entlang. Und während unseres ganzen restlichen Aufenthalts war auch keine Rede mehr von irgendeiner Angst vor irgendwelchen Warzenschweinen.

Carol und die Liebe ihrer Mutter

Behandlerin: Carol Hayes

Carol, eine intelligente und selbstbewusste Frau in mittleren Jahren, war gerade dabei, sich ihre eigene Existenz als Trainerin und Beraterin aufzubauen. Sie war Therapeutin und hatte schon eine Menge an sich selbst gearbeitet, kam jedoch zur EFT-Behandlung, wenn sie Unterstützung von außen benötigte. Die Anlässe, die sie zu mir geführt hatten, zu den beiden hier beschriebenen Sitzungen, waren unterschiedlich, doch die Kernerinnerung, die hochkam, war – wie so oft – dieselbe. In der ersten Sitzung wandten wir die EFT-Filmtechnik an, und in der zweiten nahmen wir dann noch Matrix Reimprinting dazu. Beide Behandlungen waren enorm befreiend und nutzbringend, doch ergaben sich wesentliche Unterschiede, die der Betrachtung wert sind.

Carols erste Sitzung war eine »EFT-Notfallbehandlung«. Am Morgen des Tages, an dem sie abends einen öffentlichen Vortrag halten sollte, um ihre Arbeit zum ersten Mal in ihrem lokalen Umfeld zu präsentieren, wurde ihr bewusst, dass sie entsetzliche Angst verspürte. Da sie Erfahrung im Umgang mit Öffentlichkeit und als Leiterin von Workshops besaß, war ihr klar, dass es sich um etwas Außergewöhnliches handeln musste. Als ich wissen wollte, was sie empfand, bei der Vorstellung am Abend vor einer größeren Gruppe zu stehen, kam die Antwort: »Ich kann mich selbst nicht sehen. Ich bin nicht dort.« Sie brach in Tränen aus. Als ich sie nach einer Erinnerung fragte, aus der ihr dieses Gefühl vertraut war, kam sie sofort auf einen Vorfall aus ihrer Kindheit.

Carol war die Älteste, sie hatte mehrere Geschwister. In ihrer Erinnerung stand sie in der Küche ihres Elternhauses und war vielleicht fünf oder sechs Jahre alt. Ihre Mutter hatte ihr den Rücken zugewandt, weil sie mit irgendetwas beschäftigt war, und als Carol sie etwas fragte, erhielt sie keine Antwort. Daraufhin platzte Carol damit heraus, dass ihre Mutter nie Zeit für sie habe. Ihre Mutter entgegnete ihr, auch wenn sie so viel zu tun habe, liebe sie Carol, und ihre Tochter würde immer etwas ganz Besonderes für sie sein. Man könnte meinen, das wäre eine positive Erinnerung – nicht jedoch für die erwachsene Carol. »Ich glaubte ihr kein Wort«, sagte sie.

Zuerst wandten wir die Filmtechnik der konventionellen EFT an. Wir beklopften die hochkommenden Gefühle, darunter »Ich bin unsichtbar« und »In meiner Familie ist kein Platz für mich«. Dann gelangten wir zu der Kernüberzeugung: »Ich verdiene es nicht, zu atmen. Mich sollte es gar nicht geben.« Carol musste lachen, als ihr bewusst wurde, dass es unter diesen Umständen nicht verwunderlich war, dass sie sich selbst nicht dabei sehen konnte, wie sie am selben Abend vor der Gruppe stand!

Wir beklopften ihre Überzeugungen rund um das Thema »Ich verdiene es nicht, zu atmen oder zu existieren«, und ihr subjektives Belastungslevel sank von zehn auf null. Sie erkannte, dass ihre Mutter zum damaligen Zeitpunkt tatsächlich nichts Besseres hätte sagen können, und dann konnte sie sich selbst plötzlich sehen: Sie stand am Abend strahlend vor ihrer Zuhörerschaft und wurde gesehen, gehört und geschätzt. Ihre Veranstaltung war dann auch wirklich von Selbstvertrauen getragen und brachte ihr viele neue Klienten ein.

Ein paar Monate später kam Carol wieder zu mir, weil sie ganz allgemein das Gefühl hatte, von ihrer Arbeit erdrückt zu werden. Auch diesmal hatte sie einen wichtigen öffentlichen Auftritt vor sich, bei dem sie ein neues Produkt herausbringen wollte. Sie war völlig verzweifelt und gab der Intensität des Gefühls eine Zehn. Beim Blick in ihr Inneres traf sie auf diese beiden Ängste: Angst vor dem Erfolg und Angst vor dem Versagen. Die »Angst vor dem Erfolg« war unterfüttert von dem Glaubenssatz: »Ich muss erfolgreich sein«, und die Angst vor dem Versagen von: »Ich bin eine Betrügerin«. Wir beklopften diese Gefühle, um etwas von der vorherrschenden Emotion abzubauen.

Als ich Carol nach einer Erinnerung fragte, stieg dieselbe Szene in der Küche wieder in ihr hoch. Das überraschte sie einigermaßen, schließlich hatte sie geglaubt, damit fertig zu sein. Ich erklärte ihr, dass in dieser Erinnerung noch ein ECHO vorhanden sein musste, mit dem wir arbeiten sollten und auf das wir mithilfe von Matrix Reimprinting wieder zurückkommen könnten, um zu sehen, was dann geschehen würde. Dieser Gedanke faszinierte sie, und so begab sie sich gespannt in ihre Erinnerung zurück.

Ich forderte Carol auf, sich ihrem ECHO vorzustellen und ihm zu erklären, dass sie gekommen war, um ihm zu helfen. Das ECHO hieß die große Carol willkommen, und sie gingen gemeinsam in den geschützten Raum des ECHOs, in sein Schlafzimmer. Das ECHO saß auf dem Schoß der großen Carol und lernte von ihr, seine »magischen Punkte« zu beklopfen. Dem ECHO gefiel es sehr gut auf Carols Schoß, doch bald hüpfte es herunter und lief hinunter, um nach seiner Mutter zu suchen. Das ECHO erklärte seiner Mutter, was es mit den »magischen Punkten« auf sich hatte, und dann gingen sie gemeinsam hinauf ins Schlafzimmer. Dieses Mal nahm das ECHO auf dem Schoß seiner Mutter Platz, und die große Carol saß still neben ihr. Das ECHO beklopfte seine Mutter, und diese war imstande, ihre Liebe zu der Tochter in einer Weise auszudrücken, dass sie wirklich bei dem ECHO ankam. Ihre Mutter hielt sie lange Zeit in den Armen, und sie schauten miteinander zum Fenster hinaus, auf das Wasser, und fühlten sich in Liebe verbunden, ohne dabei irgendwelchen Druck zu empfinden.

Nachdem Carol eine ganze Weile heiter und gelassen gewesen war und wir geklärt hatten, dass sich das ECHO nichts weiter wünschte oder benötigte, lenkte sie ihre Aufmerksamkeit auf die Gegenwart zurück.

Carol war ganz benommen von dem Glück dieser neuen Beziehung zu ihrer Mutter. Sie hatte den »Ich-glaub-ihr-kein-Wort«-Teil ihrer selbst geheilt. Vorher hatte sie mit 100 Prozent ihres Verstandes erfasst, dass ihre Mutter sie liebte und alles ihr Mögliche getan hatte, doch nun fühlte sie es auch in ihrem Herzen. Unnötig zu erwähnen, dass die Glaubenssätze »Ich muss erfolgreich sein« und »Ich bin eine Betrügerin« ebenfalls in sich zusammengebrochen waren. Denn nachdem Carol die Liebe ihrer Mutter so reichlich erfahren hatte, gab es nichts mehr, was diese Überzeugungen noch weiter hätte nähren können. Und so kehrte Carol mit neuem Optimismus und frischer Energie an ihre Arbeit zurück.

Beide Sitzungen haben funktioniert und beide waren hilfreich. Doch nach Carols Empfinden hat Matrix Reimprinting eine tiefe Verletzung in ihr wirklich geheilt. Die befreienden Ergebnisse dieser Sitzungen bestehen noch weiter, sie haben nicht zuletzt eine aufrichtigere Beziehung Carols zu ihrer Mutter nach sich gezogen.

John und die Asthmaanfälle

John Bullough wendete Matrix Reimprinting bei sich selbst an …

Im letzten Sommer verabschiedete ich mich von Medikamenten, die ich einige Jahrzehnte lang regelmäßig benutzt hatte: Dosieraerosole mit Inhalationssprays auf der Basis von Steroiden und Antihistaminika sowie von den oral einzunehmenden Medikamenten. Ich begann meine Heuschnupfen- und Asthmasymptome ausschließlich mit EFT zu behandeln. Dabei erzielte ich gute Anfangserfolge, denn die Symptome klangen beim Beklopfen immer ab, hatten allerdings auch die Tendenz, jedes Mal zurückzukehren, wenn ich mich selbst wieder Pollen aussetzte. Auch meine anderen Allergien, beispielsweise gegen Katzenhaare, Hausstaubmilben, Rauch und Duftstoffe, schienen den EFT gegenüber ausgesprochen resistent zu sein – nach sechs Monaten ohne die gewohnten Medikamente hatten sie sich eher verschlimmert. Nichtsdestoweniger entschied ich mich dafür, nicht lockerzulassen, schließlich war ich überzeugt davon, die Kernprobleme, die meinen Allergien zugrunde lagen, schließlich doch noch aufzuspüren.

An einem Tag in der letzten Woche erwachte ich um 5 Uhr mit einer verstopften Nase und Atemnot, nachdem ich am Tag zuvor im Garten gearbeitet hatte. Nachdem ich die Symptome selbst einige Durchgänge lang beklopft hatte, ging ich zu einer Version der S-L-O-W EFT über (wobei ich kontinuierlich jeweils immer nur einen Punkt beklopfte und das ein bis zwei Minuten lang, die Augen hielt ich geschlossen) und erlaubte sämtlichen alten Bildern/Filmen, die mit den Symptomen/Gefühlen verbunden waren, an die Oberfläche zu kommen. Was da überraschenderweise hochstieg, war eine eher verschwommene Erinnerung an eine Szene, als mein Vater und meine Stiefmutter lautstark miteinander stritten und ich hilflos danebenstand, ich muss damals ungefähr fünf Jahre alt gewesen sein.

Ich versuchte, einen bestimmten Film zu finden, um daran zu arbeiten, sodass ich die EFT-Filmtechnik hätte einsetzen können, jedoch ohne Erfolg. Mein Gedächtnis ist angefüllt mit zahllosen solcher Streitereien, die reichlich über meine Kinderjahre und die Teenagerzeit verstreut sind. Die meisten sind zu einem Kaleidoskop aus bösen Blicken, lautem Geschrei, von Wut gekennzeichneter Körpersprache, jähen Bewegungen und Türenknallen verschmolzen, und jede einzelne davon ruft in mir ein Gefühl der Unberechenbarkeit und die Angst vor physischer Gewalt hervor. Inzwischen weiß ich, dass meine Hauptbewältigungsstrategie als kleines Kind darin bestand, zu dissoziieren, mich in Luft aufzulösen, zu verschwinden, nicht weiter zu existieren. Vielleicht sind meine Erinnerungen an meine Kindheit deshalb sehr verschwommen. Da ich also nichts Bestimmtes zur Hand hatte, erfand ich ein kurzes (zweiminütiges) Szenario und nannte es den »Mami-und-Papi-Gruselfilm«.

Das Kind in dem Film war etwa fünf Jahre alt, so alt war ich ungefähr, als ich zu meinem Vater und meiner Stiefmutter kam, um bei ihnen zu leben. Bis zu diesem Zeitpunkt hatte ich bei meiner Großmutter gelebt, denn meine Mutter war mit Tuberkulose in ein Pflegeheim gebracht worden, als ich zehn Monate alt war. (Sie hat sich von dieser Krankheit nie wieder erholt.) Das klang nach einer perfekten Gelegenheit, Matrix Reimprinting anzuwenden. Also stellte ich mir vor, wie mein 61-jähriges Selbst das fünfjährige Kind beklopft und es nach seinen Gefühlen fragt. Mein kleines Selbst konnte mir zwar keine Bewertung seiner Gefühlsintensität liefern, war aber eindeutig stark verängstigt. Also beklopften wir den Filmtitel mehrere Durchgänge lang, wobei mein erwachsenes Selbst zu der Vermutung gelangte, dass das heftige italienische Temperament meiner Stiefmutter der Auslöser gewesen war.

Genau an diesem Punkt ging meine »Atemnot« plötzlich in einen ausgewachsenen Asthmaanfall über. Da bekam ich die Angst des Fünfjährigen dann im vollen Umfang zu spüren, während ich in Sorge geriet, ob ich diesen Anfall überleben würde, den ich offenbar durch das Beklopfen hervorgerufen hatte. Und je länger wir die Angst vor den Gefühlsausbrüchen meiner Stiefmutter beklopften, desto schlimmer wurde mein Asthma! Im Rückblick kann ich sagen, das war einer der schauderhaftesten Asthmaanfälle meines Lebens. Wie ich aus meiner Erfahrung als Therapeut glücklicherweise wusste, zeigt eine Symptomverschlechterung oftmals an, dass man sich auf der richtigen Fährte befindet, und außerdem sind Ausdauer und Beharrlichkeit lebenswichtig, also zwang ich mich zum Durchhalten. Als mein ziemlich rechthaberisches Erwachsenen-Ich schließlich wieder genug Geistesgegenwart hatte, um mein fünfjähriges ECHO zu fragen, wovor es denn so viel Angst hatte, antwortete es geradeheraus: »Ich habe Angst vor Papas Gebrüll. Ich habe Angst, dass er mich schlägt.« In dem Moment, als wir diese Angst beklopften, verschwand das Asthma beinahe völlig! Ein Anfall wie dieser war noch nie derart schnell vorübergegangen, auch nicht mithilfe der stärksten Medikamente.

Mein erwachsenes Selbst hatte absolut keine Ahnung, dass das Gebrüll meines Vaters das dem Asthma zugrunde liegende Hauptproblem war, obwohl es heute – wie ich zugeben muss – ziemlich offensichtlich erscheint. Außerdem fand ich während des Beklopfens heraus, dass mein fünfjähriges Selbst nicht ohne Unbehagen sagen konnte: »Ich akzeptiere mich selbst voll und ganz« oder gar »Ich bin ein guter Junge«, aber sehr glücklich war bei dem Satz: »Oma liebt mich über alles.« Und später dann mit viel Emotion: »Oma und John lieben mich über alles.«

Beim darauf folgenden Beklopfen stellte sich heraus, dass mein ECHO eine tiefe Zuneigung für meine Stiefmutter empfand, die es als liebevolles, warmherziges, mütterliches und frauliches Wesen erfahren hatte, ebenso wie als kraftvollen körperlichen Schutzwall gegen die Wutausbrüche meines Vaters. Heute kann ich mich mit alledem identifizieren, da ich es direkt von meinem ECHO gehört habe, damals jedoch empfand ich es als vollkommene Überraschung, die sich mir nicht in Worten, sondern eher als ein erinnertes Gefühl mitteilte.

Wir beklopften dann noch meine Gefühle jedem meiner Elternteile gegenüber – und mein fünfjähriges Selbst war sehr glücklich über die Erkenntnis, dass Wut und Frust meines Vaters seine tiefe Liebe zu uns allen verdeckten. Die beiden Gefühle spiegelten in gewisser Weise den Schmerz über den Verlust seiner Frau wider, die kaum ein Jahr zuvor an ihrer Tuberkulose gestorben war. Wir beendeten das Beklopfen mit einem Bad in einem See aus Liebe, wobei ich (61- und fünfjährig) ein Plüschtier fest an mein Herz drückte, einen Stoffhund, den meine Frau und ich auf dem Bett liegen haben, ihn auf die Nase küsste und einen mächtigen Strom von Liebe in beide Richtungen fließen fühlte.

Obwohl Klienten von mir häufig Entlastung in diesem Ausmaß erleben – für mich war es das erste Mal, und ich fand es ungeheuer befreiend. Das Ermutigendste an dem Ganzen ist vielleicht das: Wenn ich heute im Geiste in jene Zeit zurückgehe, als ich fünf Jahre alt war, ist das ein ganz anderes und sehr positives Gefühl.

Ein Jahr später fügte John noch folgenden Zusatz an:

Ich habe weiter mit EFT an meinem Asthma gearbeitet und bin seit über zehn Monaten vollkommen befreit von Asthma, das auf Pollen oder Hausstaubmilben zurückgeht. Anderen Allergenen gegenüber habe ich zwar immer noch eine gewisse Empfindlichkeit, bin aber voller Hoffnung, dass ich mithilfe einer Kombination aus Matrix Reimprinting und anderen mit EFT verbundenen Techniken im Lauf der Zeit auch noch diese ein für alle Mal loswerde.

Bitte beachten Sie, dass das nächste Fallbeispiel anschauliche Beschreibungen der Terroranschläge vom 9. September 2001 enthält. Überspringen Sie diesen Text, falls Sie von Natur aus empfindsam oder leicht erregbar sein sollten.

Claire und die Zwillingstürme

Behandlerin: Susie Shelmerdine

Claire suchte mich auf, weil sie Hilfe brauchte: Sie hatte Depressionen – diese waren bei ihr festgestellt worden, nachdem sie am 11. September 2001 lebend aus den Zwillingstürmen des World Trade Center herausgekommen war. Man hatte sie zu einem Psychologen, einem Spezialisten für Kognitive Verhaltenstherapie, überwiesen. Claire empfand jedoch Angst vor dem Termin, weil sie nicht darüber sprechen wollte, was sie an jenem Tag gesehen und gehört hatte. Ihre Freundin hatte ihr vorgeschlagen, es zuerst mit Matrix Reimprinting zu versuchen.

Claire teilte mir mit, dass sie weder schlief noch ausging und ihr Leben auseinanderzubrechen schien. Sie erzählte mir von einem bestimmten Bild, das sie verfolgte. Jedes Mal, wenn sie die Augen schloss, war es wieder da. Das Bild zeigte sie selbst, außerhalb der Zwillingstürme. Sie hatte aus dem einen der beiden flüchten können und stand draußen, als der Schock sie traf. Zu diesem Zeitpunkt wusste sie nicht, was passiert war. Sie fragte mich, ob sie in das Bild hineingehen müsse, und ich versicherte ihr, sie brauche das erst zu tun, wenn sie innerlich wirklich dazu bereit sei. Dann fragte sie, ob sie ein Paar solch roter Zauberschuhe haben könne, wie sie Dorothy in *Der Zauberer von OZ* hatte, um aus dem Bild herauszukommen. Wir beschlossen, eine »Trainingsrunde« zu absolvieren, einmal in das Bild hineinzugehen und wieder heraus, um Claire die Sicherheit zu geben, es jederzeit wieder verlassen zu können. Wir froren das Bild ein und brachten den Versuch erfolgreich hinter uns. Als wir das nächste Mal in das Bild hineingingen, konnte Claire ihr ECHO sehen. Ich erinnerte sie daran, dass sie gekommen war, um ihrem

ECHO zu helfen auf der Basis der Kenntnisse, die ihr am heutigen Tag bewusst zur Verfügung standen.

Claire stellte sich ihrem ECHO vor und fing sofort mit dem Beklopfen an. Ihr ECHO war verstört und verzweifelt, doch als sie ihm vorschlug, zusammen woandershin zu gehen, weigerte es sich, den Ort zu verlassen. Wir erklärten dem ECHO, die ganze Welt stehe still, während wir ihm halfen, und es ging ihm gut damit, aber es wollte dort bleiben, wo es war. Es wiederholte immer wieder: »Es ist alles falsch. Es ist alles so falsch.« Claire beklopfte das ECHO weiter, bis es sich beruhigt hatte. Anschließend erklärte sie dem ECHO, was an diesem Tag geschehen war – es wusste nun, dass es sich um einen Terroranschlag handelte und dass die Zwillingstürme einstürzen würden. Das ECHO glaubte ihr nicht, und sie beklopften seinen Schock und seine Angst. Dann brachte Claire eine Zeitungsausgabe vom Tag danach in das Bild, um ihrem ECHO anhand der Fakten die Realität des Anschlages belegen zu können. Währenddessen beklopfte sie es die ganze Zeit weiter.

Zu diesem Zeitpunkt war das Bild noch immer eingefroren. Wir diskutierten darüber, ob wir es wieder weiterlaufen lassen sollten, und alle beide, Claire und ihr ECHO, mussten ihre Angst davor beklopfen. Sie hielten sich an den Händen und versicherten einander gegenseitig, dass sie es würden durchhalten können. Ich erinnerte beide daran, dass sie das Bild einfrieren konnten, wann immer sie wollten. Claire erlaubte der Szene, sich zu entfalten, und ihr ECHO reagierte sehr emotional. Dann verließ es die Szene. Es war das Geräusch, das sie traumatisiert hatte, die dumpfen Aufschläge der Menschen, die aus den Zwillingstürmen heruntersprangen. Dieses Geräusch war Claire in den Ohren geblieben. Sie ging gemeinsam mit ihrem ECHO zurück in das Bild, und sie beklopften die Gefühle, die das Geräusch hervorgerufen hatte. Während sie die Gefühle beklopften, erwähnte Claire, dass durch die Menschen, die sprangen, Helfer daran gehindert wurden, in das Gebäude vorzudringen. Plötzlich sagte sie: »Oh, mein Gott, das waren Engel. Sie haben die Leute daran gehindert, das Gebäude zu betreten. Auch wenn sie sich selbst nicht mehr retten konnten, haben sie vielleicht anderen das Leben gerettet.« Sie dankte ihnen. Dann ging sie mit ihrem ECHO aus dem Bild heraus. Sie brauchte Zeit zum Nachdenken.

Nach einer Pause kehrten Claire und ihr ECHO in das Bild zurück. Sie meinte, sie könne jetzt überall, wo sie hinschaue, Engel sehen. Dann sagte sie, auch wenn das der furchtbarste Tag ihres Lebens gewesen sei, nun könne sie Licht in diesem Bild sehen, das sie zuvor nie wahrgenommen hatte. Nun konnte sie den Mut und die Tapferkeit erkennen, die die Menschen an diesem Tag bewiesen hatten; sie hatte zwar davon sprechen hören, das aber bisher nie erkannt. Ihr ECHO wollte nicht an einen neuen Ort seiner Wahl, sondern sich lieber Claire anschließen, in diesem neuen Bild von dem Anschlag, das für Mut, Tapferkeit und Licht stand.

Nach der Sitzung war Claire völlig fertig. Als wir uns ein paar Tage später sprachen, erzählte sie, sie habe in der ersten Nacht schwere Träume gehabt, aber in den beiden darauffolgenden Nächten durchgeschlafen. Sie sagte, sie besitze nun mehr Energie und fühle sich jeden Tag wieder mehr wie sie selbst.

Claire hatte noch eine weitere Sitzung bei mir, bei der es um ihre Wut über bestimmte Ereignisse im Umfeld des Terroranschlags ging. In der Zwischenzeit konnte sie – mit Zustimmung ihres Arztes – ihre Antidepressiva absetzen. Sie hat beschlossen, sich etwas Zeit zu nehmen, um ihr Leben zu genießen und sich an ihrer Familie zu erfreuen.

Joes Angst vor dem Siegen

Behandlerin: Susie Shelmerdine

Joe ist Golfprofi, er kam zu mir, weil er mithilfe von EFT sein Handicap verbessern wollte. Er hatte zuvor mit Sportpsychologen und kognitiven Therapeuten an seinem »mentalen Spiel« gearbeitet, durchaus erfolgreich, und er war ganz offensichtlich skeptisch, ob EFT seine Leistung würde verbessern können.

Während seiner ersten Sitzung fiel mir auf, dass er erwähnte, er empfinde Hochachtung vor seinem Trainer und sei stolz darauf, gegen andere Golfer anzutreten, die er bewundere. Seine Ausdrucksweise ließ nicht darauf schließen, dass er glaubte, es ihnen gleichtun oder sie gar übertreffen zu können. Ich wollte von ihm wissen, wie es sich für ihn anfühlen würde, gegen sie zu gewinnen. Er antwortete zögerlich, das wäre fantastisch. Durch weiteres Nachfragen stellte sich heraus, dass er sich selbst immer für einen Durchschnittsspieler gehalten hatte – gut, aber nichts Besonderes.

Joe erzählte mir, dass eines seiner Idole ihn für sein Spiel gelobt habe. Er hatte das allerdings nicht für bare Münze genommen, sondern als Nettigkeit des anderen eingestuft. Er hatte ein bestimmtes Bild von dieser Erinnerung, daher forderte ich ihn auf, das Bild einzufrieren und sein Selbst darin zu beklopfen.

Der Joe in diesem Bild wirkte still, in sich gekehrt und wie jemand, der überhaupt kein Selbstvertrauen besaß. Er stellte sich seinem jüngeren Selbst vor und erklärte ihm, wer er sei und weshalb er da war. Als er sein jüngeres Selbst beklopfte, lernte er eine Angst kennen: die Angst, seinem Potenzial nicht zu genügen. Zugleich begriff er, dass das Nichtsiegen auch einen Vorteil hatte – wenn er gewann, musste er nämlich eine Rede halten.

Das führte uns zu drei damit verknüpften Erinnerungen: zu dem Augenblick, als Joe während einer Rede zum Sieg die Worte im Hals stecken blieben, dem Moment, wo er während einer Siegerehrung über seine eigenen Worte stolperte, und zu einem Referat in der Schule, das nicht gut gelaufen war. Joe ersetzte jede dieser Erinnerungen durch ein glückliches und positives Bild. Dazu stellte ich ihm Hausaufgaben, die er bis zur nächsten Sitzung erledigen sollte.

In den beiden auf unsere Sitzung folgenden Wochen hatte Joe zwei Turniere zu bestreiten. Beim ersten wurde er Dritter und freute sich über dieses Ergebnis, wollte aber nicht gewinnen. Er beschloss, seine Siegesrede niederzuschreiben und zu üben und währenddessen seine Angst zu beklopfen. Wir wendeten das

Protokoll Zukunfts-Matrix-Reimprinting an, Joe stellte sich eine applaudierende Menschenmenge vor und seine Idole, wie sie ihm gratulierten.

Das zweite Turnier gewann er. Er spielte das Spiel seines Lebens. Seine Siegesrede hinterher ging glatt, und er machte sich auf, um ein weiteres Turnier zu gewinnen.

Jetzt, wo ich seine Geschichte schriftlich festhalte, hat Joe erst ein Drittel seiner Turniere in diesem Jahr gespielt und seine persönliche Zielvorgabe bereits überboten.

EPILOG

MATRIX REIMPRINTING UND WELTVERÄNDERUNG

In diesem Buch haben wir Ihnen eine Einführung in Matrix Reimprinting gegeben – mit dieser Technik können Sie Ihre Vergangenheit umschreiben und Ihre Zukunft verwandeln. Wir haben Ihnen aufgezeigt, wie wir alle durch ein gemeinsames Energiefeld verbunden sind und wie ein ECHO (ein *Energetic Consciousness Hologram*, ein Energetisches Bewusstseinshologramm) entsteht, indem sich aufgrund einer traumatischen Erfahrung ein Teil unseres Bewusstseins abspaltet und sich in dieses Feld (oder die Matrix) verlagert. Und wir haben beschrieben, in welcher Weise sich diese ECHOs auf unsere Überzeugungen über uns selbst und unser Leben auswirken, genau wie auf unsere Gesundheit und unser Wohlbefinden auf jeder Ebene. Außerdem haben wir Ihnen eine einzigartige Technik und Protokolle an die Hand gegeben, mit deren Hilfe sie den Zustand ihrer physischen und emotionalen Gesundheit verändern können.

Wir möchten Sie noch darauf hinweisen, dass Sie durch die Anwendung dieser Protokolle mehr erreichen als einfach nur Ihre eigene Gesundheit und Ihr persönliches Glück. Wie wir schon hervorgehoben haben, sind die positiven Bilder in Ihrem Feld weit mächtiger als die negativen. Indem Sie die Verantwortung für die Transformation Ihrer eigenen Bilder übernehmen, nehmen

Sie Einfluss auf das Ganze – wenn man die Auffassung des allgemeinen Verbundenseins durch das gemeinsame Feld, die Matrix, zugrunde legt. Darüber hinaus hat eine ganze Zahl von Matrix-Reimprinting-Behandlern mit Versuchen begonnen, wie man diese Techniken zugunsten anderer Menschen einsetzen kann. Die Praxis, energetische Techniken stellvertretend für andere anzuwenden, ist nicht neu, und daher könnte Matrix Reimprinting in Zukunft durchaus die Fähigkeit einschließen, die ECHOs seiner Freunde, Familie, von Tieren oder Katastrophenopfern zu beklopfen, um ihnen zu helfen, das Trauma, das sie festhalten, loszulassen.

Abschließen möchten wir gerne mit einem Gedicht von Hazel Trudeau, sie war Lehrgangsteilnehmerin bei Karl und bringt ihre Vision von Matrix Reimprinting mit den Mitteln der Poesie weit wortgewandter zum Ausdruck, als wir es mit nüchterner Prosa könnten:

THE MATRIX

Wise Ones told me of »The Field« – an inner place I could explore.
So I went beyond my thinking mind, to learn and find out more …

This storehouse for my memories of near and distant past,
A multi-coloured library, a vault deep, wide and vast.

A blaze of action movies, each playing out a scene,
Every possible scenario, drama, play and theme.

Some were pure and beautiful – they took my breath away,
Sacred holy places where I'll go, my dying day.

Others bruised my senses, tore in two my aching heart:
Little children trapped, ignored, alone and set apart.

Desperate, frightened ECHOs – little beings from the past,
Impregnated long ago, now locked in, iron cast.

Stored away through trauma, at times I could not cope,
A battlefield of drama, beyond a young mind's scope.

Those ECHOs in the shadows whispered poison to my life,
Which manifested trouble, fear, dis-ease and painful strife.

DIE MATRIX, ÜBERTRAGEN INS DEUTSCHE

Weise Menschen sprachen mir von »dem Feld« – einem inneren
Ort, den es für mich zu erforschen gelte.
Also begab ich mich über die Grenze meines denkenden
Verstandes, um zu lernen und mehr zu erfahren …

Dieser Speicher meiner Gedanken aus naher und ferner
Vergangenheit,
eine kunterbunte Bibliothek, eine Höhle, tief, gewaltig und
unermesslich weit.

Actionfilme in großer Fülle, jeder umfasst ein Ereignis,
jedes erdenkliche Szenario, Drama, Schauspiel und Thema.

Manche rein und schön – sie raubten mir den Atem,
sakrale, heilige Plätze, wohin ich an meinem Sterbetag gehen werde.

Andere verschlugen mir die Sinne, rissen mir das schmerzende
Herz entzwei:
Kleine Kinder eingesperrt, missachtet, einsam und verlassen.

Verzweifelte, verängstigte ECHOs – kleine Wesen aus der
Vergangenheit,
vor langer Zeit empfangen, nun eingeschlossen, in Eisenguss.

Eingesperrt durch Traumata, in Augenblicken, die ich nicht
verkraften konnte,
ein Schlachtfeld, Drama, unmöglich zu bewältigen für den
jugendlichen Verstand.

Diese ECHOs träufelten aus ihren Schatten heraus Gift in mein Leben,
das Probleme schuf, Angst, Un-Wohlsein und schmerzhaften
Unfrieden.

I knew I had to face them: I'd been distracted far too long,
Developed body troubles, felt my life had gone all wrong.

Inside I felt so frightened, yet dared to free myself,
For I sensed beyond the ECHOs lay an ocean of great health.

So painful step by painful step I worked to integrate
Each part of me: methodically, I changed the Matrix state.

With tools in mind, armed with light, I helped each little being
To find their way to happiness … I felt my body freeing!

Pockets of stagnant energy, caught in my Auric field
Began to shift, let go, release, then into love they yield.

Breathing, freeing, working through every painful tale,
ECHO led to ECHO on a synergistic trail.

Link by link the pain was healed, my ECHOs gained new choices,
What a joy to sense and hear new hope within their voices.

Ich wusste, ich musste mich ihnen stellen: Ich war viel zu lange
abgelenkt,
entwickelte körperliche Beschwerden, hatte das Gefühl,
mein Leben sei ein einziger Fehlschlag.

In meinem Inneren war solche Angst, dennoch wagte ich es,
mich zu befreien,
denn ich fühlte, jenseits der ECHOs erstreckt sich ein Meer
völliger Gesundheit.

Einen schmerzhaften Schritt nach dem anderen integrierte ich
Stück für Stück
jeden Teil meiner selbst: So veränderte ich methodisch den
Zustand der Matrix.

Werkzeuge parat, bewaffnet mit Licht, half ich jedem dieser
kleinen Wesen,
seinen Weg ins Glück zu finden … Ich fühlte meinen Körper frei
werden!

Unmengen stockender Energie, gefangen in meiner Aura,
begann sich zu verlagern, loszulassen, frei zu werden, um sich
dann in die Liebe zu verwandeln.

Atmen, befreien, sich durch jedes schmerzliche Geschehen
arbeiten,
ECHO führte zu ECHO auf einem Pfad der Synergie.

Mein Schmerz fand Heilung Stück für Stück, meine ECHOs
konnten wählen,
was für eine Freude, die neue Hoffnung in ihren Stimmen
erklingen zu hören.

It took some time to work it out. Divine I felt was guiding,
To show the way to another day without the need for hiding.

Love the mighty healer had dissolved my worldly pains,
A perfect flow, and unto me many outstanding gains.

My spirit wove its magic, I attracted what I asked,
Animated by divinity, in peace all day I basked.

As nature flowed encompassing, my every cell now sings
My heart beats time, in unity, at oneness with all things.

Gratitude spills from my heart, I feel aligned and neat,
But most of all, worth more than gold, at last I feel complete!

Es brauchte Zeit, die Arbeit zu vollenden. Geführt vom Göttlichen,
das mir den Weg zu einem neuen Tag zeigt, an dem ich mich nicht mehr zu verstecken brauchte.

Liebe, die mächtige Heilerin, hat meine weltlichen Schmerzen erlöst,
ein vollkommener Fluss, und mich erwartete viel Wundervolles.

Mein Geist wob seinen Zauber, ich zog an, was ich ersehnte,
zum Leben erweckt durch die Göttlichkeit, schwelgte ich den ganzen Tag in Frieden.

Weil die Natur alles umfasste, durch alles strömte, singt nun jede meiner Zellen,
mein Herz schlägt im Gleichtakt, ist eins mit allen Dingen.

Mein Herz fließt über vor Dankbarkeit, ich fühle mich verbunden und gereinigt,
doch was am meisten zählt und mit Gold nicht aufzuwiegen ist: Ich fühle mich endlich vollständig!

Und zum guten Schluss eine Erinnerung: Wenn Sie sich selbst ändern wollen, müssen Sie die von uns in diesem Buch vorgestellten Techniken *anwenden*. Sie nur zu kennen wird keines der Traumata erlösen, die Ihre ECHOs festhalten. Und in jedem Fall wird Ihre regelmäßige Anwendung dieser Techniken bei Ihnen einen Wandel auf vielen Ebenen herbeiführen.

Wir wünschen Ihnen Frieden für den Verlauf Ihrer Reise mit Matrix Reimprinting.

ANHANG

DANKSAGUNG

Sasha und Karl möchten an dieser Stelle ihren Dank aussprechen:

Gill Edwards, für ihre freundliche Bereitschaft, ein Vorwort für dieses Buch zu schreiben und ihre Meinung dazu abzugeben.

Rebekah Roberts, nicht nur für das Transkribieren der Live-Sitzungen, vielmehr auch für ihre Liebe und Unterstützung.

Sharon King für ihren Beitrag über Geburts-Matrix-Reimprinting.

Ted Wilmont für seine Freundschaft und sein Feedback.

Colm Devlin bei www.aametbuzz.com für seine umfangreiche Unterstützung.

Allen Behandlern, die mit den uns zugesandten Fallbespielen zu diesem Buch beigetragen haben.

Der ganzen Matrix-Reimprinting-Gemeinschaft.

Hazel Trudeau für ihr Gedicht *Matrix Reimprinting*.

Gary Craig und Roger Callahan für ihren phänomenalen Beitrag zum Thema »Energetische Psychologie« und das Konzept für EFT und TFT – »Wir stehen auf den Schultern von Giganten!«

Bruce Lipton, David Hamilton, Rupert Sheldrake, dem Institute of HeartMath, Gregg Braden, Dawson Church und Robert Scaer für die Inspiration, die wir durch ihre Arbeiten erfuhren.

Unser Dank geht auch an unsere wunderbare Redakteurin Lizzie Hutchins, die einen unschätzbar wertvollen Beitrag zu diesem Buch geliefert hat. Ihre Klarheit, Genauigkeit und Achtsamkeit für Details sind unvergleichlich, und es war uns eine Ehre, mit Ihnen zusammenzuarbeiten.

Dank an all die fantastischen Mitarbeiter bei Hay House – Michelle Pilley, Amy Kiberd, Marielle Kalamboussis, Monica Meehan, Diane Hill, Jo Burgess, Jo Lal und Joanna Lincoln – nicht nur für die Veröffentlichung dieses Buches, vielmehr auch für all die harte Arbeit daran und ihre großartigen Ratschläge während seines Entstehungsprozesses.

Sasha möchte auch noch folgenden Personen danken:

Meinem Lebenspartner Rupert Wood dafür, dass er mir den Rücken stärkt bei allem, was ich tue. Ich liebe dich immer.

Mum, Dad und Veronica, für eure Liebe und Unterstützung, insbesondere während der Endphase der Arbeit an diesem Buch.

Meinen Brüdern Ben und Daymo – ich liebe euch beide von Herzen.

Brett Moran, Karl Dawson, Rebekah Roberts, Sasha Care, Fiona Shakeela Burns, Chris Gleed-Owen, Susie Shelmerdine und Sharon King für eure Freundschaft und Unterstützung.

Pete Yates und Anna Ingham bei www.heartyoga.co.uk für ihre Hilfe bei meiner Erweckung!

Harry Massey, Peter Fraser, Bruce Robertson, Andrea Evans und Sarah Turner bei NES für ihre Unterstützung dabei, mein Verständnis von menschlichen Körper-Feldern zu erweitern.

ANMERKUNGEN

Kapitel 1

1. Braden, Gregg, *The Divine Matrix*, Hay House, 2007, S. 26
2. Sheldrake, Rupert, *The Presence of the Past*, Inner Traditions, Bear and Company, 2000, S. 198
3. Ibid., S. 199
4. Ibid., S. 132
5 Ibid., S. 162
6. Ibid., S. 167
7. Ibid., S. xvii
8. Ibid., S. 160
9. Ibid., S. 175
10. *Swarm: Nature's Incredible Invasion: One Million Heads, One Beautiful Mind*, BBC documentary, 2009
11. Hicks, Esther und Jerry, *Ask and It Is Given*, Hay House, 2005, S. 84

Kapitel 2

1. Hamilton, David, *It's the Thought that Counts*, Dr David R. Hamilton, 2005; reissued Hay House, 2007, S. 20
2. Dossey, Larry, *Healing Breakthroughs*, Piatkus, 1993
3. Ibid., S. 76 f.
4. Ibid.
5. Pert, Candace, *Everything You Need to Know to Feel Good*, Hay House 2007, S. 29
6. Ibid., S. 30
7. Ibid., S. 32
8. Ibid.
9. Hamilton, David, op. cit., S. 43
10. Ibid., S. 46
11. Ibid., S. 107
12. Childre, Doc, and the Institute of HeartMath, *The Inside Story*, HeartMath, 2003, S. 18

13. Ibid., S. 5
14. Ibid., S. 24
15. Childre, Doc/Martin, Howard/Beech, Donna, *The HeartMath Solution*, HarperCollins, 1999, S. 33
16. Ibid.
17. Ibid., S. 2 f.
18. Childre, Martin and Beech, op. cit., S. 36
19. Ibid., S. 38
20. Pearsall, Paul, *The Heart's Code*, Thorsons, 1998, S. 7 f.
21. Lipton, Bruce, *Biology of Belief*, Mountain of Love, 2005, S. 50
22. Church, Dawson, *The Genie in Your Genes*, Elite Books, 2007, S. 27
23. Lipton, op. cit., S. 51
24. Ibid.
25. Church, op. cit., S. 33
26. Lipton, op. cit., S. 135
27. Church, op. cit., S. 25
28. Lipton, op. cit., S. 167 f.
29. Lipton, Bruce, ›The wisdom of the cells: Part 3‹, from *The Wisdom of Your Cells*, Sounds True, 2006–7

Kapitel 3

1. Church, Dawson, *The Genie in Your Genes*, Elite Books, 2007, S. 34
2. Lipton, Bruce, *Biology of Belief*, Mountain of Love, 2005, S. 148
3. Church, op. cit., S. 71
4. Childre, Doc, and the Institute of HeartMath, *The Inside Story*, HeartMath, 2003, S. 21
5. Scaer, Robert, *The Body Bears the Burden*, Haworth Medical Press, 2001; second edition, 2007, S. 2
6. Ibid., S. 5
7. Ibid., S. 7
8. Ibid., S. 6 f.
9. Ibid., S. 10 ff.

10. Ibid., S. 17
11. Ibid., S. 19
12. Ibid.

Kapitel 5

1. Scaer, Robert, *Trauma, Transformation and Healing* [DVD], 2008
2. Ibid.
3. Hamilton, David, *How Your Mind Can Heal Your Body*, Hay House, 2008, S. 48
4. Ibid., S. 49

Kapitel 6

1. Hamilton, David, *How Your Mind Can Heal Your Body*, Hay House, 2008, S. 49

Kapitel 11

1. Church, Dawson, *The Genie in Your Genes*, Elite Books, 2007, S. 33

Kapitel 14

1. Pearce, Joseph Chilton, *The Biology of Transcendence*, Park Street Press, 2004, S. 27

Kapitel 16

1. Hartmann, Silvia, *The Advanced Patterns of EFT*, DragonRising 2002, S. 134

VERZEICHNIS DER QUELLEN

BÜCHER:

Braden, Gregg, *The Divine Matrix: Bridging Time, Space, Miracles, and Beliefs*, Hay House, 2007.
Deutscher Titel: *Im Einklang mit der göttlichen Matrix. Wie wir mit allem verbunden sind,* Koha, Burgrain 2007.

Byron Katie/Mitchell, Steven, *Loving What Is*, Rider, 2002.
Deutscher Titel: *Lieben was ist: wie vier Fragen Ihr Leben verändern können,* Goldmann, München 2002.

Childre, Doc, *The Inside Story: Understanding the Power of Feelings,* HeartMath, 2003.

Childre, Doc/Martin, Howard/Beech, Donna, *The HeartMath Solution*, HarperCollins, 1999.
Deutscher Titel: *Die HerzIntelligenz-Methode: Gesundheit stärken, Probleme meistern – mit der Kraft des Herzens,* VAK Verlag, Kirchzarten, 3. Auflage 2010.

Church, Dawson, *The Genie in Your Genes: Epigenetic Medicine and the New Biology of Intention*, Elite Books, 2007.
Deutscher Titel: *Die neue Medizin des Bewusstseins: Wie Sie mit Gedanken und Gefühlen Ihre Gene positiv beeinflussen können,* VAK Verlag, Kirchzarten 2008.

Dossey, Larry, *Healing Breakthroughs: How Your Attitudes and Beliefs Can Affect Your Health*, Piatkus, 1993.

Eden, Donna, *Energy Medicine: How to Use Your Body's Energies for Optimum Health and Vitality*, Piatkus, 2008.

Edwards, Gill, *Living Magically*, Piatkus, 1992.

Edwards, Gill, *Pure Bliss: The Art of Living in Soft Time*, Piatkus, 1999.

Edwards, Gill, *Wild Love*, Piatkus, 2006.

Edwards, Gill, *Life is a Gift: A Practical Guide to Making Your Dreams Come True*, Piatkus, 2007.

Feinstein, David/Eden, Donna/Craig, Gary, *The Healing Power of EFT and Energy Psychology*, Piatkus, 2006.

Feinstein, David/Eden, Donna/Craig, Gary, *The Promise of Energy Psychologie*, Penguin, 2005.
Deutscher Titel: *Klopf die Sorgen weg!,* rororo, 2007.

Fraser, Peter H./Massey, Harry/Parisi Wilcox, Joan, *Decoding the Human Body-Field*, Healing Arts Press, 2008.
Gates, Donna, *The Body Ecology Diet*, Batus, 1996.
Hamilton, David, *It's the Thought That Counts: The Astounding Evidence for the Power of Mind over Matter*, Dr. David R. Hamilton, 2005.
Deutscher Titel: *Achte auf deine Gedanken: Warum der Geist die Materie beherrscht,* Ullstein, Berlin 2011.
Hamilton, David, *How Your Mind Can Heal Your Body*, Hay House, 2008.
Deutscher Titel: *Achte auf Deine Gefühle: Wie der Geist den Körper heilt*, Ullstein, Berlin 2012.
Hamilton, David, *Why Kindness is Good for You*, Hay House, 2010.
Hartmann, Silvia, *The Advanced Patterns of EFT*, DragonRising, 2003.
Hay, Louise, *Heal Your Body*, Hay House, 1994.
Deutscher Titel: *Heile deinen Körper: Seelisch-geistige Gründe für körperliche Krankheit und ein ganzheitlicher Weg, sie zu überwinden,* Lüchow Verlag, Bielefeld 2009.
Hay, Louise, *You Can Heal Your Life*, Hay House, 2004.
Deutscher Titel: *Heile Dein Leben,* MVG, München 1995.
Hicks, Esther und Jerry, *Ask and It Is Given*, Hay House, 2005.
Deutscher Titel: *Wünschen und bekommen: wie Sie Ihre Sehnsüchte erfüllen,* Allegria, Berlin 2005.
Lipton, Bruce, *The Biology of Belief*, Mountain of Love, 2005.
Deutscher Titel: *Intelligente Zellen: Wie Erfahrungen unsere Gene steuern,* Koha, Burgrain 2006.
McNeil, Frank, *Learning with the Brain in Mind*, Sage, 2008.
McTaggart, Lynne, *The Field: The Quest for the Secret Force of the Universe*, HarperCollins, 2001.
Deutscher Titel: *Das Nullpunkt-Feld, Auf der Suche nach der kosmischen Ur-Energie,* Goldmann, München 2007.
Millman, Dan, *The Way of the Peaceful Warrior*, H. J. Kramer, 1991.
Deutscher Titel: *Der Pfad des friedvollen Kriegers,* Ansata, München 2009.
Millman, Dan, *Sacred Journey of the Peaceful Warrior*, H. J. Kramer, 1991.
Deutscher Titel: *Die Rückkehr des friedvollen Kriegers,* Heyne, München 2004.
Millman, Dan, *Wisdom of the Peaceful Warrior: A Companion to the Book That Changes Lives*, H. J. Kramer, 2007.

Deutscher Titel: *Die Weisheit des friedvollen Kriegers: die Vollendung auf dem Pfad der Selbstverwirklichung,* Ansata, München 2007.

Pearce, Joseph Chilton, *The Biology of Transcendence: A Blueprint of the Human Spirit*, Park Street Press, 2004.
Deutscher Titel: *Die Biologie der Transzendenz: eine Blaupause des menschlichen Geistes,* Arbor Verlag, Freiamt 2004.

Pert, Candace, *Molecules of Emotion: Why You Feel the Way You Feel,* Pocket Books, 1999.
Deutscher Titel: *Moleküle der Gefühle: Körper, Geist und Emotionen,* Rowohlt, Reinbek 2001.

Pert, Candace, *Everything You Need to Know to Feel Good*, Hay House, 2007.

Robertson, Stewart, *The Book of Reframes*, Lulu, 2008.

Scaer, Robert, *The Body Bears the Burden: Trauma, Dissociation and Disease*, Haworth Medical Press, 2001; 2.Aufl., 2007.

Sheldrake, Rupert, *The Presence of the Past: Morphic Resonance and the Fields of Nature*, Inner Traditions, Bear and Company, 2000.

Tolle, Eckhart, *The Power of Now: A Guide to Spiritual Enlightenment*, Mobius, 2001.
Deutscher Titel: *Jetzt! Die Kraft der Gegenwart,* Kamphausen, Bielefeld 2003, 8. Aufl.

ANDERE MEDIEN:

Becker, Greg/Massey, Harry, *The Living Matrix*, DVD, The Living Matrix and Becker, Massey, 2009.

Byrne, Rhonda, *The Secret – Das Geheimnis,* DVD, Horizon Life Success, 2007.

Chasse, Betsy/Vicente, Marc/Arntz, William, *What the Bleep Do We (K) now!? – Ich weiß, dass ich nichts weiß,* Horizon Film Distribution, 2004.

Eden, Donna, *Energy Medicine Kit*, Sounds True, 2004.

Lipton, Bruce, *As Above, So Below: An Introduction to Fractal Evolution*, DVD, Spirit 2000, 2005.

Scaer, Robert, *Trauma, Transformation and Healing,* DVD#4, in: Look, Carol, *A Vibrational Approach to Healing Pain and Illness*, DVD-Set, 2008.

Swarm: Nature's Incredible Invasion: One Million Heads, One Beautiful Mind, BBC documentary, 2009.

Takikawa, Debby, *What Babies Want*, DVD, Hannah Peace Works, 2006. Auch mit deutschen Untertiteln erhältlich.

ZEITSCHRIFTENARTIKEL:

Bruce Lipton, »The wisdom of the cells: Parts 1, 2 and 3«, www.brucelipton.com, Extrakt aus *The Wisdom of Your Cells: How Your Beliefs Control Your Biology*, Audio-Kurs auf acht CDs, Sounds True, www.soundstrue.com, 2006–7.

AUSBILDUNG, TRAINING, BEHANDLUNG FÜR MATRIX REIMPRINTING:

Die weltweiten Trainer für Matrix-Reimprinting und auch deutsche Behandler finden Sie im Internet unter: www.matrixreimprinting.com

KOMMENTIERTES QUELLENVERZEICHNIS:

Die neun besten Bücher und DVDs, um Ihr Verständnis der in diesem Buch dargestellten Inhalte zu vertiefen (die Reihenfolge ist beliebig):

Braden, Gregg, *Im Einklang mit der göttlichen Matrix. Wie wir mit allem verbunden sind,* Koha, Burgrain 2007. Eine verständliche und sehr leicht zugängliche Erklärung des wissenschaftlichen Hintergrundes der Matrix.

Church, Dawson, *Die neue Medizin des Bewusstseins: Wie Sie mit Gedanken und Gefühlen Ihre Gene positiv beeinflussen können,* VAK Verlag, Kirchzarten 2008. Eine detaillierte wissenschaftliche Darstellung des Gebiets der Epigenetik mit Informationen über die wissenschaftlichen Hintergründe der Energetischen Psychologie.

Hamilton, David, *Achte auf Deine Gefühle: Wie der Geist den Körper heilt*, Allegria, 2012. Dieses Buch enthält eine Fülle wissenschaftlicher Experimente, die die erstaunliche Macht des Geistes über den Körper belegen.

King, Sharon, *Heile deine Geburt, heile dein Leben*, Lotus Press, 2018. Dieses Buch enthält eine Fülle von Informationen rund um das Thema Schwangerschaft und Geburt. Darüber hinaus werden Sie, auch anhand vieler Fallbeispiele, in die Technik des Geburts-Matrix-Reimprinting eingeführt.

The Living Matrix, DVD, The Living Matrix and Becker, Massey, 2009. Eine innovative Dokumentation zur Erforschung der Matrix mit Interviews von Bruce Lipton, Rupert Sheldrake, Lynne McTaggart, zahlreichen anderen Wissenschaftlern und auf diesem Gebiet führenden Köpfen.

Lipton, Bruce, *Intelligente Zellen: Wie Erfahrungen unsere Gene steuern*, Koha, Burgrain 2006. Das Buch bietet eine leicht verständliche wissenschaftliche Darstellung, wie unsere Gedanken unsere Biologie beeinflussen. Es gibt eine Einführung in die Epigenetik und zeigt auf, dass nicht nur unsere Gene alles beeinflussen. (Auch als DVD und Audio-Buch erhältlich.)

Ortner, Nicolas und Jessica, *Try It on Everything*, DVD, Try It Productions, 2008. Diese herausragende DVD präsentiert Jack Canfield, Joseph Mercola, Carol Look, Bruce Lipton und viele andere. Sie bietet eine ausgezeichnete Einführung in EFT.

Scaer, Robert, *The Body Bears the Burden: Trauma, Dissociation and Disease*, Haworth Medical Press, 2001; 2. Aufl. 2007. Mithilfe dieses Buches können Sie Ihr Wissen über Traumata und Angststarre-Reaktionen erweitern. Kaufen Sie jedoch die zweite Auflage, da sich die erste nicht wirklich an wissenschaftliche Laien richtet.

Sheldrake, Rupert, *The Presence of the Past: Morphic Resonance and the Fields of Nature*, Inner Traditions, Bear and Company, 2000. Eine detaillierte Darstellung des wisssenschaftlichen Hintergrunds der morphischen Felder und der morphischen Resonanz. Ein wundervolles Buch für Menschen mit wissenschaftlicher Denkweise.

WEITERE EMPFEHLENSWERTE MEDIEN:

Allenby, Sasha, *Joyful Recovery from Chronic Fatigue Syndrome/ME: Accelerated Healing with Emotional Freedom Techniques (EFT)*, Strategic Book Publishing, 2008. Lesen Sie die bemerkenswerte Geschichte von Sashas eigener Heilung von ME/dem chronischen

Erschöpfungssyndrom mithilfe von EFT. Das Buch bietet auch eine einfache Anleitung zur Selbsthilfe für von diesem Syndrom bzw. dieser Krankheit Betroffene.

Bruner, Pamela/Bullough, John (Hrsg.), *EFT and Beyond*, 2009. EFT für Fortgeschrittene mit Beiträgen vieler EFT-Meister, es enthält auch ein Kapitel über Matrix Reimprinting.

Dawson, Karl, *EFT Practitioner Course, Levels 1 and 2*, DVD set, 2008. Wir empfehlen Karls EFT Trainingskurs, wenn Sie EFT für die Eigenanwendung lernen oder – als ausgebildeter Behandler – Ihre Fähigkeiten erweitern möchten.

Dawson, Karl, *EFT for Serious Diseases*, DVD-Set, 2008. Mit Hinweis auf Matrix Reimprinting. Für alle, die Karls Arbeit »EFT bei schweren Krankheiten« kennenlernen möchten.

Robertson, Stewart, *The Book of Reframes*, Lulu, 2008. Eine sehr nützliche Quelle für alle Behandler, die ihren Klienten dabei helfen wollen, die Bedeutung von Situationen, Erinnerungen oder Ereignissen zu »reframen« oder zu verändern.

Scaer, Robert, *Trauma, Transformation and Healing*, DVD, 2008. Teil eines Sets aus vier DVDs, *A Vibrational Approach to Healing Pain and Illness*, von Carol Look. Diese DVD enthält einen Vortrag von Dr. Scaer über Heilungstraumata.

Thompson, Janice, *Joy Beyond Grief*, Balboa Press, Bloomington 2018.

WISSENSCHAFT UND DIE MATRIX:

Byrne, Rhonda, *The Secret – Das Geheimnis*, DVD, Horizon Life Success, 2007. Ein lebensverändernder Film, der Ihnen das Verständnis des Gesetzes der Anziehung näherbringt.

Fraser, Peter H./Massey, Harry/Parisi Wilcox, Joan, *Decoding the Human Body-Field*, Healing Arts Press, 2008. Dieses Buch liefert jede Menge Einzelheiten, die unser Verständnis des menschlichen Körperfeldes erweitern und vertiefen.

Lipton, Bruce, *As Above, So Below: An Introduction to Fractal Evolution*, Spirit 2000, 2005. Diese DVD stellt dar, wie wir uns selbst auf die Matrix einschwingen.

McTaggart, Lynne, *Das Nullpunkt-Feld. Auf der Suche nach der kosmischen Ur-Energie,* Goldmann, München 2007. Eine faszinierende

Entdeckungsreise durch die wissenschaftliche »Beweislandschaft« hinter der Matrix.

What the Bleep Do We (K)now!?, DVD, Horizon Film Distribution, 2005. Ein medialer Ausflug in die Quantenphysik, anhand dessen die Konvergenz von Wissenschaft und Spiritualität deutlich wird. Auch als Buch erhältlich.

ERNÄHRUNG:

Gates, Donna, *The Body Ecology Diet*, Batus, 1996. Dieses Buch hilft Ihnen dabei, Ihre Darmflora und Ihr Immunsystem wieder aufzubauen.

REGISTER MATRIX REIMPRINTING

F

G

H

I

K

L

M

N

P

Q / R

Ü

V

W

Z

KONTAKT

Wenn Sie mehr über Matrix Reimprinting erfahren möchten oder sich für Seminare, Ausbildungen oder Einzelsitzungen interessieren, besuchen Sie die Webseite von Eva Gerigk. Sie ist die erste Matrix-Reimprinting-Master-Trainerin für den deutschsprachigen Raum, steht im Austausch mit Matrix-Reimprinting-Begründer Karl Dawson und ist über Neuerungen in der sich stetig entwickelnden internationalen Community informiert.

www.matrixreimprinting.de

Kontaktdaten:

Eva Gerigk
Kaiser Friedrich Promenade 112
61352 Bad Homburg
Tel.: 06172-6826813
E-Mail: mail@eva-gerigk.de